fit for fire.

Das **Workout**
vom »Toughest Firefighter Alive«

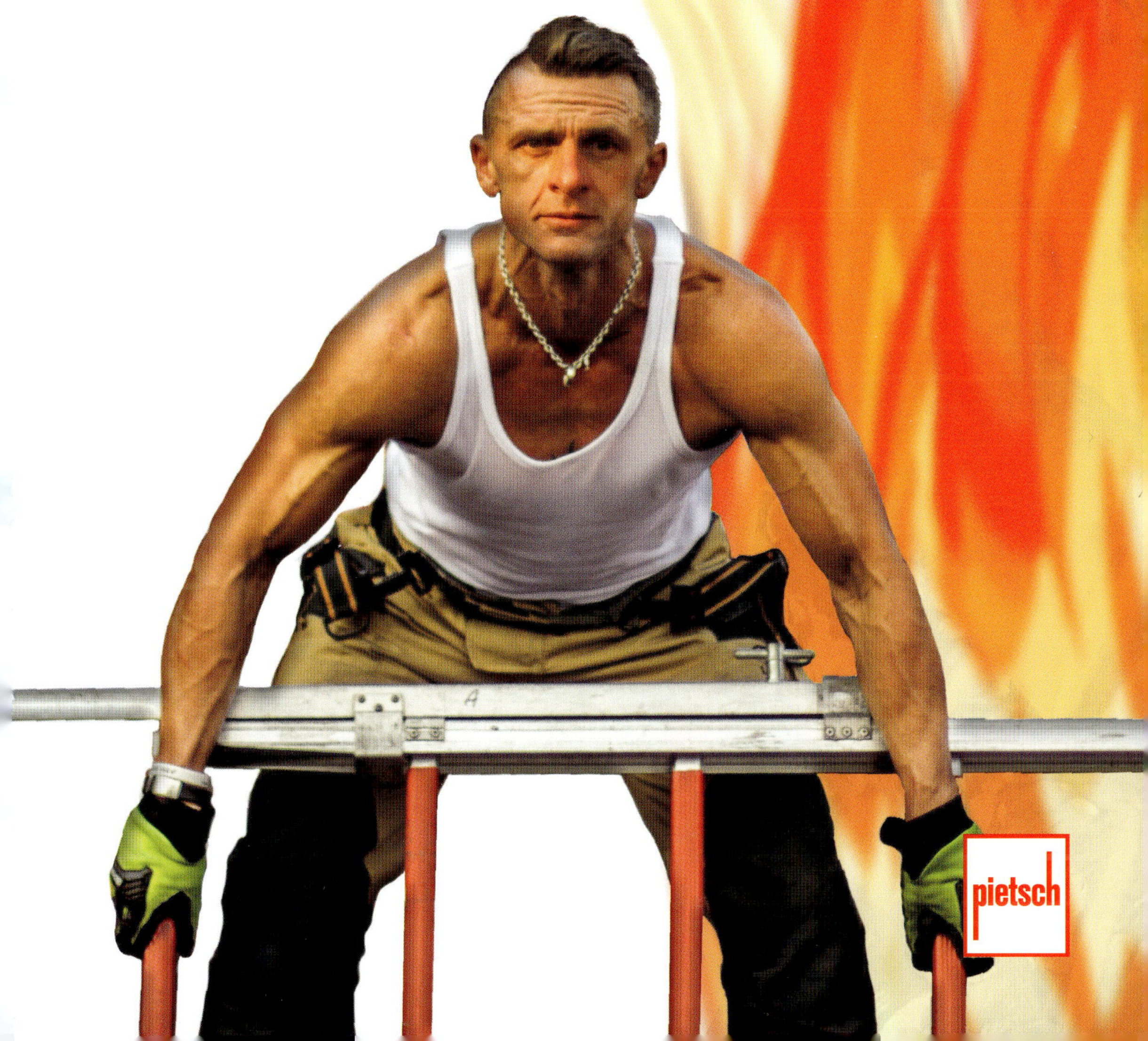

pietsch

Einbandgestaltung: Kornelia Erlewein
Titelfoto: Jan-Otto Jacobs

Fotonachweis:
Jan-Otto Jacobs: S. 1, 3, 4, 6, 7, 8, 12, 13–15, 20–27, 38–41 Mitte, links und rechts, 42, 44–47, 142, 145–150
Dirk Opitz: S. 28–37, 41oben links, rechts und unten, 48–141, 154–185
LHD Group Deutschland GmbH: S.10, 11, 16–17, 18

ISBN 978-3-613-50878-1

1. Auflage 2019

Sie finden uns im Internet unter www.pietsch-verlag.de

Lektorat: Ulrike Ruh
Innengestaltung und Illustrationen: Kornelia Erlewein
Druck und Bindung: Graspo CZ, Zlín
Printed in Czech Republic

HINWEIS
Alle Informationen und Ratschläge in diesem Buch wurden sowohl vom Verfasser als auch vom Verlag sorgfältig erwogen und geprüft. Dennoch erfolgen alle Angaben ohne Gewähr. Eine Haftung des Autors oder des Verlages und seiner Beauftragten für Personen-, Sach- und Vermögensschäden ist ausgeschlossen.

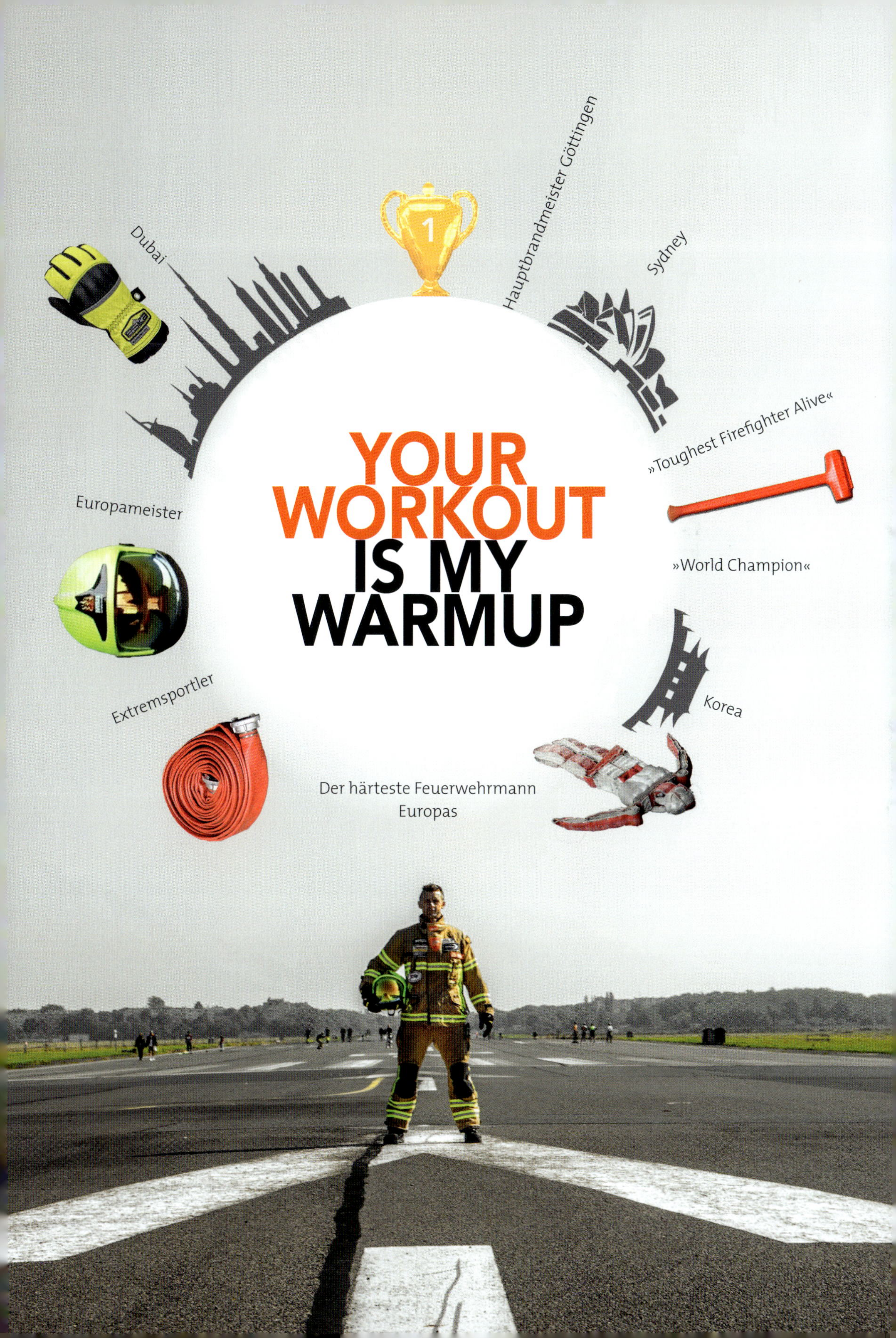
YOUR WORKOUT IS MY WARMUP
Dubai
1
Hauptbrandmeister Göttingen
Sydney
»Toughest Firefighter Alive«
»World Champion«
Europameister
Korea
Extremsportler
Der härteste Feuerwehrmann Europas

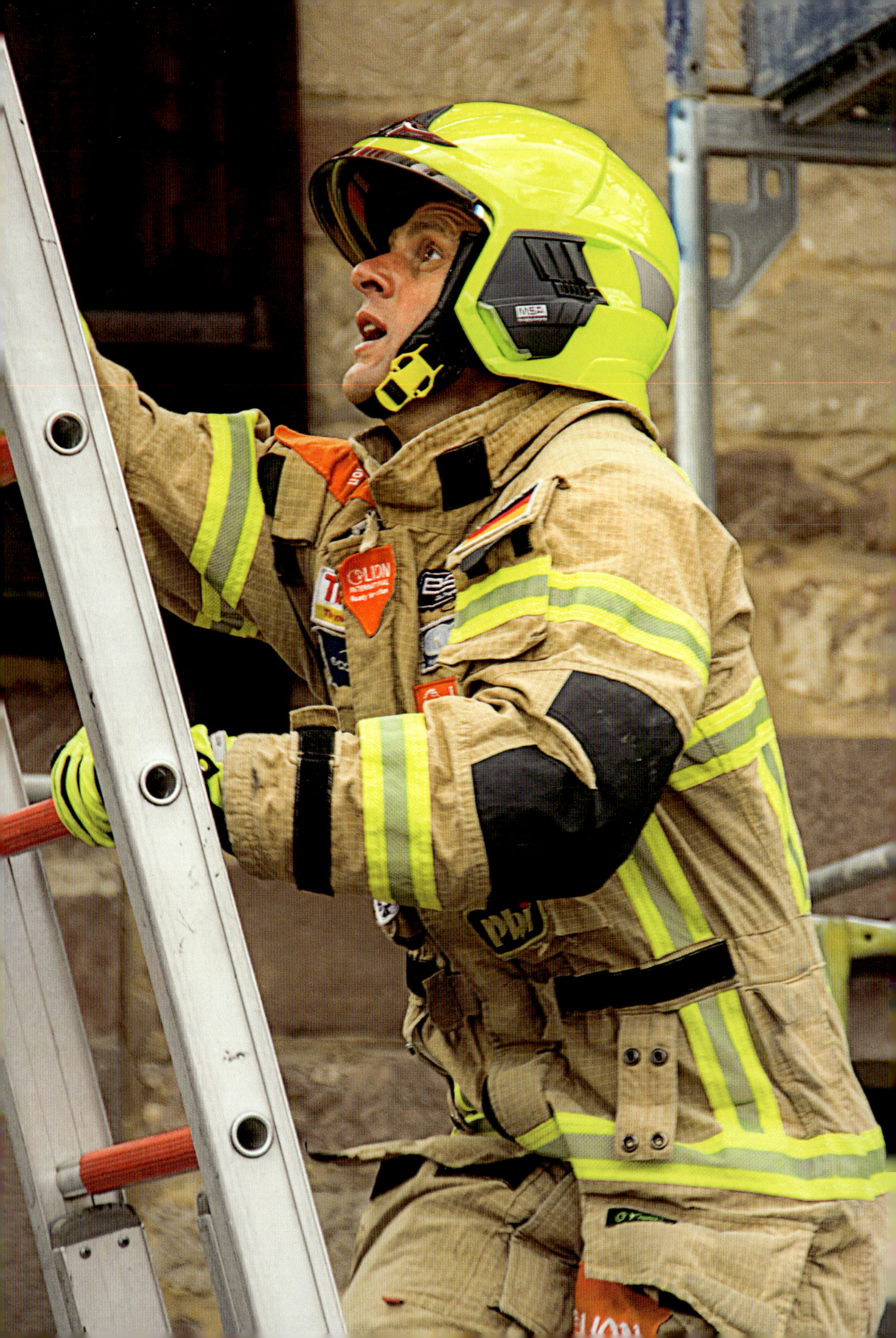
MSA
pbi

Inhalt

Einleitung

Grundlagen

Meine Workouts

Tipps und Wettkämpfe

Feuerwehr-Einsätze sind Hochleistungssport: Ein Vorwort

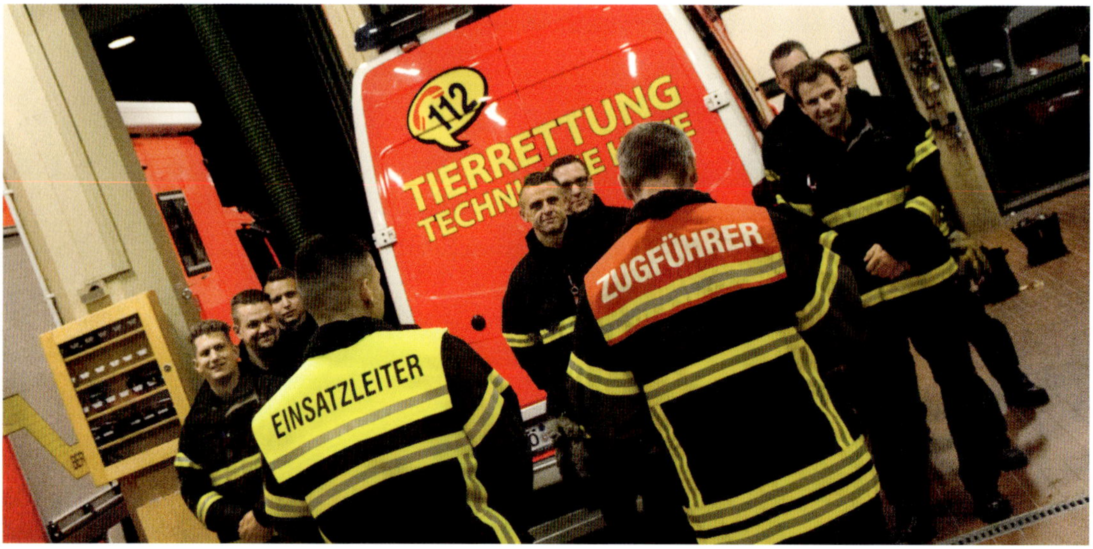

Joachim Posanz (Mitte) mit Kollegen bei der Diensteinteilung

Die körperlichen Anforderungen an Feuerwehrleute sind aufgrund der Aufgabenvielfalt und unterschiedlicher Einsatzszenarien äußert umfangreich, als häufigste Tätigkeiten werden dabei Rettungs- und Bergungsaufgaben, der Schlauchangriff, die Zutrittsverschaffung unter Gewalteinwirkung, Abrissarbeiten, das Ziehen und die Beförderung von Material, Treppensteigen sowie die Fortbewegung in unwegsamem Terrain genannt. Oft werden diese Tätigkeiten unter Atemschutz und in Vollmontur durchgeführt, was Belastungen von über 90 Prozent der maximalen Herzfrequenz zur Folge haben kann.

Aus diesem Grund ist es nicht verwunderlich, dass Feuerwehreinsätze auch als Hochleistungssport bezeichnet werden. Um auf die gestellten Aufgaben vorbereitet zu sein, benötigen Feuerwehrleute einerseits Kraft, Ausdauer, Beweglichkeit und Schnelligkeit, andererseits aber auch koordinative Fähigkeiten, wie etwa beim Halten des Gleichgewichts zur Sturzprophylaxe. Die Bedeutung der körperlichen Fitness und Notwendigkeit der Fit- und Gesunderhaltung durch zielgerichtete Interventionen ist demnach leicht nachzuvollziehen.

Als wichtigstes und grundlegendes Kriterium in der feuerwehrspezifischen Fitness hat sich die Ausdauerleistungsfähigkeit herauskristallisiert. Diese hängt zum einen stark mit der Leistungsfähigkeit in den genannten feuerwehrspezifischen Aufgaben zusammen, zum anderen ist sie eine wichtige Voraussetzung, um Belastungsspitzen, insbesondere bei intensiven Einsätzen unter Atemschutz, zu reduzieren. Der Charakter des Ausdauertrainings hat sich dabei in den letzten Jahren stark verändert. Nachdem früher zumeist eine kontinuierliche Belastung über längere

Zeiträume empfohlen wurde, erfreut sich heute das sogenannte High-Intensity Intervalltraining (HIIT) großer Beliebtheit. Bei dieser zeitökonomischen Trainingsform wechseln sich hochintensive Belastungsphasen mit meist kürzeren Erholungsphasen ab, wobei der Gesamtumfang der Trainingseinheiten gering bleibt. Das wohl bekannteste Protokoll stellt in diesem Kontext die sogenannte »Tabata Methode« dar (siehe Seite 14).

Neben einer Steigerung der aeroben Leistungsfähigkeit wird mit der Trainingsform auch die anaerobe Kapazität verbessert, welche insbesondere bei intensiven Tätigkeiten eine Rolle spielt. Je nach Bedarf und Situation kann die Anzahl der Einheiten, der durchgeführten Intervalle oder die Übungsauswahl der Belastungsphasen vielfältig variiert werden. Joachim Posanz greift das ursprüngliche Tabata-Protokoll in seinem Training auf, ersetzt dabei aber die Belastungsphasen auf dem Ergometer durch feuerwehrspezifische Aufgaben und bezieht das Arbeitsmaterial der Feuerwehr mit ein.
Hierbei wird bereits der zielgerichtete und funktionelle Charakter des Trainings deutlich, da situationsbedingte Anforderungen aus dem Berufsalltag in das Training implementiert werden. Durch das freie und nicht-geführte Training mit dem Arbeitsmaterial in Kombination mit einsatznahen Herzkreislaufbelastungen – wird ein hoher Transfer in die Arbeitswelt gewährleistet.

Auch die Förderung von inter- und intramuskulärer Koordination, Anforderungen an die Gleichgewichtsfähigkeit und die Rumpfstabilität oder Training des lokalen Muskelsystems zur segmentalen Stabilisierung lassen sich durch den Fokus auf grundlegende Bewegungsmuster, Bewegung im Raum und mehrgelenkige Übungen wiederfinden. Abgerundet wird das Programm durch eine Übungsauswahl, die alle großen Muskelgruppen ausgeglichen anspricht, eine spielerische Erwärmung mit Fokus auf Koordination sowie eine Abwärmphase. Neben der physischen Komponente besitzt das High-Intensity Intervalltraining mit den feuerwehrspezifischen Aufgaben zudem Potenzial, die Feuerwehrleute mental auf die hohen Anforderungen in Einsätzen vorzubereiten, da in diesen Situationen auf den Erfahrungsschatz der Trainingsbelastungen zurückgegriffen werden kann. Das FIT FOR FIRE-Workout bietet Feuereinsatzkräften somit ein ganzheitliches und zielgerichtetes Trainingsprogramm, welches mit dem Material auskommt, das auf jedem Löschwagen zu finden ist. Das Workout eines Feuerwehrmanns für Feuerwehrmänner und -frauen!

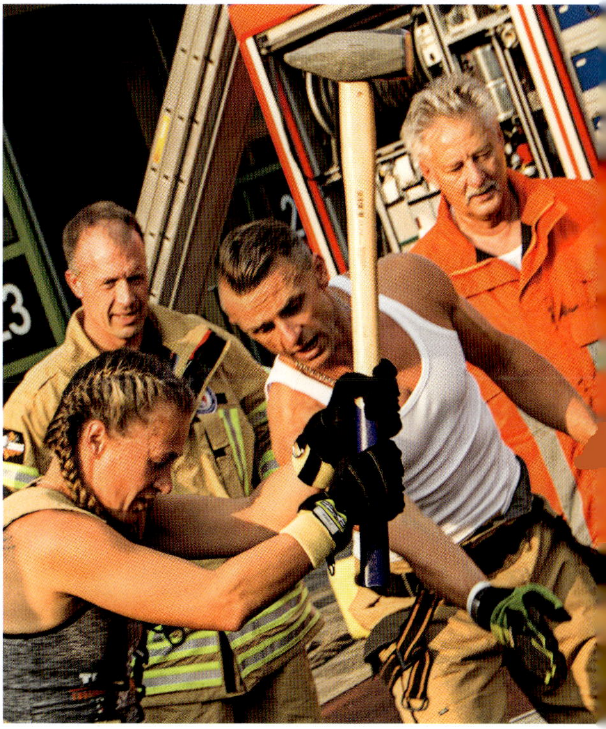
Einweisung in die Station »Hammer Punch«

Felix Sempf, *Sportwissenschaftler, Universität Göttingen*

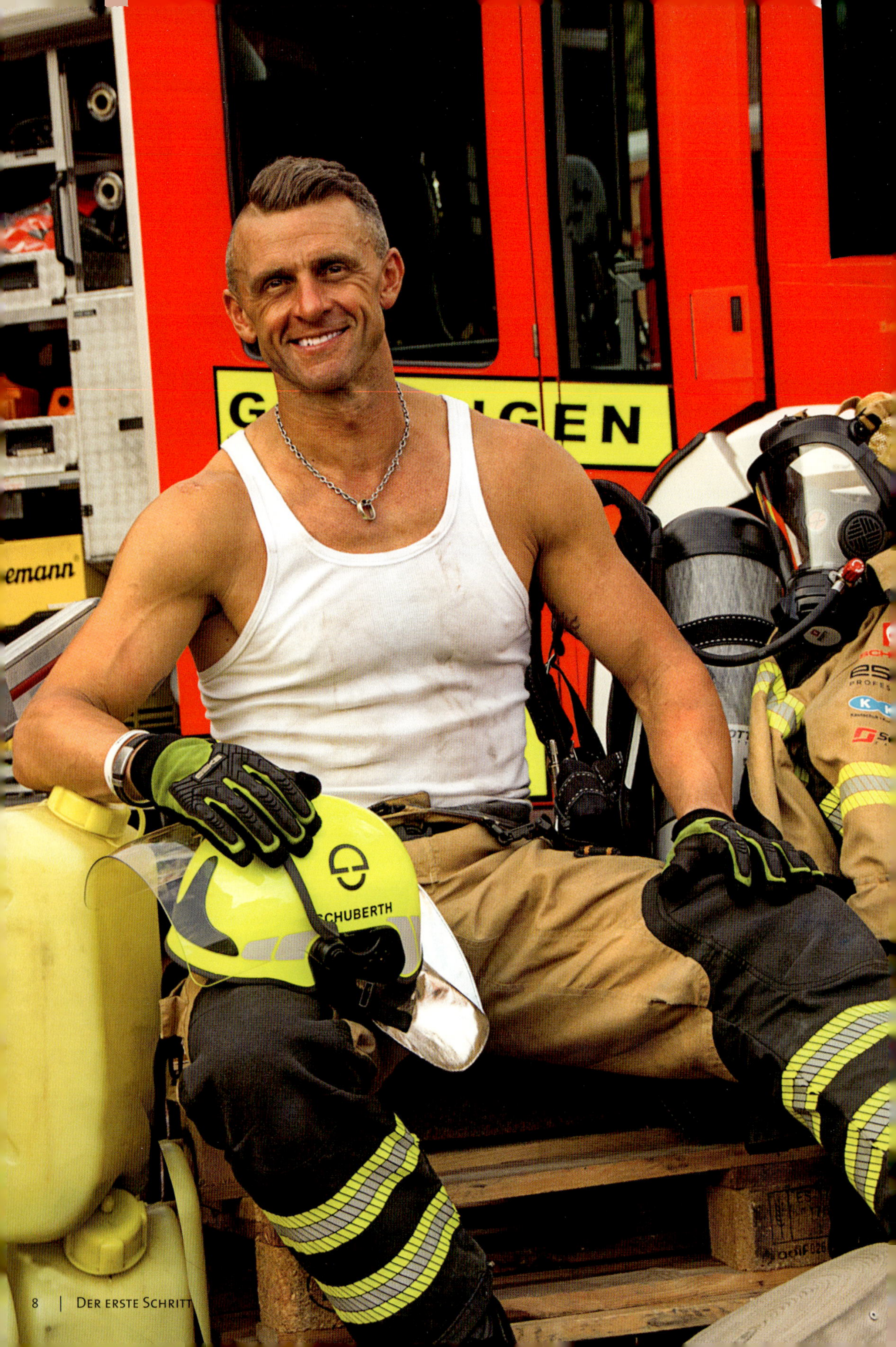
SCHUBERTH

Der erste Schritt

KEEP A SMILE

Hi, liebe Feuerwehr-Kameraden, Kollegen und Fitnessbegeisterte,

Gratulation! Den ersten Schritt zu einer besseren Fitness habt ihr schon getan – ihr habt euch für dieses Buch entschieden! Vielleicht habt ihr es selber gekauft, weil ihr neugierig seid, schließlich ist Neugier eine der Grundeigenschaften eines jeden Feuerwehrmanns und jeder Feuerwehrfrau. Vielleicht habt ihr es auch geschenkt bekommen … von jemandem, der meint, ein bisschen mehr Bewegung könnte euch guttun. Seid demjenigen nicht böse, denn: Vielleicht stimmt es. Und: Er hat es gut gemeint. Weil er weiß – wie du selbst wahrscheinlich auch – wie wichtig eine gewisse Grundfitness insbesondere für unseren Beruf ist. Wenn du diese schon hast: Glückwunsch, umso besser! Wenn nicht: auch nicht schlimm! Mit meinen Übungen kannst du deine Fitness grundlegend verbessern und ausbauen, egal, auf welchem Level du startest!

Dieses Buch wird dir viele neue Möglichkeiten aufzeigen, mit einfachen Mitteln effektiv Sport zu treiben. Es wird dich inspirieren und motivieren, kontinuierlich an dir zu arbeiten, weil die ersten Erfolge und die grundlegende Verbesserung deiner Fitness nicht lange auf sich warten lassen werden – versprochen!

Mein gesamtes Workout steht unter dem großen Motto KEEP IT SIMPLE! Und das gleich aus mehreren Gründen: Egal welches Fitnessbuch ich aufschlage, ich habe jedes Mal den Eindruck, Sport zu treiben und sich zusätzlich noch gesund ernähren zu wollen, ist heutzutage eine hochwissenschaftliche Philosophie geworden. Abgesehen davon, dass vieles im normalen Alltag schon aus Zeitgründen aus meiner Sicht gar nicht umzusetzen ist, ersticken komplexe Anleitungen und die daraus resultierende Angst, etwas falsch zu machen, jegliche Motivation oft schon im Keim! Motivation ist jedoch das A und O: Wenn dir das Training keinen Spaß macht, wirst du nicht lange am Ball bleiben. Genauso wenig, wenn viel organisatorischer oder finanzieller Aufwand dahintersteckt.

Und hier kommt euer unschlagbarer Vorteil ins Spiel: ihr habt alles, was ihr für mein Training braucht, auf dem Einsatzfahrzeug immer dabei – ihr habt praktisch ein rollendes Fitnessstudio im Gerätehaus! Schläuche, Kanister, Werkzeug: Ihr werdet sehen, bei meinem funktionellen Training kommt das alles zum Einsatz. Es kann so einfach sein, effektiv Sport zu treiben, deshalb: KEEP IT SIMPLE!

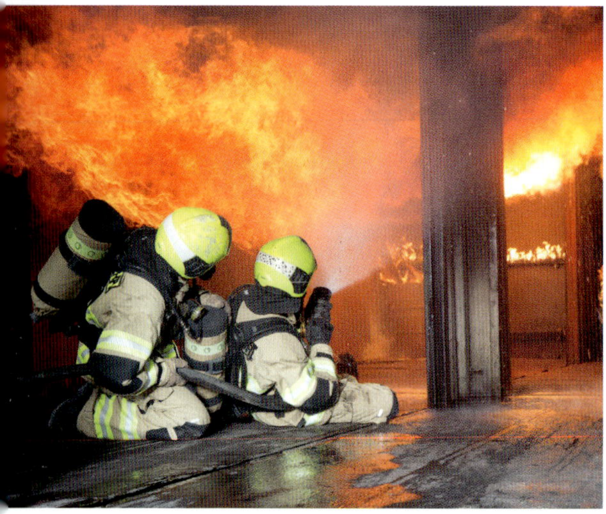

Training für den Innenangriff in einer gasbefeuerten Brandsimulationsanlage

Dass wir mit »unseren« Geräten trainieren, ist mir ganz wichtig. Das Training soll dazu dienen, uns für den Einsatz im Ernstfall vorzubereiten – uns FIT FOR FIRE zu machen! Bei den Übungen mit unseren gewohnten Utensilien trainieren wir unter realen Bedingungen und sind so nah dran an den Belastungen, die uns jeden Tag im Job erwarten. Auf dem Löschfahrzeug, der Drehleiter oder dem Rüstwagen hantieren wir nicht mit einer steifen Hantelstange, sondern mit unterschiedlichsten Gerätschaften und Werkzeugen – die Belastung kann dabei wesentlich höher sein! Natürlich stelle ich auf den folgenden Seiten auch Übungen vor, für die ihr gar keine Trainingsgeräte braucht und die ihr an jedem Ort der Welt und zu jeder Zeit ausüben könnt, um regelmäßig an Grundfitness – und ich rede wirklich nur von der für uns elementaren Grundfitness! – arbeiten zu können.

Keine Angst: Ich will euch nicht zum Sport, wie ich ihn betreibe, missionieren oder Olympia-Teilnehmer aus euch machen. Mir liegt es auch fern, euch ein schlechtes Gewissen einzureden. ABER: Ich möchte euch bewusst machen, dass ihr in eurem Beruf jeden Tag Verantwortung übernehmt – für euch selbst und andere. Wollt ihr euren Job gut und verantwortungsvoll ausüben, braucht Ihr ein gewisses Grundmaß an Fitness, denn: Im Ernstfall rettet ihr dadurch Menschenleben! … Ok, ich gebe zu, jetzt klinge ich wirklich wie ein Missionar, aber der bin ich in diesem Fall gerne, denn ich sehe mich aufgrund meiner Vita und meiner erfolgreichen Teilnahme an zahlreichen Wettkämpfen wie beim »Toughest Firefighter Alive« gewissermaßen in der Pflicht, meine Erfahrungen, Tipps und Anregungen an euch weiterzugeben. Und das alles ohne erhobenen Zeigefinger, denn die Motivation, FIT FOR FIRE zu werden, muss aus euch selbst kommen.

Wie ihr schon merkt, schreibe ich – wie mir der Schnabel gewachsen ist – ganz der »Posi« halt, mein Spitzname, unter dem mich Feuerwehrkollegen in aller Welt kennen. Aufgrund meiner jahrelangen Erfahrung als Sportler und Berufsfeuerwehrmann weiß ich aber, wovon ich rede, wenn es um effektives und gleichzeitig gesundes Training geht. Um all' meine Übungen jedoch auch aus sportwissenschaftlicher Sicht abzusichern, habe ich mit Felix Sempf einen Experten an meiner Seite, der mich bei der Konzeption des Buchs und der Auswahl der Übungen von Anfang an begleitet hat. Mit Jan Finken hilft mir außerdem ein gelernter Journalist, meine bisweilen recht bildhafte Sprache zu »übersetzen«.

Apropos Sprache: Bei der Beschreibung meiner Übungen werden euch regelmäßig Begriffe auf Englisch begegnen – zum einen, weil sich viele davon längst international etabliert haben, zum anderen, weil »Jumping Jack« einfach cooler klingt als »Hampelmann« …

So, jetzt aber genug der Vorrede, wir Feuerwehrkameraden sind es schließlich gewohnt, zu machen und nicht zu quatschen! Ich wünsche euch viel Spaß mit meinem Buch – macht euch mit mir FIT FOR FIRE!

Joachim Posanz

FIT FOR FIRE

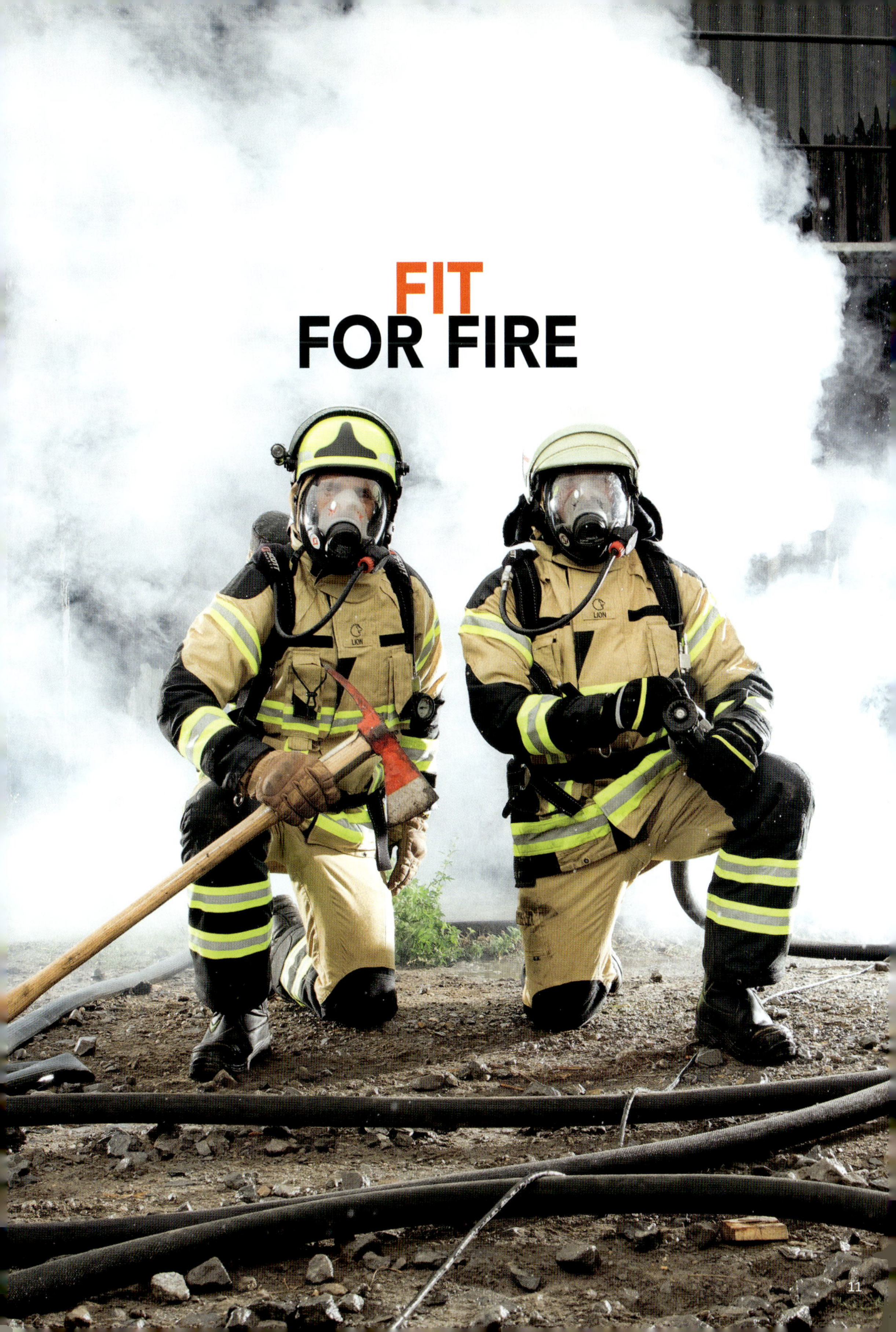

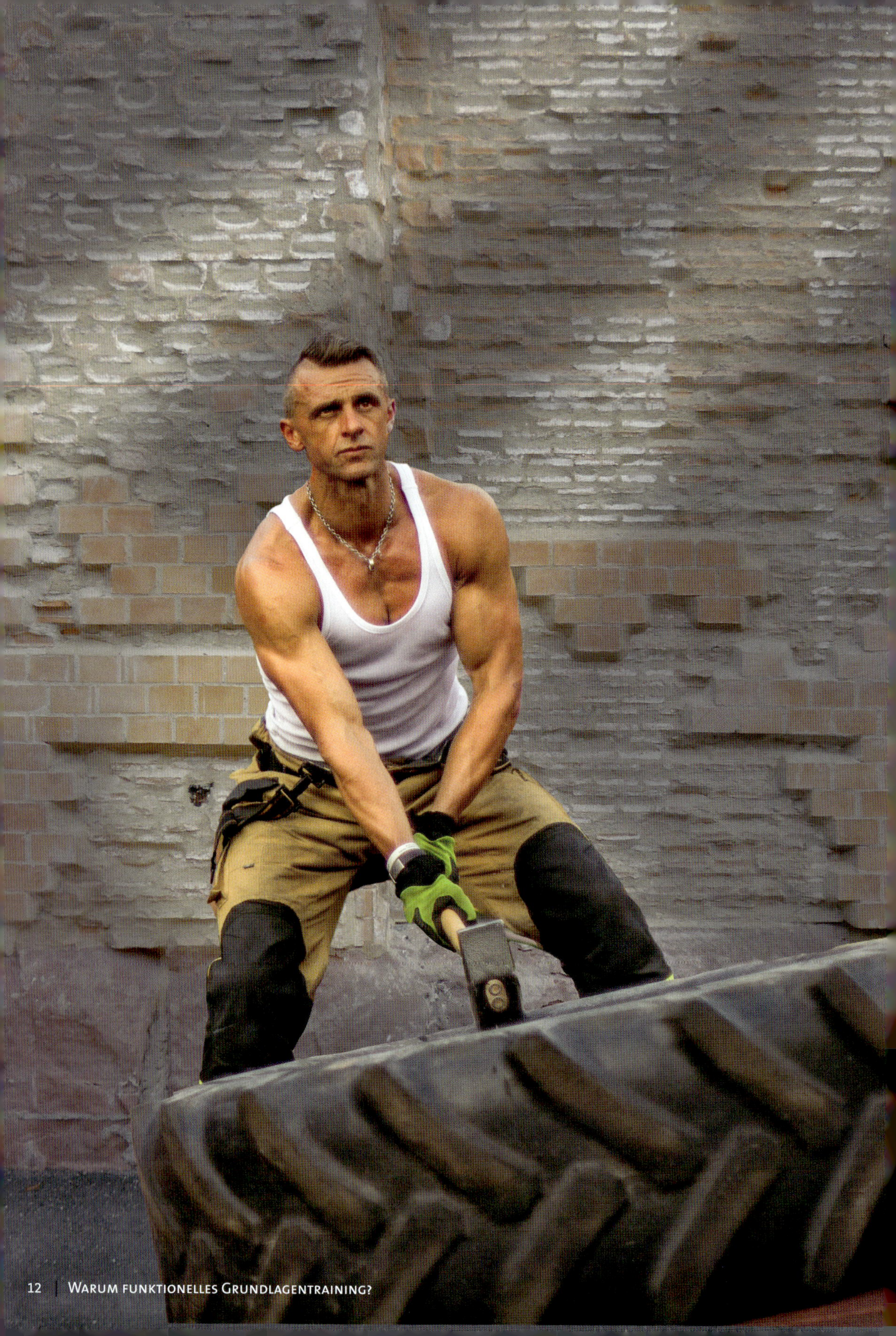

Warum funktionelles Grundlagentraining?

Funktionelles Grundlagentraining trainiert Körper und Geist gleichermaßen

Unser Job stellt uns vor physische und psychische Herausforderungen – egal ob wir Mitglied der Berufsfeuerwehr sind oder den Dienst freiwillig in unserer Freizeit verrichten. Jeder von uns weiß, wie anstrengend es ist, im Ernstfall mit voller Montur im Einsatz zu sein. Schutzanzug, Helm, Stiefel, Handschuhe das Atemschutzgerät: Alles in allem tragen wir auf diese Weise 20 bis 25 Kilo zusätzliches Gewicht mit uns herum. Von der zusätzlichen Ausrüstung – Schlauchtragekörbe, Strahlrohr, Axt, Fluchthauben, Wärmebildkamera etc. – will ich gar nicht erst reden. Jedes weitere – überflüssige – Pfund merken und verfluchen wir, wenn wir im Laufschritt zur Einsatzstelle unterwegs sind oder die Leiter hochsteigen. Verfügen wir aber über eine gewisse Grundfitness, können wir mit der körperlichen Belastung viel besser umgehen.

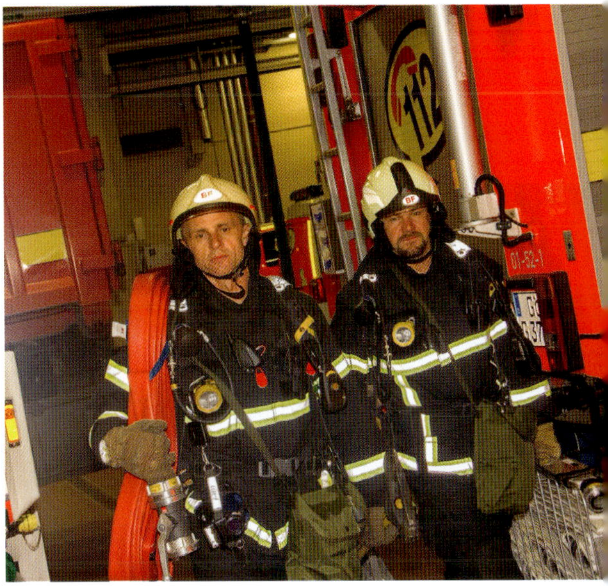

Ein komplett ausgerüsteter Angriffstrupp trägt ca. 60 kg zusätzliches Gewicht an Equipment.

Ein weiterer Aspekt: Eine gute Physis ist die Grundlage für eine gesunde psychische Konstitution, oder, um es auf eine kurze, knackige Formel zu bringen: Ist der Körper fit, ist der Kopf es auch! Erreiche ich dagegen meine körperliche Belastungsgrenze, lässt automatisch meine Konzentration nach. Körperliche und mentale Fitness gehen Hand und Hand, und für unseren Job brauchen wir beides!

In den vielen Jahren, in denen ich mich mit Sport im Allgemeinen und den besonderen körperlichen Anforderungen für Feuerwehrleute im Speziellen beschäftige, habe ich für mich festgestellt, dass das funktionelle Grundlagentraining ideal ist, um Körper und »Birne« gleichermaßen zu trainieren. Ausdauer, Beweglichkeit, Koordination, Kraft und Kraftausdauer: All' diese Aspekte spielen in unserem Beruf eine Rolle. Mit dem von mir entwickelten TFAXCROSS Workout sprecht ihr alle Muskelgruppen gleichermaßen an. Dabei schwöre ich auf die sogenannte Tabata-Methode, ein hochintensives Intervalltraining – warum, erkläre ich euch später.

Macht euch bitte immer bewusst – und vielleicht dient euch das ja auch zur Extra-Motivation – dass ihr nicht nur für euch allein trainiert. Denkt an eure Kameraden und Kollegen, denen ihr im Ernstfall vielleicht helfen könnt, wenn ihr ein paar Körner mehr an Ausdauer und Kraft habt. Denkt an die Menschen, die ihr retten könnt. Und denkt an eure eigenen Familien, die sich wünschen, dass ihr von einem Einsatz unversehrt zurückkehrt. Seid ihr FIT FOR FIRE, erhöhen sich dafür eure Chancen ganz erheblich.

Wie wir Feuerwehrleute ticken

Mut. Tapferkeit. Kameradschaft. Mir fallen auf Anhieb einige dieser Attribute ein, um uns Feuerwehrleute zu beschreiben, und ich weiß, dass Außenstehende dies genau so sehen. Was mir an meinem Job so gut gefällt, sind die Kameradschaft und die Geselligkeit untereinander. Wir sind eine große Familie, in der jeder jedem auf Augenhöhe und mit Respekt begegnet. Wir Feuerwehrleute sind extrem neugierig und technik-affin.

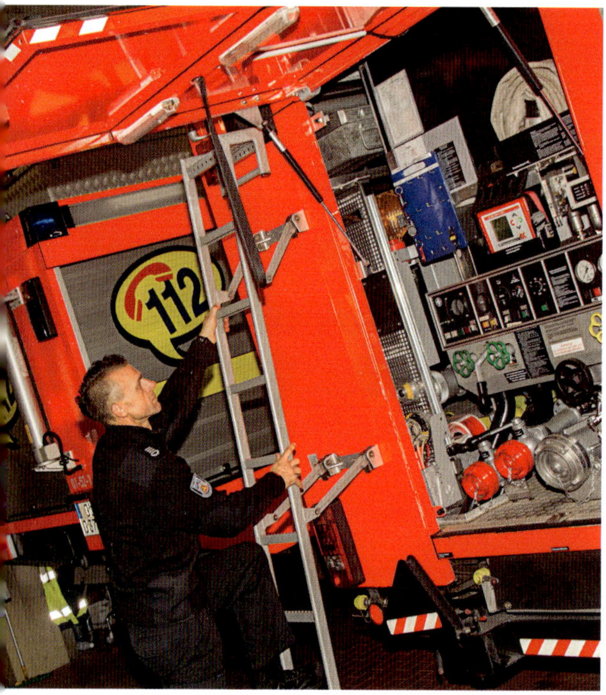

Die Kontrolle der Gerätefächer gehört zur Routine.

Sehen wir ein neues Gerät, müssen wir es in die Hand nehmen, daran herumschrauben – und wenn es dabei kaputtgehen sollte, lautet unser Standardspruch: »Ich war das nicht!« ... Humor ist uns ganz wichtig, aber wenn es zum Einsatz geht, ist sofort Schluss mit lustig, dann wird nur noch abgearbeitet. Jeder weiß, was zu tun ist, wenn die Sirene losheult und der Melder piept.

Es gibt feste Strukturen, feste Hierarchien und klare Befehle; zum Diskutieren bleibt im Ernstfall keine Zeit. Denn: Wir wissen nie, was uns erwartet, wenn wir zu einem Einsatz gerufen werden. Aber es kann sein, dass wir unser Leben aufs Spiel setzen müssen.

Die Tabata-Methode

Mein TFAXCROSS Workout basiert auf der sogenannten Tabata-Methode. Tabata? Was ist das? Eine exotische Pop-Band? Ein exotisches Gericht? Könnte man meinen, aber Tabata ist in den 1990er Jahren von dem japanischen Wissenschaftler Izumi Tabata entwickelt worden, der am Nationalen Institut für Fitness und Sport in Tokio arbeitete. Er fand heraus, dass sich durch ein spezielles Training die maximale Sauerstoffaufnahme verbessert und Fett optimal verbrannt wird.

Die Tabata-Methode beschreibt ein hochintensives Intervalltraining, dessen Grundlage die Kombination von Kraft- und Cardiotraining bildet. Eine Übung beim Tabata-Training umfasst acht Intervalle: 20 Sekunden höchste Trainingsintensität, zehn Sekunden Pause, immer im Wechsel. Dauer pro Übung: vier Minuten. Nicht die Maximalkraft, sondern die Kraftausdauer steht bei Tabata im Fokus. Außerdem wird beim Tabata-Training 100 Prozent der individuellen maximalen Herzfrequenzrate erreicht. Dass die Ruhephase zwischen den Intervallen kürzer ist als die Belastungsphase, führt dazu, dass die Übungen mit steigender Belastungsdauer schwerer fallen. Aufgrund der hohen Intensität wird meist nur eine Serie durchgeführt. Die Übungen sind beim Tabata-Training nicht vorgegeben. Es eignen sich vor allem jene, die große Muskelgruppen ansprechen.

Mein TFA X-Cross Workout umfasst 18 verschiedene Übungen, die ich euch auf den nächsten Seiten noch vorstellen werde. Für ein Workout stelle ich in der Regel zehn von diesen Übungen zusammen, die in Summe alle Muskelgruppen ansprechen. Selbstverständlich weiche ich bei diesem Übungsvolumen von den üblichen 8 x 20/10-Intervallen ab. Etabliert haben sich vier Intervalle je Übung. Auch hierbei stellt sich bereits ein hervorragendes HIT – ein Hochintensives Intervall Training – ein. Das Besondere an meinem Workout ist: Alle Übungen sind Feuerwehr-affin, das heißt, wir trainieren mit den Geräten, die uns im Job ohnehin zur Verfügung stehen – die Gebühr fürs Fitnessstudio könnt ihr euch also sparen!

Apropos Fitnessstudio: Ich muss immer ein wenig schmunzeln, wenn ich die Fitness-Freaks sehe, die Oberarme und Brust aufpumpen, um ihren Beach-Body zu trainieren, darüber aber alle anderen wichtigen Muskelgruppen vernachlässigen. Ein dicker Bizeps bedeutet nämlich nicht zwangsläufig, dass man auch Kraft hat! Kraft generierst du in erster Linie durch einen starken Rumpf und kräftige Beine – in diesem Bereich spielt sich für das Krafttraining alles ab! Ein starker Rumpf ist die Grundlage für einen aufrechten Stand und eine gerade Wirbelsäule. Letztere ist elementar, um die Krafteinwirkung beim Training sauber nach unten abzuleiten; trainiere ich mit krummen Rücken, riskiere ich langfristig Schäden an Muskeln und Gelenken.

Die Kraft der Gruppe

Wer mein TFAXCROSS Workout durchzieht, wird schnell merken: Uiuiui, das hat es aber in sich! Genau, und das ist Sinn der Sache: Höchste Intensität, kurze Ruhephasen – Tabata wusste, wie er Muskeln zum Brennen bringt! Spätestens beim dritten Intervall einer Übung meldet sich der innere Schweinehund, klopft Dir auf die Schulter und fragt: »Junge, muss das denn sein? Mach mal halblang …!« Und genau das sind die Situationen, in denen Dein Trainingspartner ins Spiel kommt. Ich trainiere immer mit einer Gruppe von 6 bis maximal 20 Leuten, an jeder Station wird zu zweit trainiert: Der eine trainiert, der andere motiviert, ganz nach der Devise: Geteiltes Leid ist halbes Leid. Du wirst angefeuert

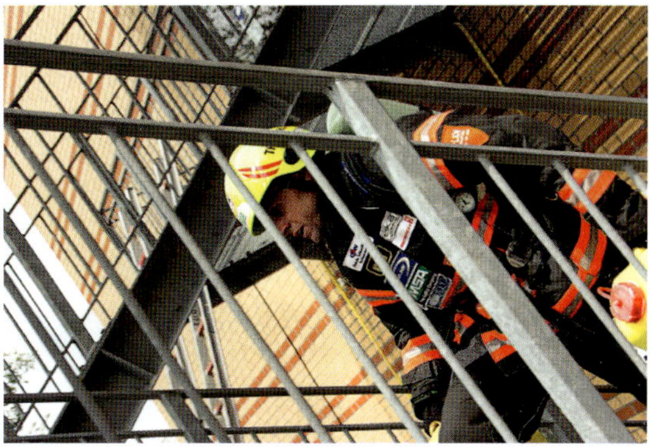

Belastungsübung: Treppensteigen mit Schaummittelkanistern

und holst das Letzte aus Dir raus. Trainierst Du dagegen alleine, wird es Dir schwerer fallen, auf den letzten Metern noch mal den Turbo anzuwerfen.

Training in der Gruppe hat beim TFAXCROSS Workout noch einen Vorteil: Jeder ist an den Stationen so mit sich selbst beschäftigt, dass er gar keine Zeit hat, auf die anderen Teilnehmer zu achten. Das ist ideal, wenn in einer Gruppe unterschiedliche Leistungsniveaus vorhanden sind. Bei uns sind alle Fitness-Levels vertreten, jeder kann sich individuell, so wie er kann, auspowern. Es wird nicht verglichen, wer der Schnellste, Stärkste oder Ausdauerndste ist – bei meinem Work out geht es nur um Dich und das, was Du schaffen willst. Ich persönlich liebe es, in Gruppen zu arbeiten, beim Training wie im Job. Bei der Feuerwehr arbeiten wir ausschließlich in Gruppen, und das ist auch ein wichtiger Grund, warum ich bei meinem Workout auf die Dynamik der Gruppe setze. Das Motivationslevel ist höher, der eigene Ehrgeiz wird angestachelt, und nicht zuletzt ist der Fun-Faktor beim Gruppentraining bedeutend höher als wenn ich alleine für mich, mit Kopfhörern auf den Ohren, im Fitnessstudio pumpe. In der Gruppe, beim gemeinsamen Workout, lernt man sich viel besser kennen und trainiert nicht nur den Körper, sondern auch die soziale Kompetenz – in einem Job, in dem sich der eine auf den anderen verlassen muss, ist das unheimlich wichtig. Einer für alle, alle für einen: Das Motto der Drei Musketiere gilt auch für uns Florianer!

EINER FÜR ALLE
ALLE FÜR EINEN

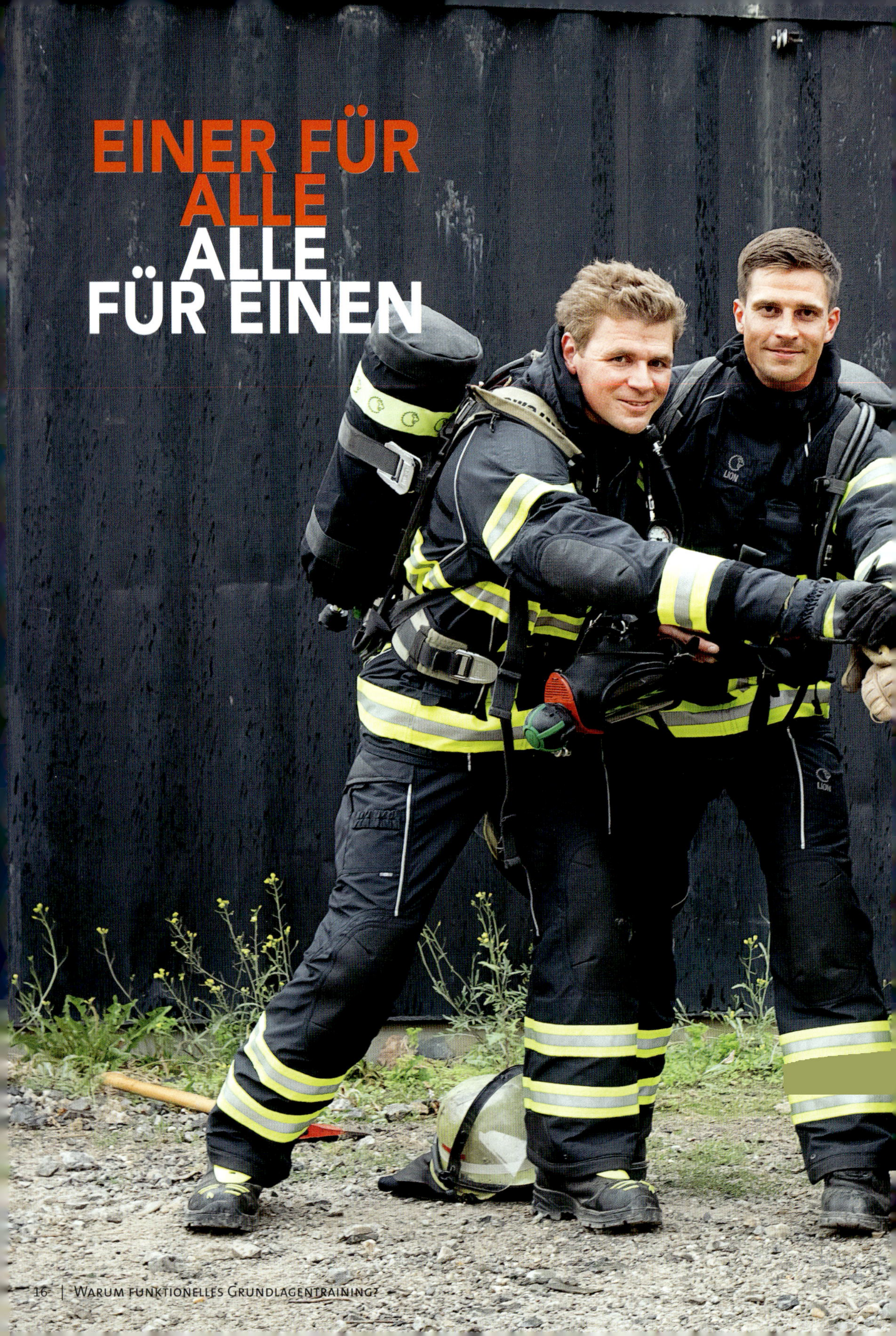

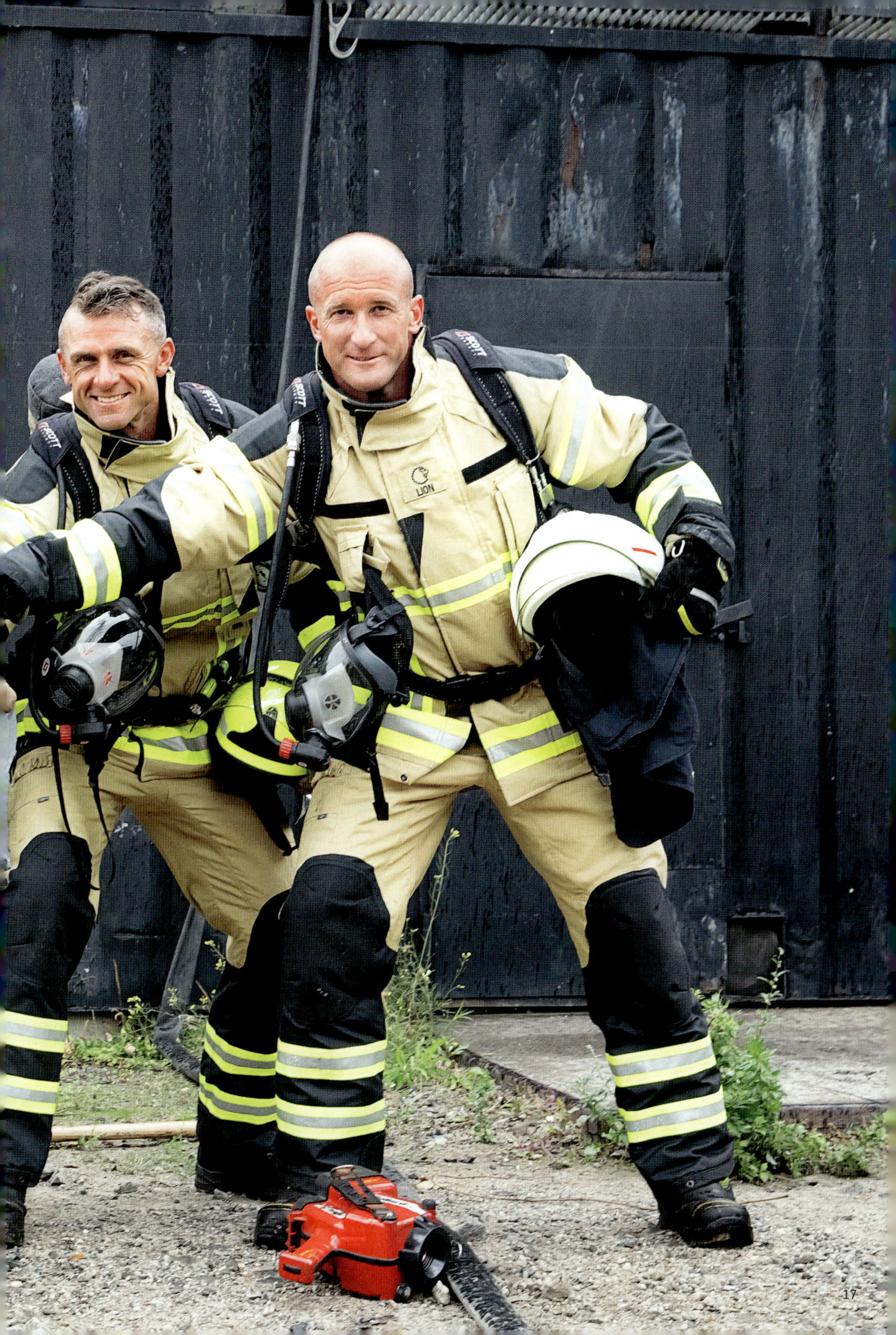
LION

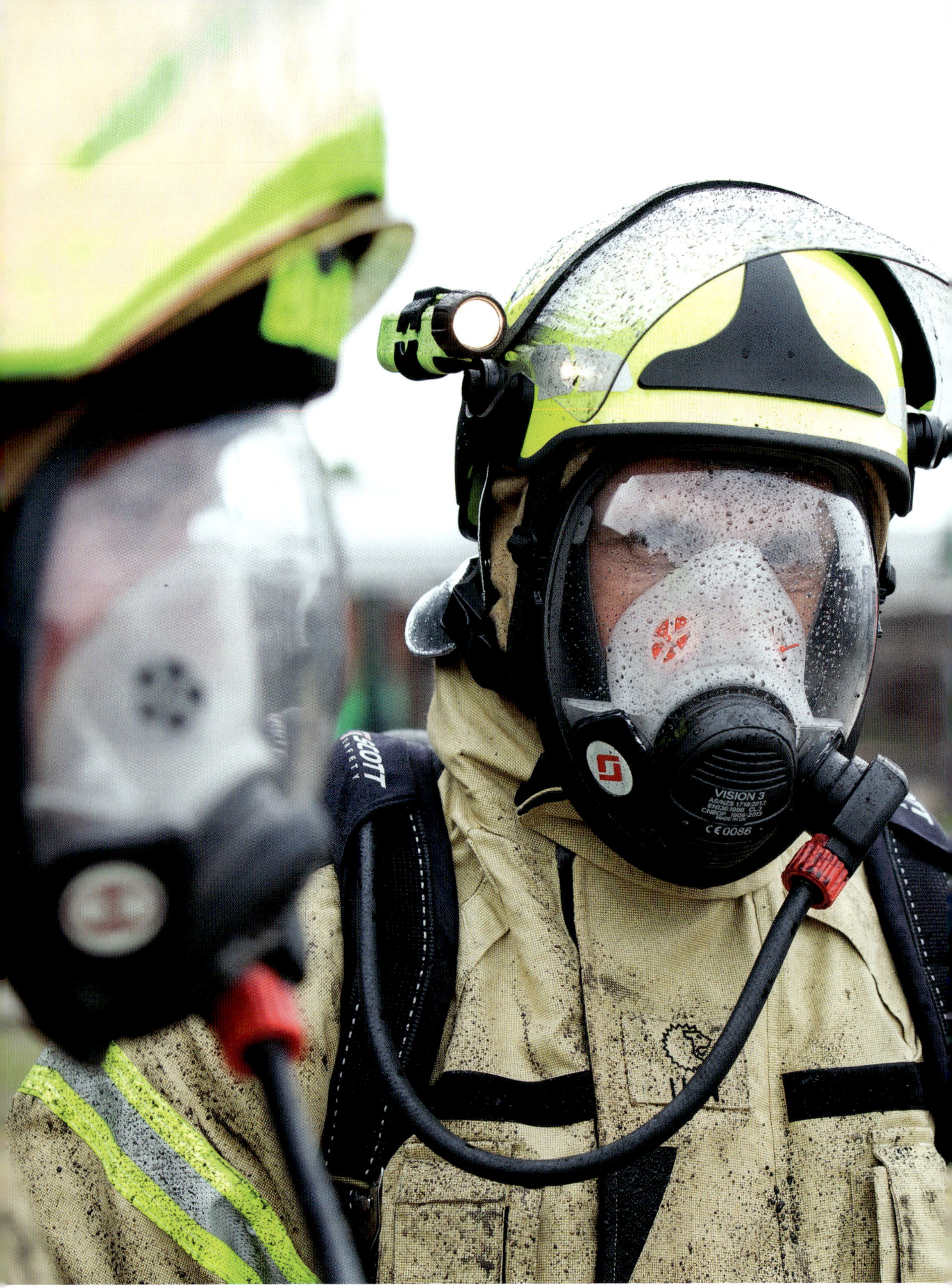

Jeder Einsatz hinterlässt Spuren …

Richtig Atmen

Die richtige Atemtechnik ist generell ein hochinteressantes Thema im Sport – und noch viel wichtiger für uns Feuerwehrleute als Atemschutzgeräteträger! Wir haben nämlich zusätzlich noch die Barriere des Ein- und Ausatmungsventils der Schutzmaske zu überwinden, und dies in der Regel unter körperlicher Belastung. Die Frage nach der richtigen Atemtechnik ist so elementar, dass ich dieser gerne ein eigenes Kapitel widme. Denn: Ihr sollt Grundsätze der Atemtechnik in meinen Workouts anwenden und diese genauso trainieren wie euren Körper. Die richtige Atmung spielt bei der persönlichen Leistungsfähigkeit eine ganz entscheidende Rolle, speziell – um es nochmals zu betonen – bei uns Atemschutz-Geräte-Trägern!

Um euch zu verdeutlichen, wie wichtig die richtige Atemtechnik ist bzw. wie sehr euch eine falsche Technik beeinträchtigen kann, unternehme ich an dieser Stelle einen kurzen Ausflug in die Physiologie – aber keine Angst, ich bleibe dabei in der »Posi-Zone«, das heißt, ich erkläre es mit möglichst einfachen Worten ;-)

Also: Was passiert eigentlich beim Atmen?

Wir atmen von Natur aus ein und aus – das passiert, gesteuert von unserem vegetativen Nervensystem, grundsätzlich völlig selbstständig. Bestimmte Rezeptoren – ich nenne sie auch »Überwachungseinrichtungen« – signalisieren dem Gehirn, wann wir frische Atemluft, sprich Sauerstoff, brauchen. Die Atemhilfsmuskulatur wird angesteuert, der Brustkorb weitet sich, das Zwerchfell »spannt an«. Die Lunge folgt dieser Bewegung und weitet sich, sie »klebt« quasi an der Innenseite des Brustkorbs und der Oberseite des Zwerchfells, welches sich im Bauchraum befindet. Durch den entstehenden »Unterdruck« strömen die Luft und der darin enthaltene Sauerstoff in unsere Lunge. Sauerstoff benötigen wir unbedingt, um unseren Körper leistungsfähig zu halten. Die Lunge gibt den Sauerstoff ans Blut weiter, welches es an alle Zellen, die Sauerstoff benötigen, transportiert – auch und vor allem an die Muskelzellen. Die Zellen können arbeiten, der Körper ist happy! Das Ausatmen geschieht grundsätzlich passiv. Dabei »fällt alles in sich zusammen«, die verbrauchte Luft, vielmehr das bei der Arbeit der Zellen entstandene negative Kohlendioxid (CO^2) wird vom Blut aufgenommen, an die Lunge abgegeben und ausgestoßen. Es verlässt so wieder unseren Körper, der »Gasaustausch« ist vollzogen. Soweit, so gut: Damit haben wir den Atemvorgang auf die einfachste Formel gebracht. Kommen wir jetzt zur körperlichen Leistungsfähigkeit in Abhängigkeit zur Atmung. Je mehr ich leisten muss und je anstrengender es wird, desto mehr muss ich atmen. Im Ruhemodus atmen wir etwa 10 bis 15 Mal in der Minute, unter massiver Belastung kann es in Bereiche von 50 bis 60 Atemzügen pro Minute kommen. Schlussfolgerung: Unter Belastung kann es brisant werden, denn wenn ich jetzt nicht angepasst atme, kommt mein Motor ins Stocken, die Leistungsfähigkeit nimmt rapide ab …

Tiefes Ein- und Ausatmen ist elementar!

Und genau in dieser Situation können wir ganz bewusst Einfluss auf unsere Atmung nehmen! Und zwar auf die Frequenz und, viel wichtiger noch, auf die »Qualität« der Atemzüge. Denn es nützt nichts, beziehungsweise es ist geradezu fatal, wenn wir die Anzahl der Atemzüge erhöhen, aber dabei gleichzeitig deren Qualität vernachlässigen. Möglicherweise ist das bereits ein erstes Anzeichen für eine körperliche Überforderung (Achtung: In dieser Situation kann unter Atemschutz schon Panik aufkommen!). Ein Indiz ist eine zu flache Atmung, umgangssprachlich auch Hechelatmung genannt. Das Hecheln ist völlig ineffektiv, da es oberflächlich ist, die Lunge nicht komplett mit Sauerstoff gefüllt wird und kein vernünftiger Gasaustausch stattfinden kann.

Mit steigender Belastung beim Sport, aber noch viel wichtiger unter Atemschutz, ist ein in der Frequenz angepasstes, tiefes Ein- und Ausatmen von elementarer Bedeutung. Ich weiß aus Erfahrung, dass das tiefe und bewusste Ausatmen unter Belastung oft vernachlässigt wird. Flacht die Atmung zu sehr ab oder hält man die Phase des Ausatmens zu kurz, reicht die Zeit nicht aus, um die verbrauchte Luft gänzlich auszustoßen. Die Folge: Die Leistungsfähigkeit verkürzt sich deutlich schneller.

Ein zweiter fataler Fehler, denn ich immer wieder bei Anfängern in unserer Wettkampfszene sehe: Ich verfalle unter Atemschutz und während einer körperlich schweren Arbeit durch äußere Einflüsse in die Pressatmung oder, noch schlimmer: Ich halte zeitweise unbewusst die Luft an.

Zur Veranschaulichung ein Beispiel aus unserem Wettkampf. Der Ungeübte läuft unter Atemschutz die drei Etagen eines Turms hoch und schafft es hierbei, noch konzentriert tief ein- und auszuatmen. Alles ist gut, der Körper ist (noch) happy … Dann kommt der Wettkampfteilnehmer ans Seil, an dem sich eine 19 Kilo schwere Schlauchrolle befindet, die zügig hochgezogen werden muss.

Die Schlauchrollen wiegen im Wettkampf 19 Kilo.

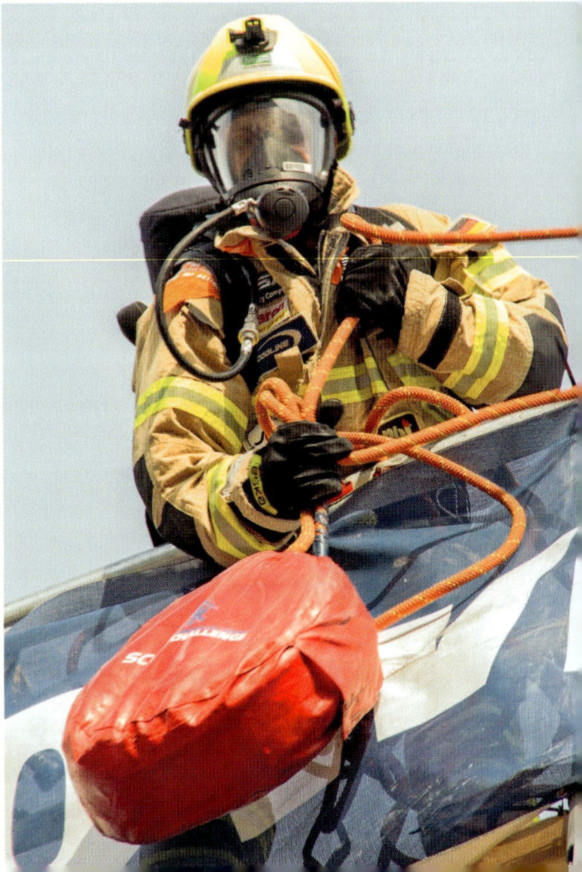

Jetzt sind viele so sehr auf das Ziehen konzentriert, dass sie das regelmäßige tiefe Ein- und Ausatmen vergessen. Man verfällt unbewusst in die Pressatmung oder hält sogar die Luft an. Die Folgen habe ich bereits erwähnt: Die körperliche Leistungsfähigkeit lässt rapide nach, die Erholungsphasen werden länger … Im Wettkampf ist nun nur eine gute Platzierung dahin – im Einsatz können die Folgen aber ganz andere sein!

Meine Message zum Thema Atmung unter Atemschutz lautet also:

- Atmet unter Atemschutz bei intensiver Beanspruchung bewusst tiefer ein und aus – vor allem aus! Denn das wird mit steigender Belastung oft vernachlässigt.
- Atmet durch den Mund, lasst ihn mittelweit geöffnet. Haltet den Atemwiderstand so gering wie möglich. Auf keinen Fall! – das sehe ich immer wieder – einen spitzen Mund beim Atmen bilden, das verlängert unnötig die Ein- und Ausatmung. Denkt an einen Strohhalm: Hier dauert es auch viel zu lange, die ganze Luft da durchzubekommen – logisch, oder?
- Passt eure Atemfrequenz frühzeitig der Belastung an, sonst entsteht eine »Sauerstoffschuld«, die euch zu einer Pause zwingt. Passiert dies, müsst ihr die Belastung runterschrauben, sonst steigt das Gefühl, zu wenig Luft zu bekommen, und Panik kann aufkommen. Diese Negativspirale kann im Einsatz fatale Folgen haben!
- Atmet unabhängig von euren Bewegungsabläufen, das heißt, auch bei hohen Belastungen solltet ihr kontinuierlich tief und regelmäßig weiter atmen.
- Nach einer intensiven Belastung unter Atemschutz solltet ihr die Atemfrequenz inkl. der »Atemqualität« langsam runterfahren. Macht ihr dies schlagartig nach der Devise: »Die Belastung ist ja jetzt vorbei«, entsteht ebenfalls eine Sauerstoffschuld, da der Muskel noch »nachbrennt«.

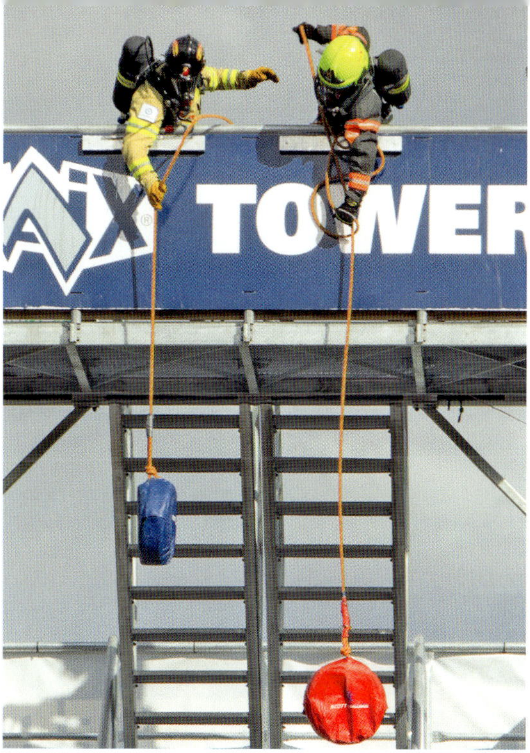

Wettkampf-Szene aus der Firefighter Combat Challenge beim FCC Mosel

Wendet diese Tipps zur Atmung unter Atemschutz beim Workout an – auch im normalen Modus ohne Atemschutz. Gerade im Ausdauer- und Kraftausdauerbereich steigert ihr mit gleichmäßigem Ein- und Ausatmen eure Leistungsfähigkeit. Es ist ein super Atem-Training für das Arbeiten unter Atemschutz, denn nur wenn es in Fleisch und Blut übergegangen, sprich im Unterbewusstsein verankert ist, werdet ihr es in Extremsituationen automatisch abrufen und anwenden können.

Mir liegt das Thema »Atmen unter Atemschutz« sehr am Herzen. Ich habe in diesem Bereich wirklich fundierte Erfahrungen aus 21 Dienstjahren und noch viel intensivere Erfahrungen aus meinen 18 Wettkampfjahren – hier gehe ich regelmäßig in den absolut roten Bereich! Meine Erkenntnisse zu diesem Thema habe ich also allesamt aus Eigenversuchen. Mit den oben genannten Tipps bin ich jedenfalls am leistungsfähigsten – im Training, Wettkampf und im Job. Nicht umsonst lautet der Standardspruch bei Wettkämpfen, der von außen hineingerufen wird:

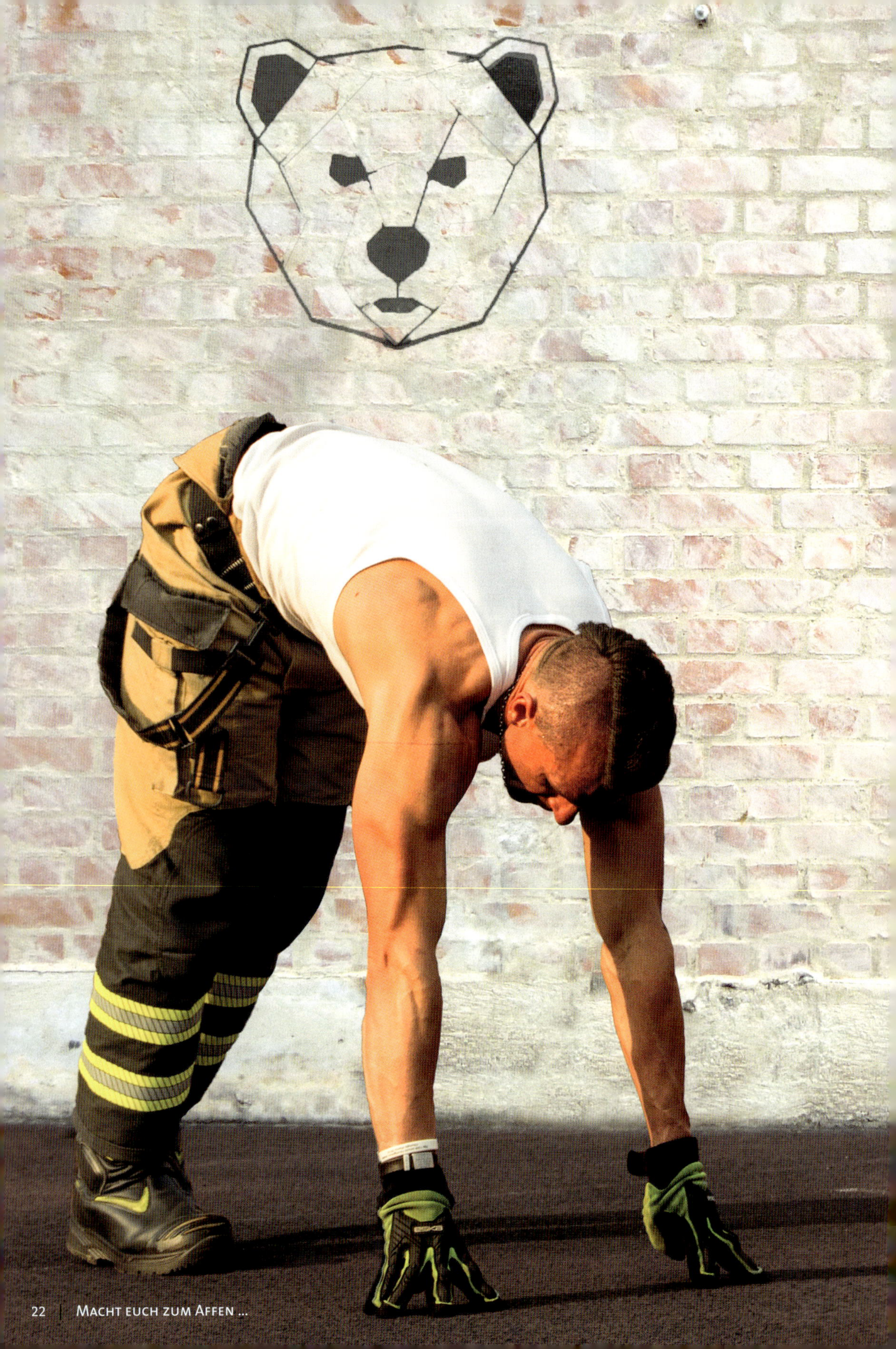

Macht euch zum Affen – aber nur mit den »Animals«

Zu jeder richtigen Sporteinheit – und mit »richtig« meine ich »intensiv« – gehört ein vernünftiges Aufwärmprogramm – vernachlässigt das bitte nicht!

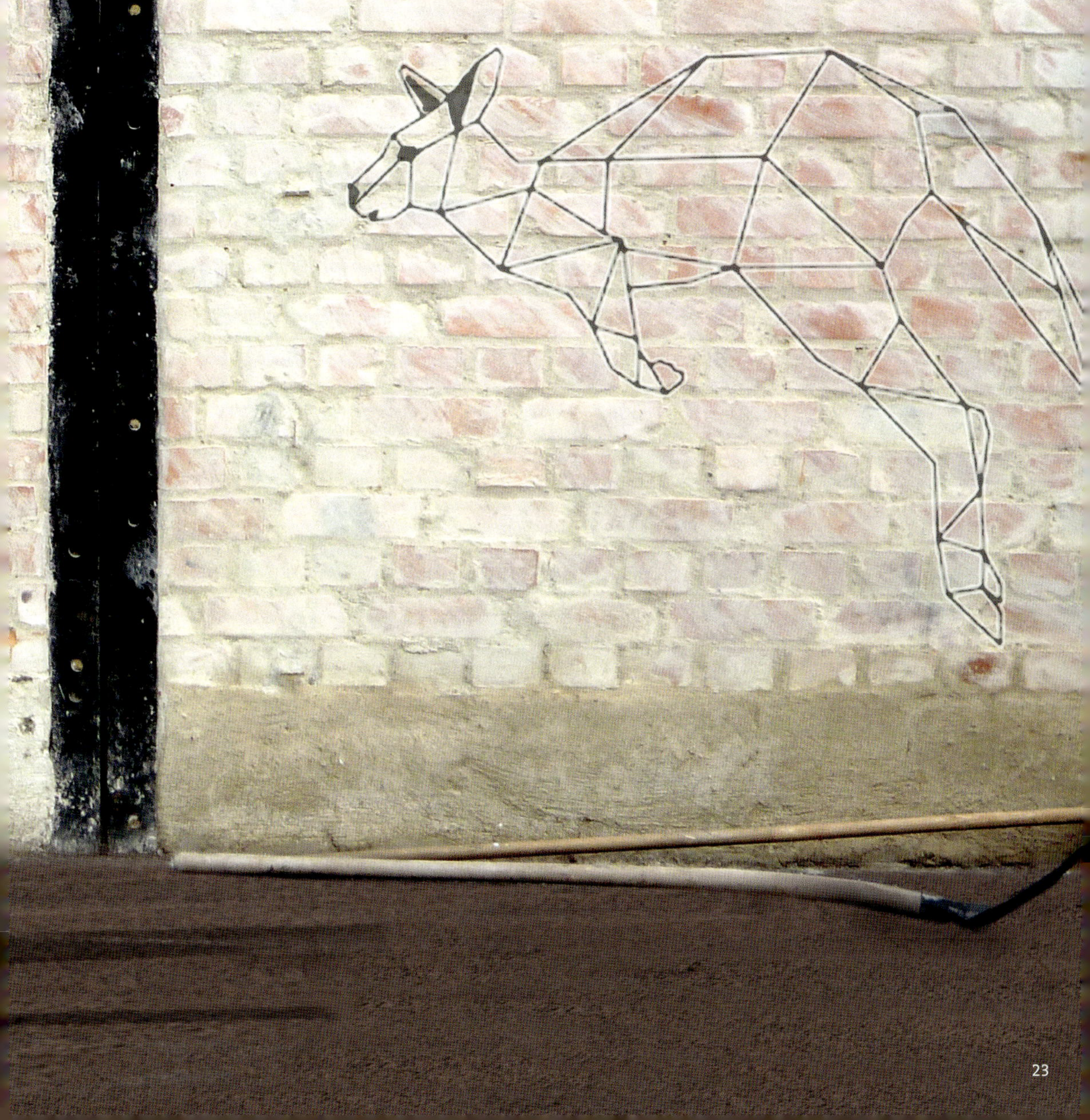

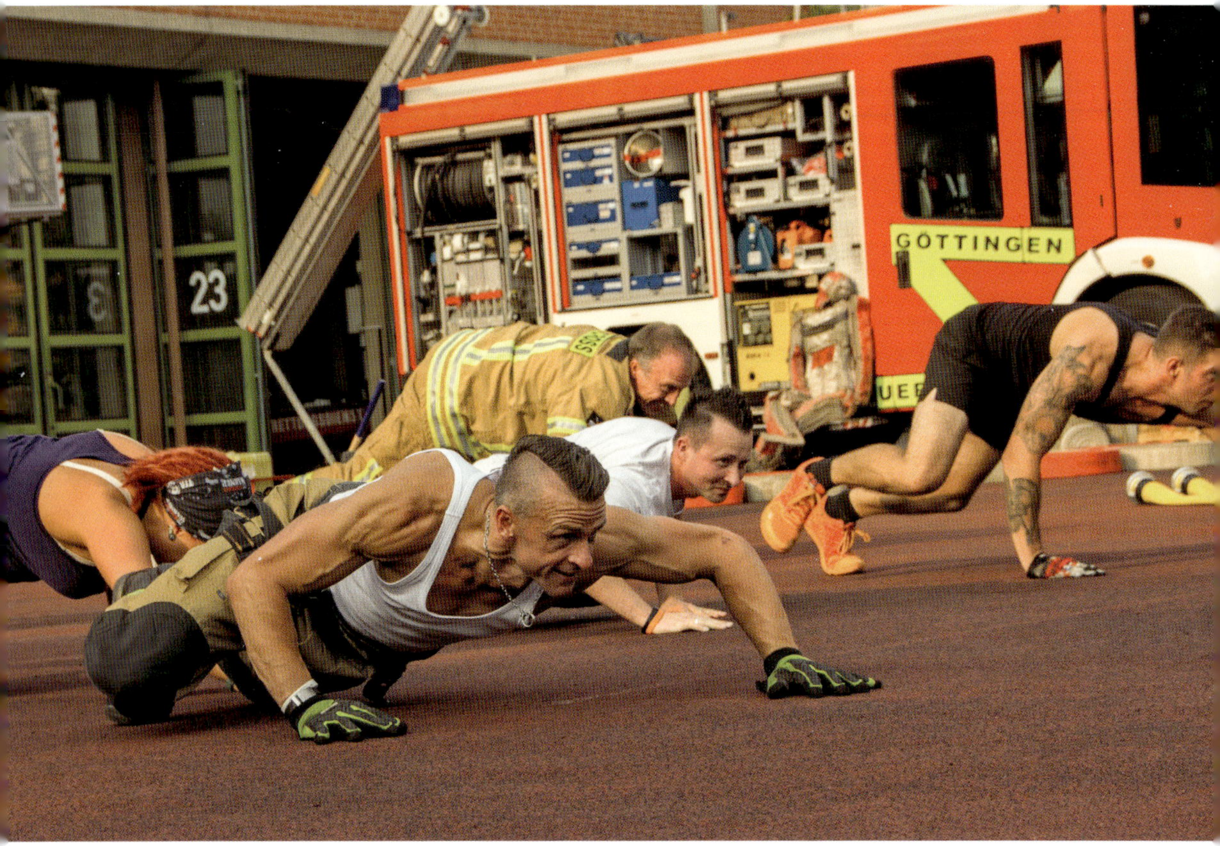

Animal-Warm-up: das Krokodil

Normalerweise vergleiche ich nicht Mensch mit Maschine, aber in diesem Fall dient es prima zur Veranschaulichung: Wenn ihr euer Auto mal so richtig »treten« und Vollgas geben wollt, solltet ihr das nicht mit kaltem Motor tun, ansonsten droht ein Rohrkrepierer. Den bekommt – im übertragenen Sinne – auch euer Körper, wenn ihr ihn ohne Warm-up zu sportlichen Höchstleistungen treiben wollt. Bevor ihr anfangt zu trainieren, sollten unbedingt eure Muskulatur, euer Kreislauf und auch euer koordinativer Kompass, sprich euer zentrales Nervensystem, auf Touren gebracht werden. Denn nach einer intensiven Aufwärmphase seid ihr leistungsfähiger und konzentrierter, um euer Workout durchzuführen. Automatisch nimmt dann auch das Verletzungsrisiko ab.

Nicht nur in Sachen Aufwärmen bin ich seit vielen Jahren ein echter Tierfreund: Bär, Affe, Känguru und Co. finde ich richtig klasse, dazu Krokodil und Raupe: Das sind die Namen von extrem effektiven Aufwärmübungen, die die Gangarten der genannten Tiergattungen nachahmen und einen ganzheitlichen Effekt auf den gesamten Körper haben. Die »Animals« – so nenne ich meine Aufwärm-Serie – sorgen nicht nur für eine optimale Durchblutung der Muskulatur, auch Beweglichkeit und Koordination werden dabei ordentlich gefördert – bei entsprechender Distanz bzw. Intensität auch die Kraftausdauer.

Durch die Nachahmung der Tiergangarten und die damit verbundene, ungewohnte Fortbewegungsweise bereiten wir außerdem das zentrale Nervensystem auf das anschließende Workout vor; mit einfachem Joggen als Warm-up würde ich diesen Effekt nicht erzielen! Auch sorgt die neurologische

Ansteuerung der verschiedenen Muskelketten und Muskelgruppen dafür, diese in Einklang zu bringen, was schon für sich allein genommen einen nachhaltigen Trainingseffekt generiert.

Der ein oder andere von euch wird sich vielleicht fragen, wie ich darauf kam, solch einen »Kinderquatsch« in mein Training zu integrieren. Tatsächlich waren viele der Übungen früher fester Bestandteil beim Turnen im Kindergarten oder der Grundschule und als »Tiere nachmachen« bekannt. Seit einiger Zeit erleben die »Animals« eine Renaissance in der Fitness-Branche; speziell beim funktionalen Training werden diese Übungen gerne eingesetzt. Ich selbst habe sie vor einigen Jahren bei einem Trainingslager kennen und schätzen gelernt. Mein Wettkampfkumpel Mike von der Berliner Feuerwehr hatte diese seinerzeit bei einem Aufwärmtraining vorgestellt. Ich kannte die »Animals« bis dato nicht, war aber sofort begeistert. Bei mir gehören sie seitdem ins feste Programm meiner Fitness-Übungen, und speziell in Sachen Aufwärmen sind sie für mich nicht mehr wegzudenken, gerade weil sie ohne Hilfsmittel immer und überall durchgeführt werden können: Egal wo ich hinkomme oder auf welche folgende Sporteinheit ich mich vorbereite, mit den »Animals« habe ich immer ein top Konzept an der Hand, um den Körper ohne Hilfsmittel schnell und effektiv auf Touren zu bringen.

Wenn man so will, führen einen die Animals »Back to the Roots«. Der Mensch hat heute in der industrialisierten Welt seinen natürlichen Bewegungsbezug verloren. Bekanntestes »Tier« im Stadt-Dschungel ist inzwischen der »Smombie«, der Smartphone-Zombie, der auf sein Gerät starrend durch den Alltag geht. Auch beim Sport schalten inzwischen zu viele auf Autopilot und trainieren wieder und wieder dasselbe – ohne große Fortschritte. Die Lösung? Das tun, was Tiere und Kinder tun. Die »Animal Moves« sind inzwischen eine Trendsportart, die viele Trainer empfehlen und von der Coaches und Athleten aus aller Welt immer mehr Videos online stellen. Sogar der Deutsche Fußball-Bund zeigt seinen Trainern in einer Anleitung, wie sie jungen Kickern mit den »Animals«-Übungen mal ein anderes Aufwärmprogramm bieten können. Wir kriechen, krabbeln, hüpfen und bewegen unseren Körper spielerisch durch die verschiedenen Ebenen, wobei wir unterschiedliche Gelenkpositionen einnehmen. So üben wir hochfunktionale Bewegungsmuster, die ein geniales Rezept für mehr Bewegungskompetenz und weniger Schmerzen sind. Tiere und kleine Kinder praktizieren sie jeden Tag. Wir können von diesen perfekten Athleten jede Menge lernen! Ziel ist es, stark wie ein Bär zu werden. Schnell wie ein Gepard. Wendig wie ein Affe. Und geschmeidig wie eine Raubkatze.

Ich habe euch hier die für mich etabliertesten Gangarten zusammengestellt. Es gibt allerdings noch viel mehr; man kann auch nur aus den Animals ein eigenes Workout zusammenstellen, welches den ganzen Körper fordert und trainiert. Meine Favoriten für das Aufwärmen sind THE BIG FIVE – eigentlich ein Fachbegriff aus der Jagd. Als »Big Five« bezeichneten Großwildjäger in Afrika ihre begehrtesten Trophäen: Elefant, Nashorn, Büffel, Löwe und Leopard. Unsere Trophäe bei den BIG FIVE ist dagegen ein fitter Körper! Mit meinen fünf Übungen » Bär, Krokodil, Känguru, Affe und Raupe – erreicht ihr alle wichtigen Muskelgruppen und Muskelketten für ein intensives Aufwärmen.

Ihr werdet es beim ersten Ausprobieren merken: Am Anfang kommt man sich ein wenig komisch und albern bei der Ausführung vor, aber dann merkt ihr rasch, dass die »Animals« ganz schnell ganz schön anstrengend sein können. Mein Tipp: einfach nach bestem Wissen und Gewissen versuchen, die Übungen durchzuführen, ihr könnt hier nichts falsch machen. Mit der Zeit merkt ihr, wie ihr durch die »Animals« wieder geschmeidiger und kräftiger werdet.

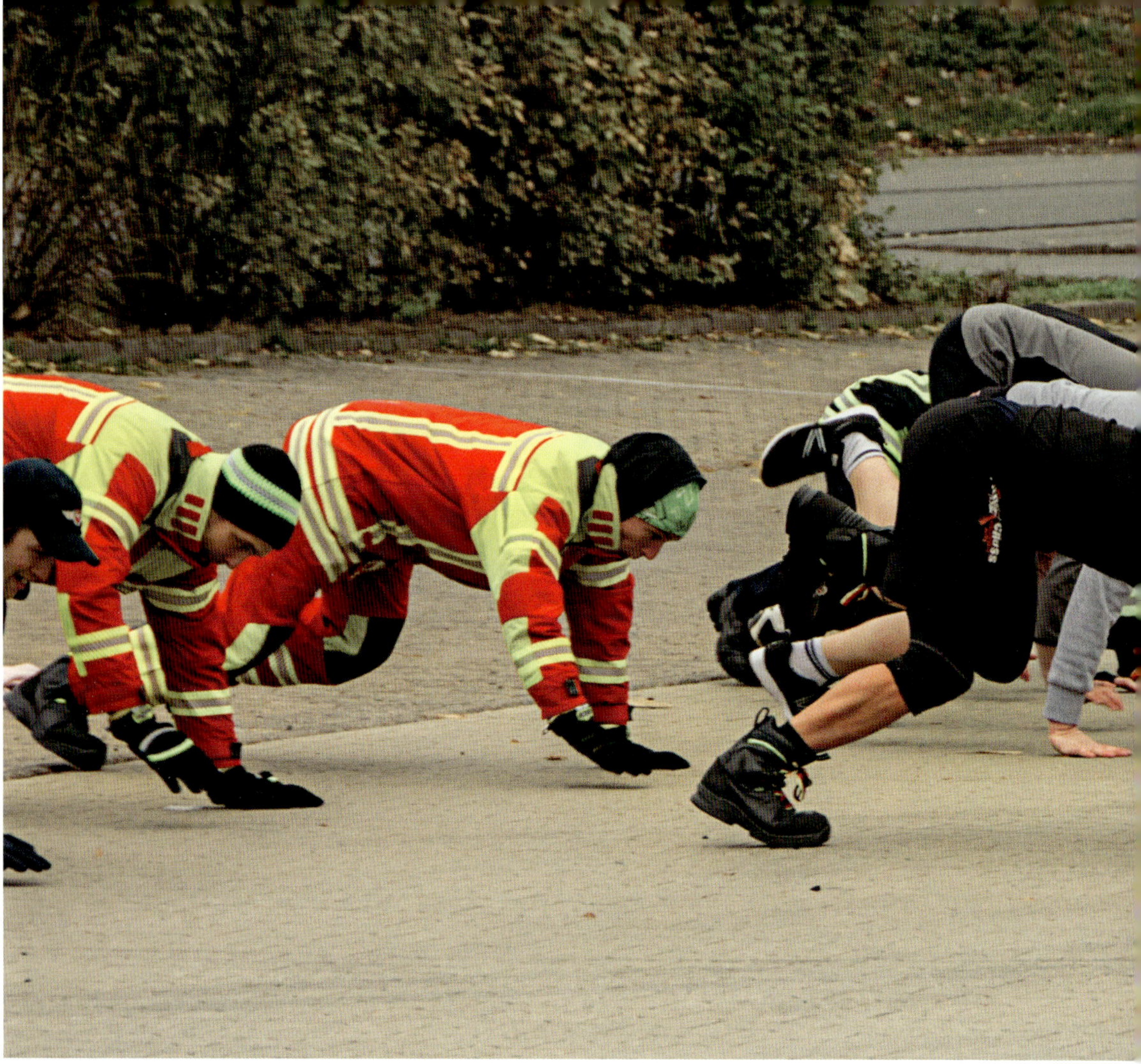

Die »Animals« gehören zu jeder TFAXCROSS-Workout-Einheit.

Ich würde euch allerdings empfehlen, das Krokodil oder den Affen nicht unbedingt rund ums Fahrzeug auf eurer Feuerwache durchzuführen, wenn ein Einsatz anstehen könnte; so macht ihr euch im wahrsten Sinne des Wortes zum Affen – und euren Einsatzleiter möglicherweise zum Brüllaffen ;-) Abgesehen davon taugen die »Animals« aber durchaus dazu, die Stimmung aufzulockern, gerade zu Beginn eines Gruppentrainings.

Noch ein Tipp:

Führt die Übungen ruhig auch mal in eurer Einsatzkleidung durch! So erfahrt ihr aus erster Hand, wie beweglich ihr in voller Montur seid, und außerdem verfolgt ihr so meinen Ansatz, bei allen Übungen möglichst nah an unserer beruflichen Realität zu sein.

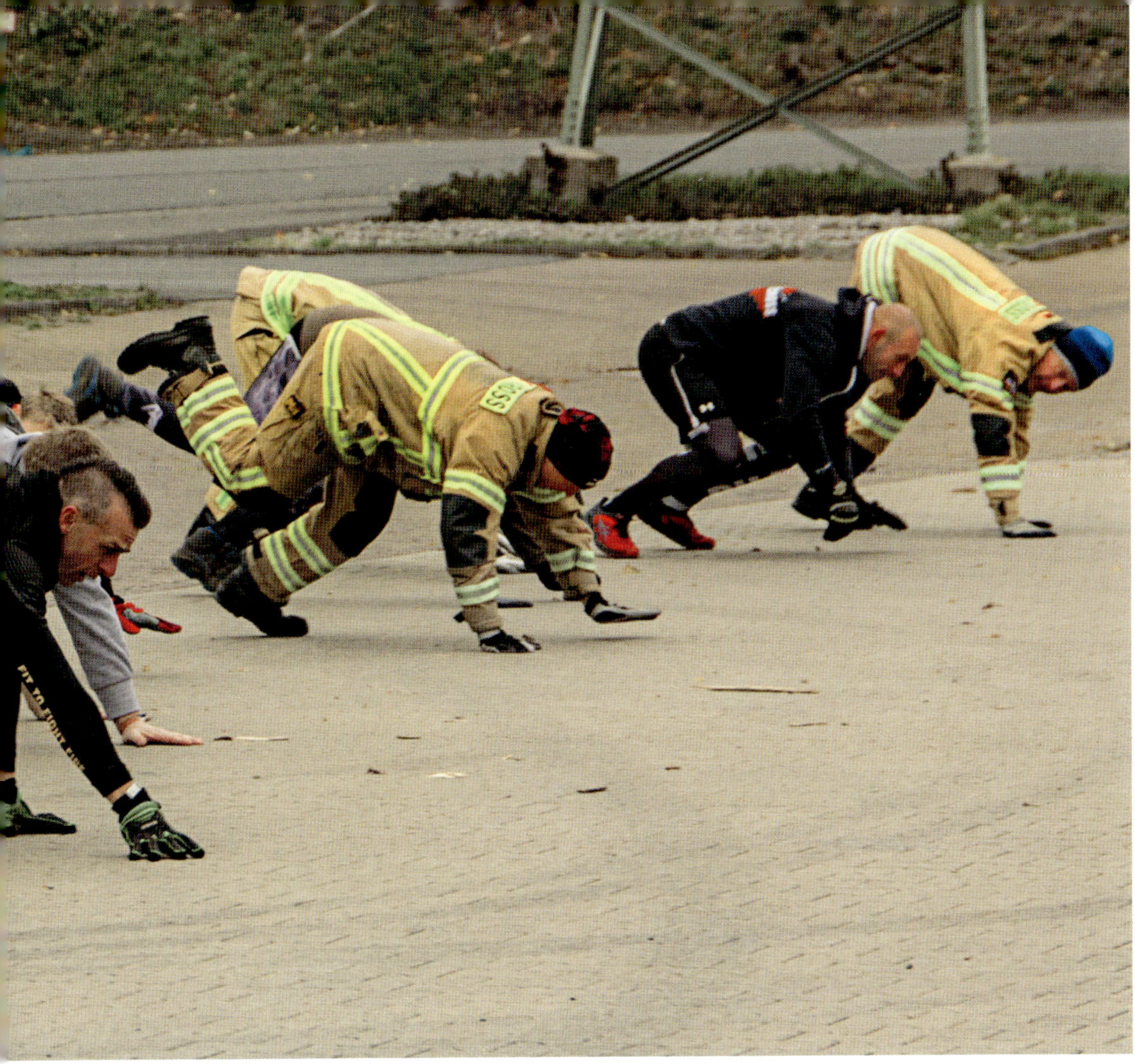

Bei den Übungen habt ihr den Kopf mal hoch, mal tief, das heißt: Auch so wird der Blutkreislauf stimuliert und ihr bereitet euren Körper für den realen Einsatz, wo solche Situationen ebenfalls vorkommen, optimal vor.

Und, ganz wichtig: Denkt – wie bei allen anderen Übungen auch – an eure Atmung! Atmet bewusst. Nutzt auch hier schon das Training der Atemtechnik. Gleichmäßig ein- und ausatmen, unabhängig vom Bewegungsablauf. Der Mund ist mittelweit geöffnet. Nicht die Luft rauspressen! Nicht die Luft anhalten!

Die richtige Atemtechnik ist ganz elementar, sowohl beim Training als auch beim Einsatz im Job! Ich komme später noch einmal auf dieses Thema …
Jetzt ist es aber Zeit, euch meine BIG FIVE vorzustellen – Here We Go:

1. Der Bär
2. Das Krokodil
3. Das Känguru
4. Der Affe
5. Die Raupe

1. Der Bär

Auf alle Viere gehen (Handschuhe empfehlenswert), der Po ist der höchste Punkt des Körpers.

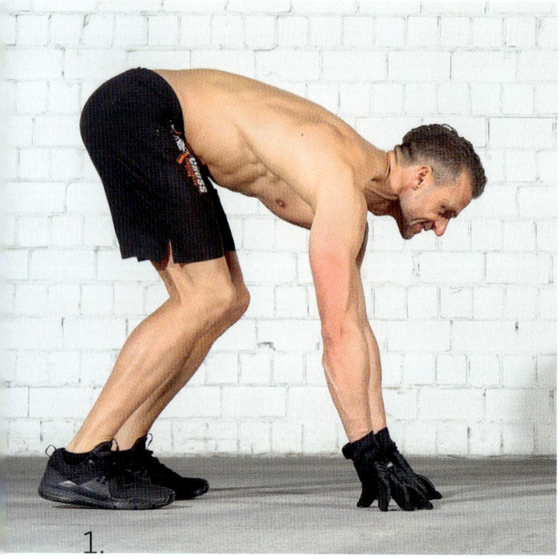
1.

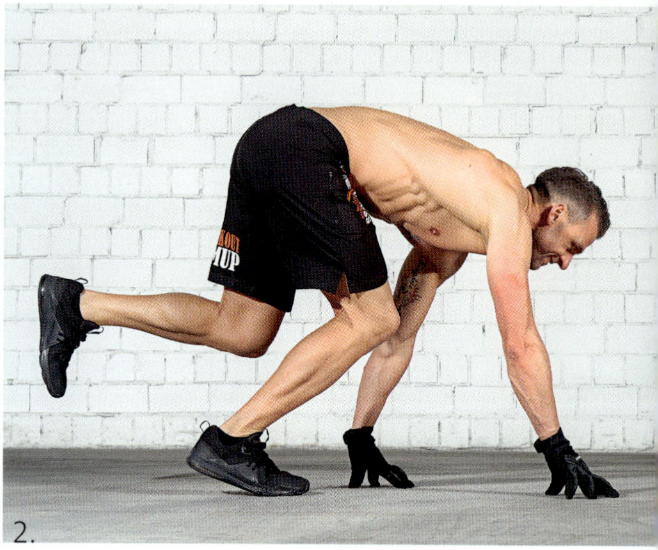
2.

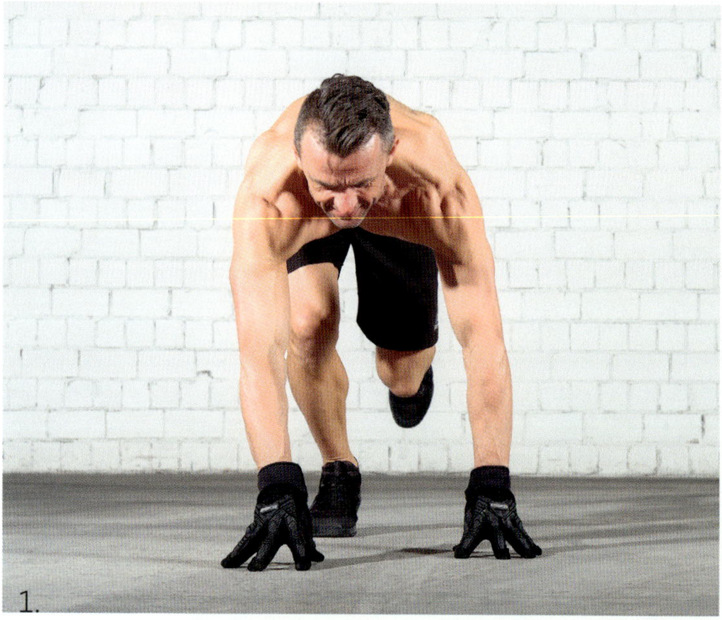
1.

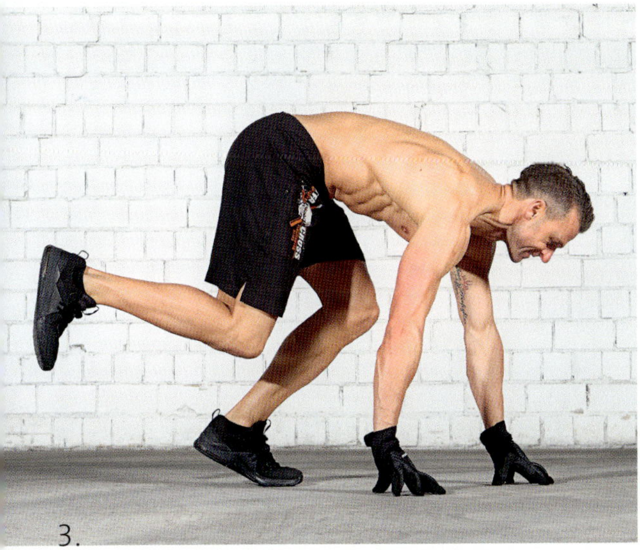

3.

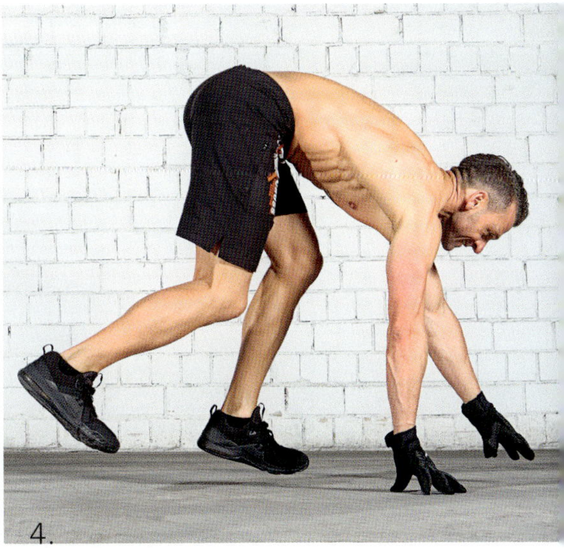

4.

Im Passgang (rechter Arm und rechtes Bein nach vorne und umgekehrt) leicht und locker ca. 15 Meter fortbewegen, federnder Gang.

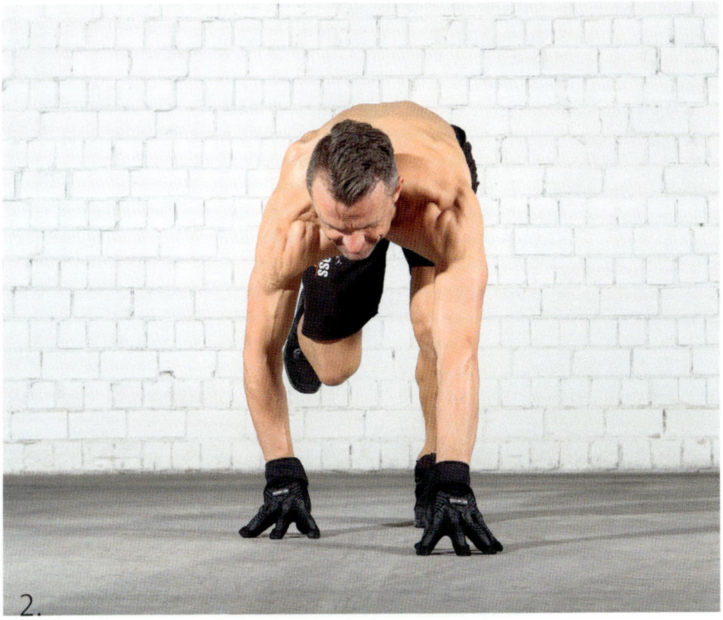

2.

10 bis 15 Wiederholungen

2. Das Krokodil

Auf alle Viere gehen, Körperschwerpunkt ist ganz tief über dem Boden. Rechter Arm vorne, rechtes Bein nach hinten gestreckt.

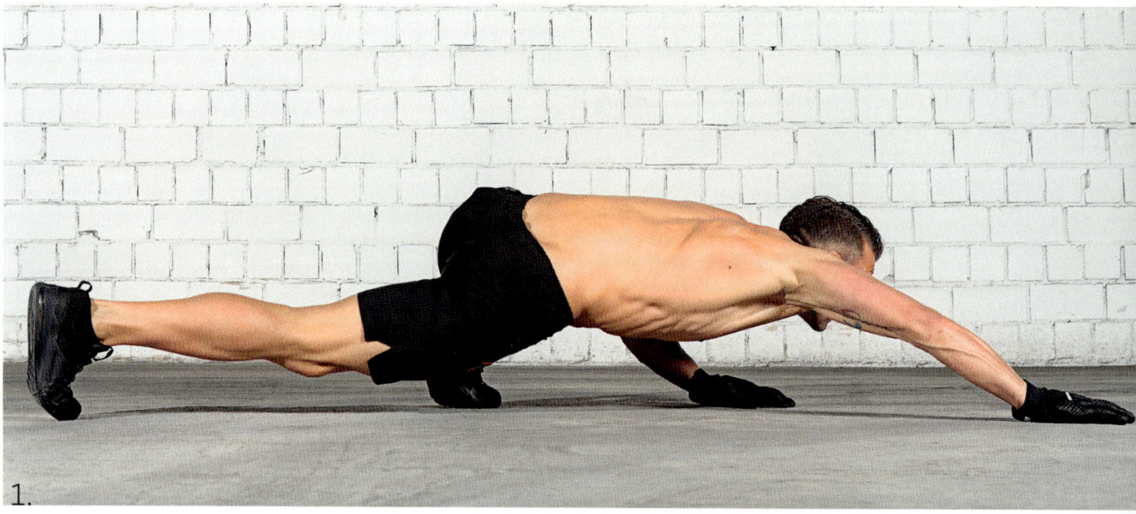

1.

Komplette Körperspannung herstellen, gesamten Körper dicht über dem Boden halten.

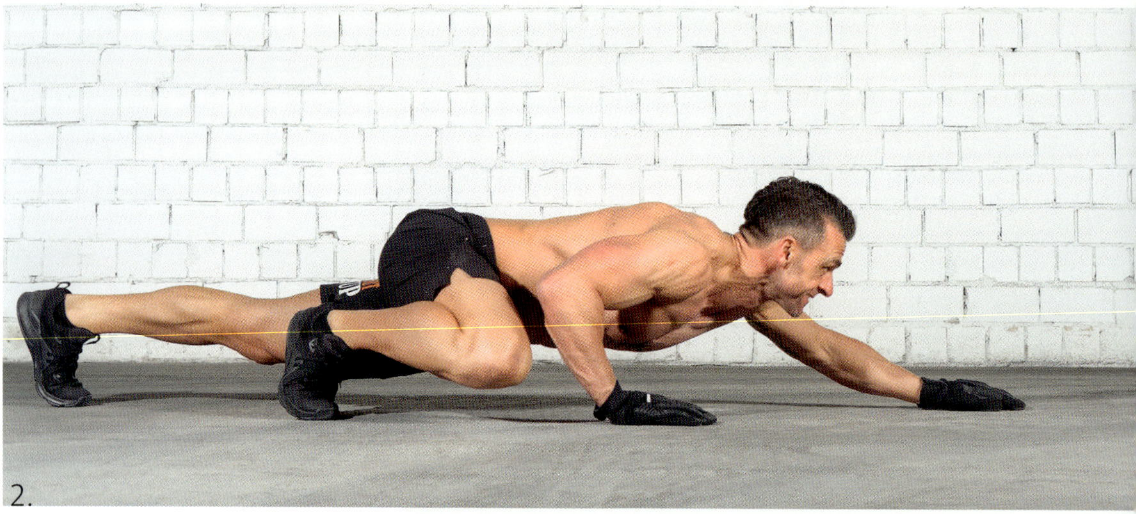

2.

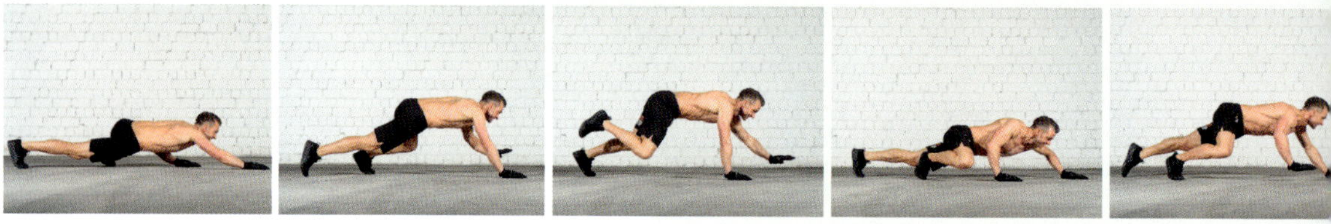

Linkes Bein ist, soweit es die Beweglichkeit erlaubt, angewinkelt, die linke Hand dicht an der Körpermitte aufgesetzt, idealerweise Oberschenkel im rechten Winkel zum Becken mit Kontakt zum Unterarm.

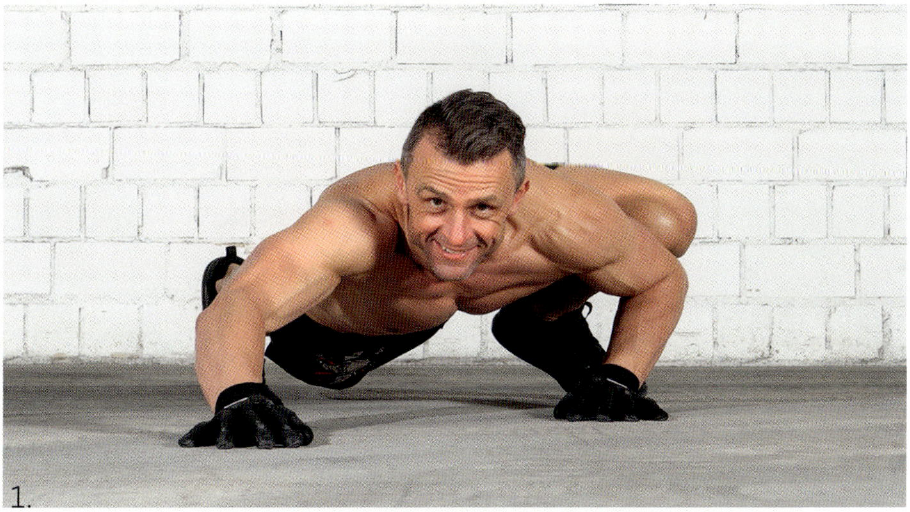

1.

Den Körper auf das angewinkelte Bein und den gestreckten Arm ausbalancieren.

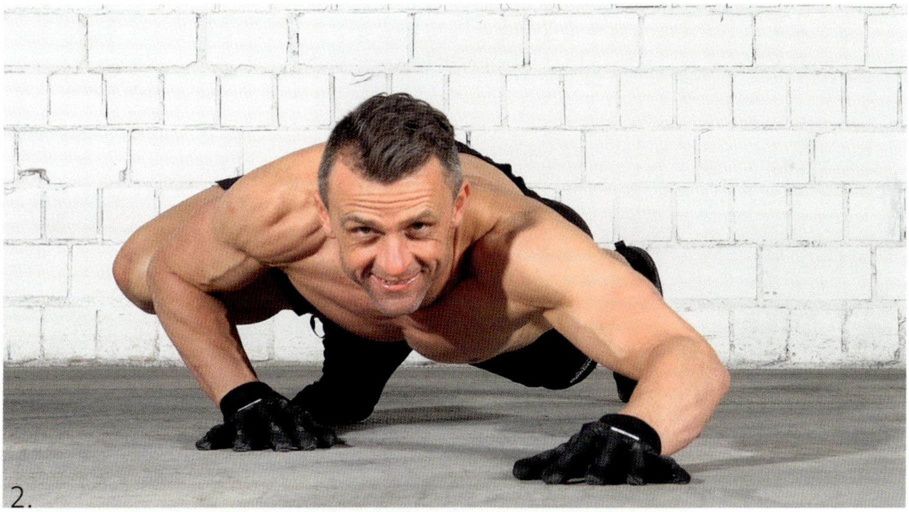

2.

Im Kreuzgang mit diagonalen Bewegungen nach vorne bewegen (linker Arm, rechtes Bein nach vorne und umgekehrt). Der gesamte Körper bleibt möglichst nah am Boden.

10 bis 15 Wiederholungen

3. Das Känguru

Schulterbreiter Stand, Hände hinter dem Kopf verschränkt, Ellbogen nach hinten »ziehen«.

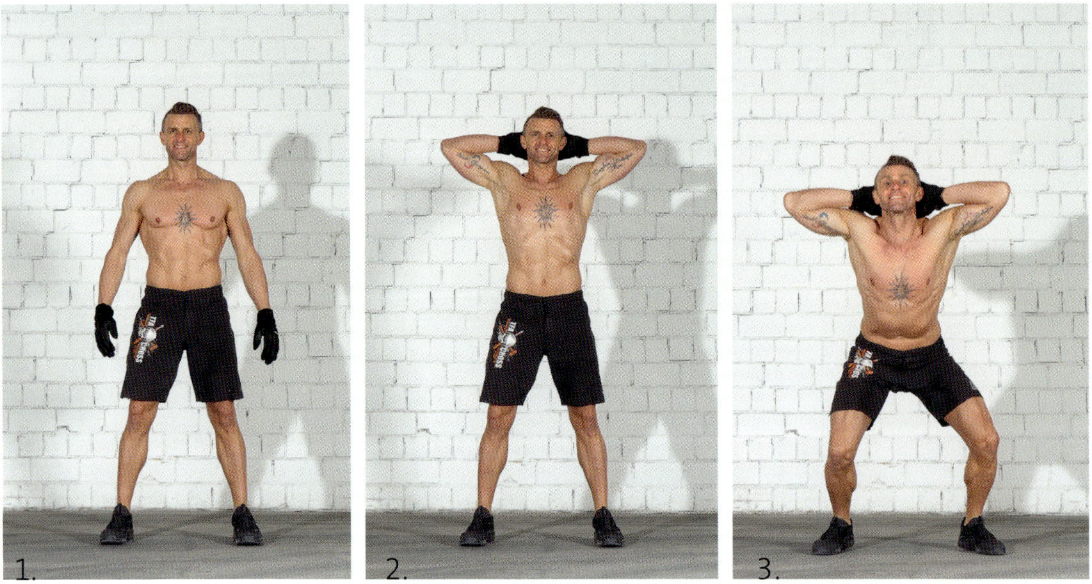

Körperspannung aufbauen und kraftvoll nach oben abstoßen und nach »oben-vorne« springen.

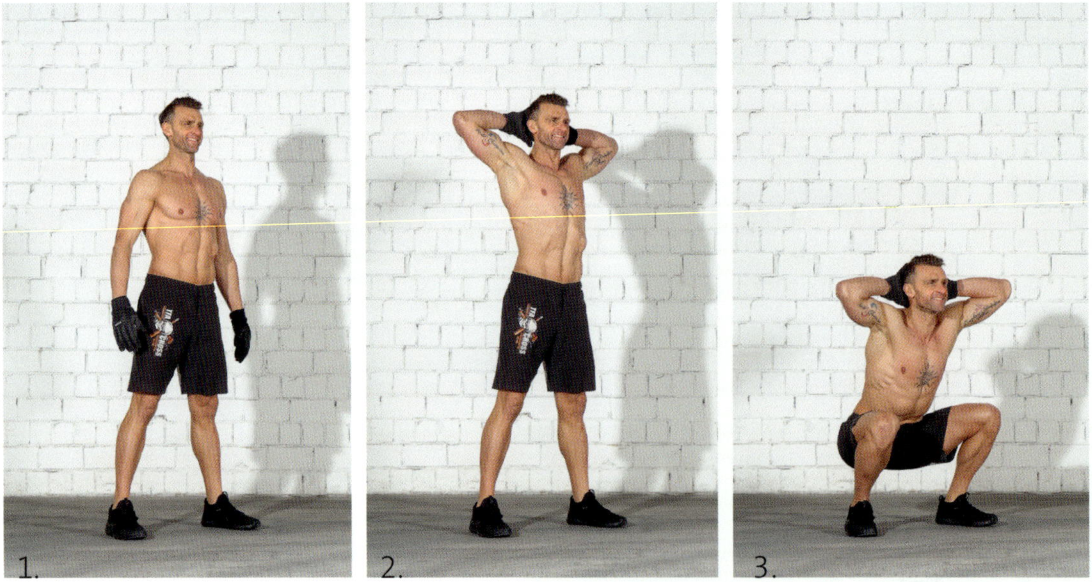

Wir gehen in die tiefe Hocke, gerader Rücken, Blick nach vorne.

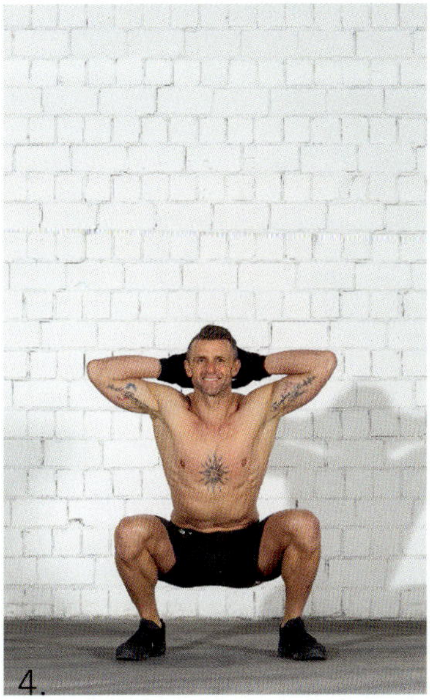
4.

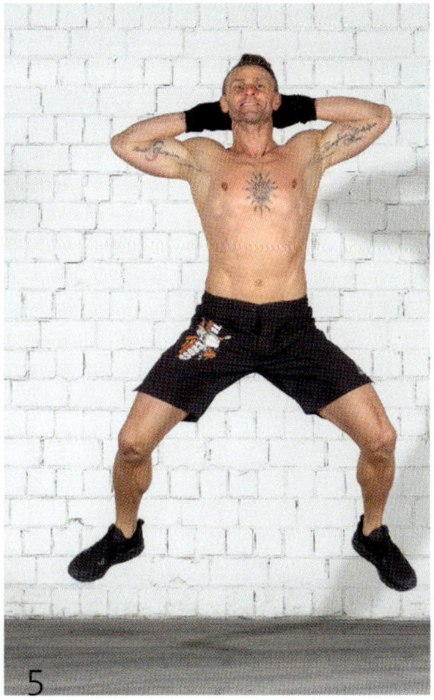
5

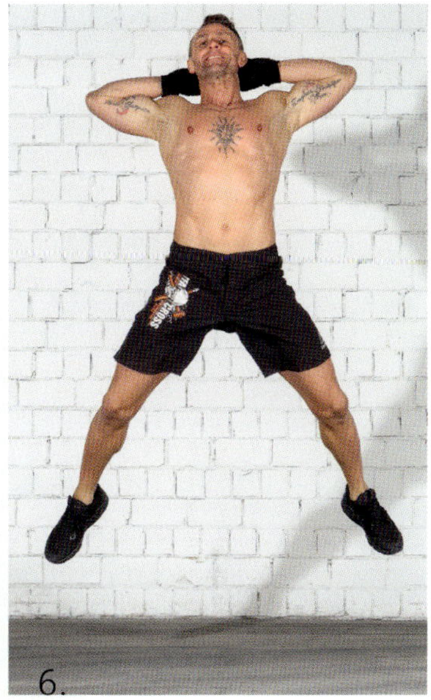
6.

Nach der Landung (nach Möglichkeit sich dabei sanft »abfangen«) direkt wieder in die tiefe Hocke gehen und wiederholen. Zehn bis 15 Wiederholungen.

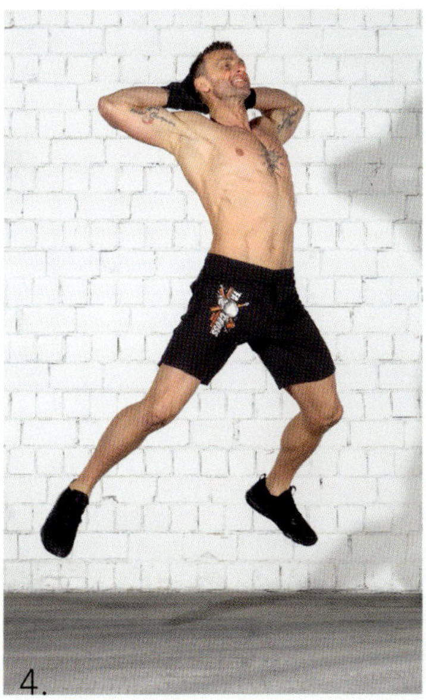
4.

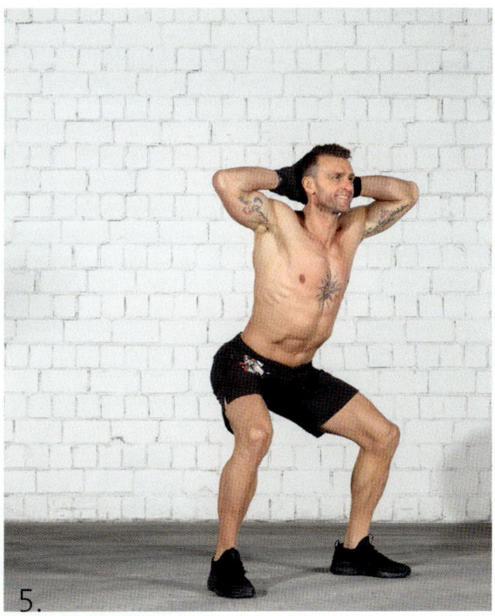
5.

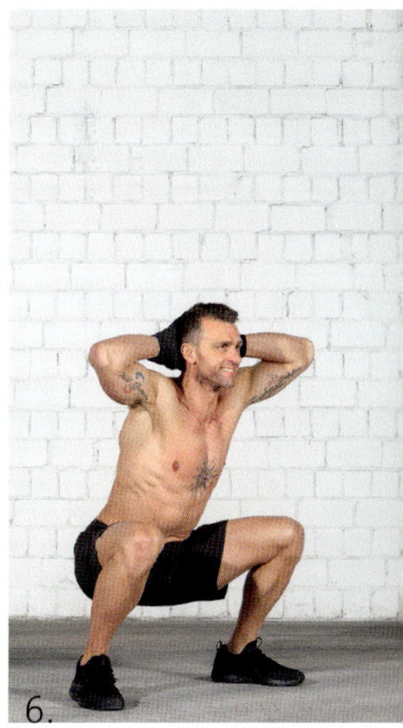
6.

10 bis 15 Wiederholungen

4. Der Affe

Wir stehen seitlich zur Fortbewegungsrichtung, schulterbreiter Stand.

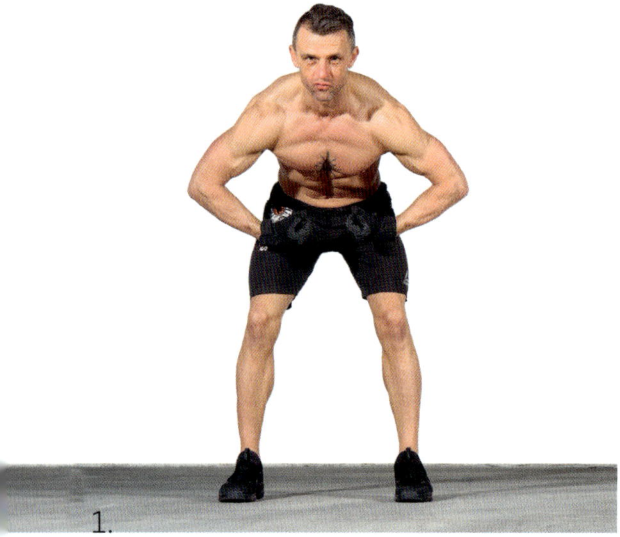

Entlang einer gedachten Linie setzen wir die Hände seitlich versetzt in »Zielrichtung« neben die Füße auf den Boden (Handschuhe empfohlen).

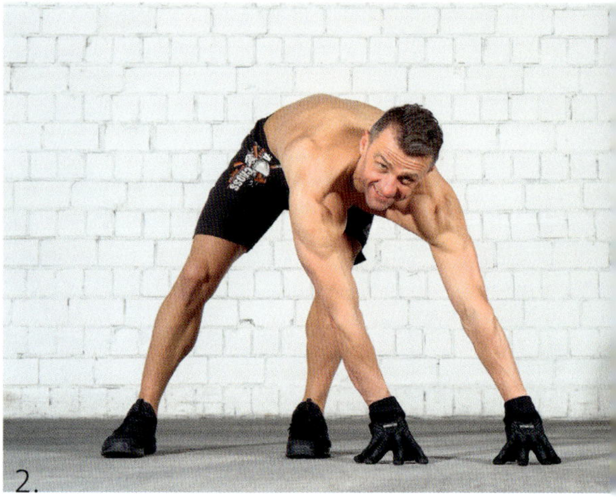

Oberkörper ist verschränkt zum Unterkörper.

Nun verschränkt sich der Oberkörper wieder zurück in die Ausgangsposition, indem die Arme an den Beinen vorbeigeführt werden und die Hände ebenfalls an der gedachten Linie aufsetzen.

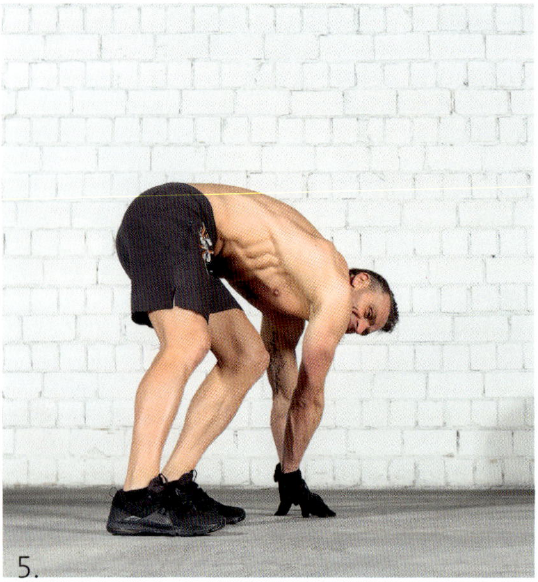

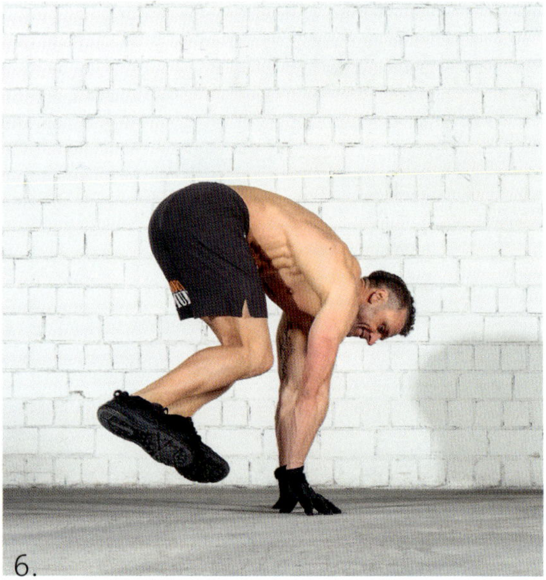

10 bis 15 Wiederholungen

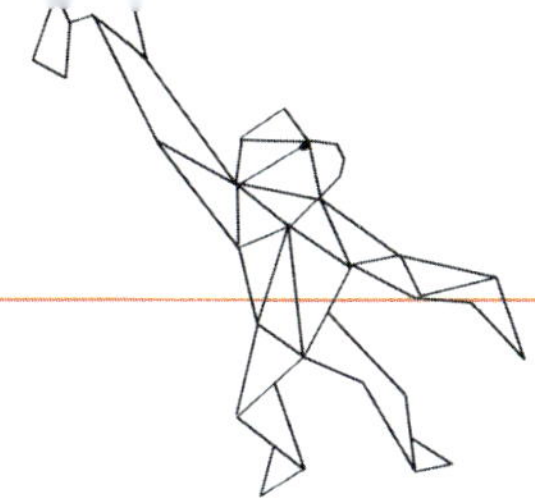

Aufgestützt auf beiden Händen (Gewichtsverlagerung) »überholen« Beine und Unterkörper mit einem Sprung Arme und Oberkörper,

Landung erneut seitlich verletzt, Fußspitzen befinden sich an der gedachten Linie.

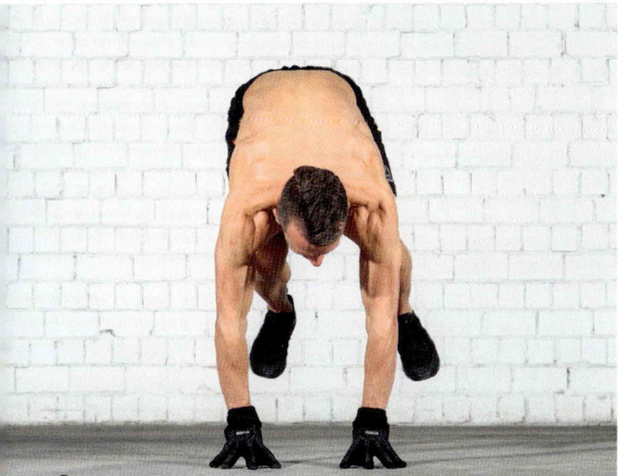

3.

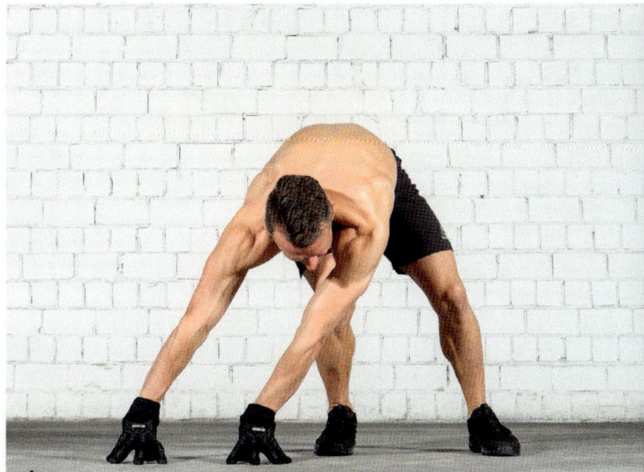

4.

FÜR FORTGESCHRITTENE: Wer einen höheren Belastungsgrad auf der Arm- und Schultermuskulatur erreichen möchte, schlägt beim Versetzen des Unterkörpers ein halbes Rad und schlägt die Beine nach oben aus.

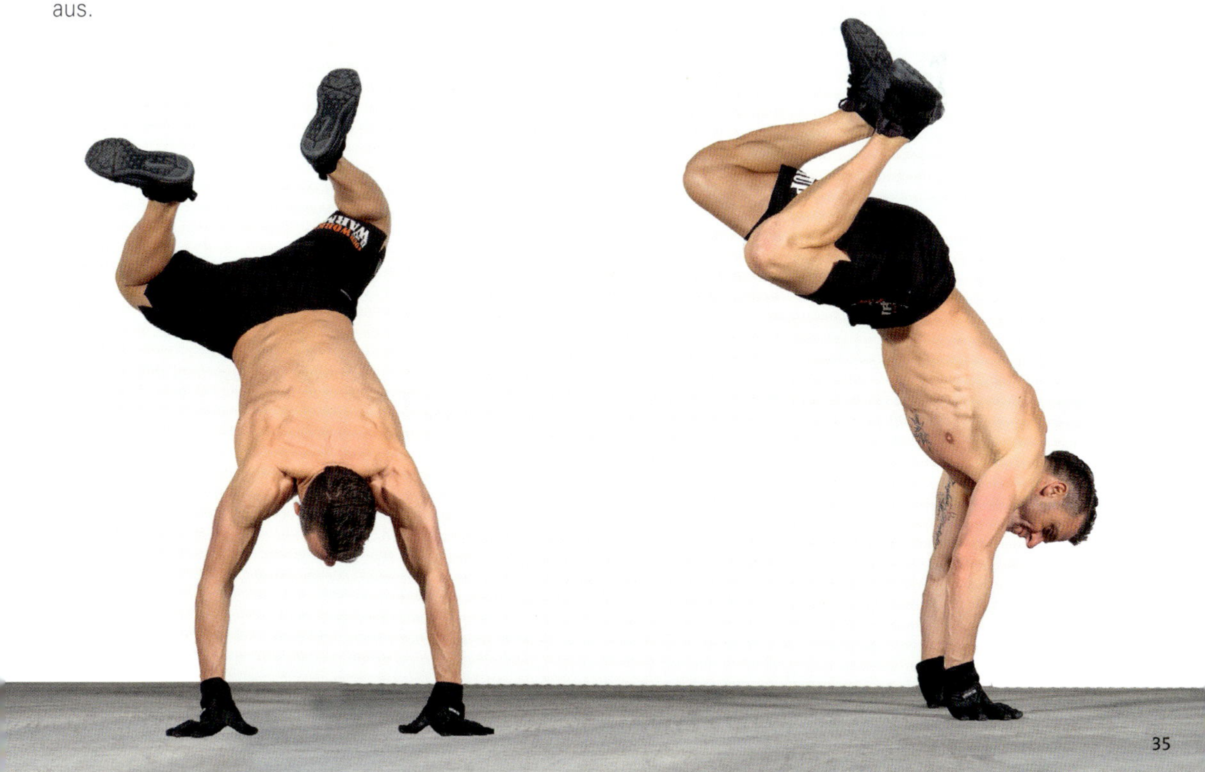

5. Die Raupe

Schulterbreiter Stand, Beine durchgestreckt (soweit es möglich ist), die Fingerspitzen berühren den Boden (Handschuhe empfohlen).

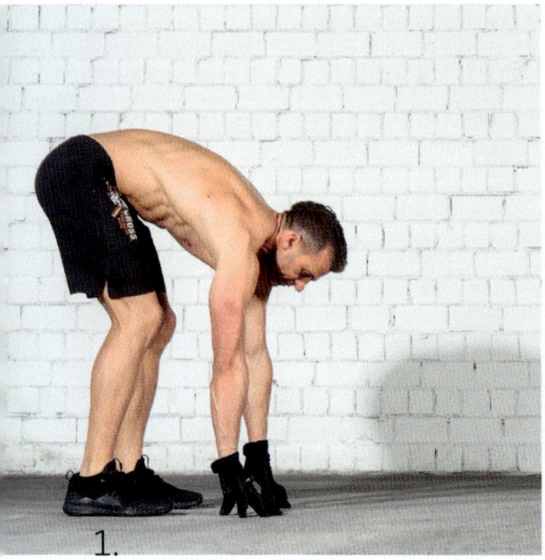
1.

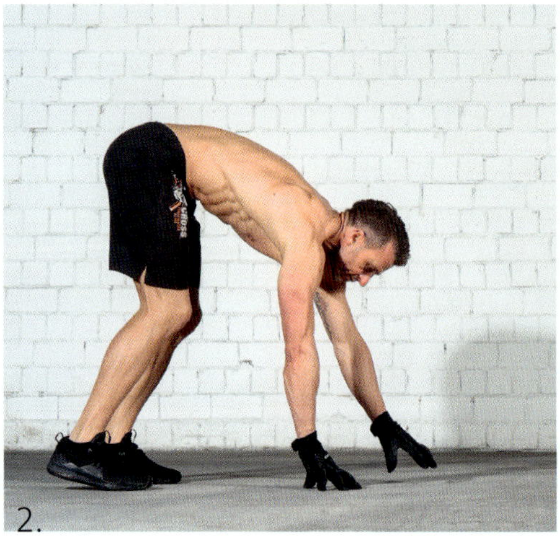
2.

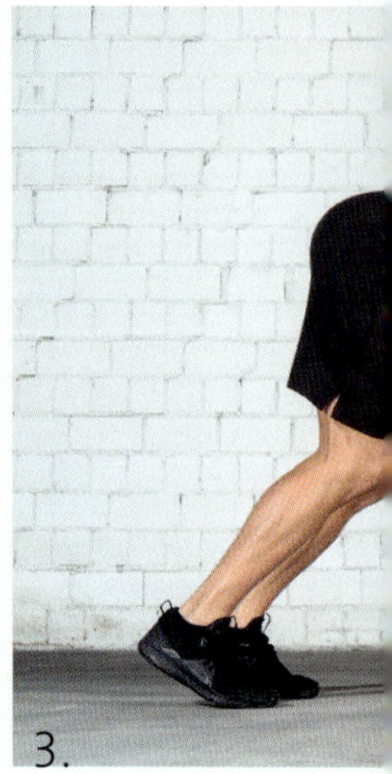
3.

Mit den Händen (abwechselnd) arbeite ich mich nach vorne und mache mich lang, bis mein Körper ...

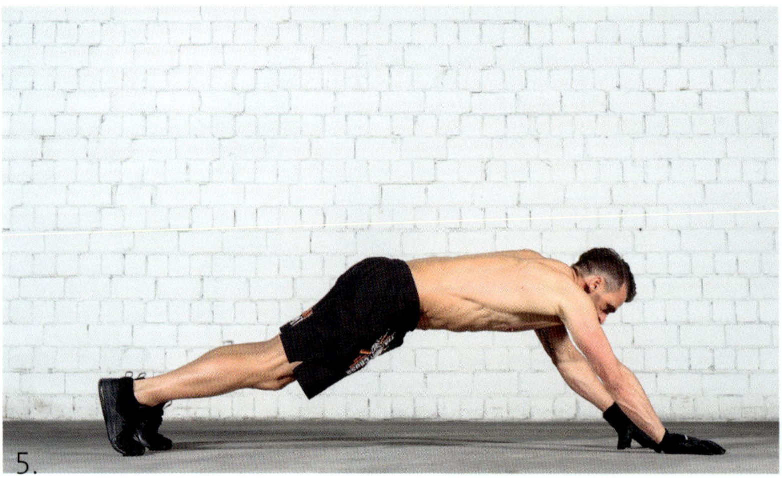
5.

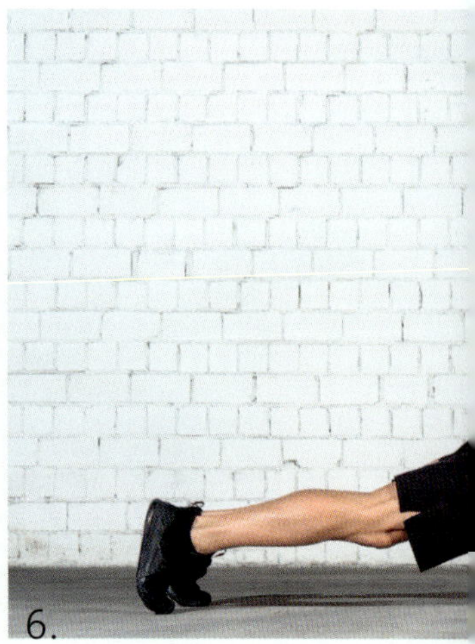
6.

Mit kleinen Schritten führe ich dann meine Füße ...

Auf die Körperspannung achten.

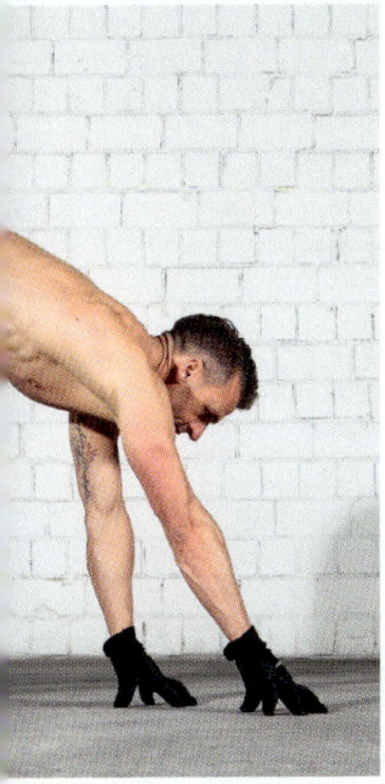

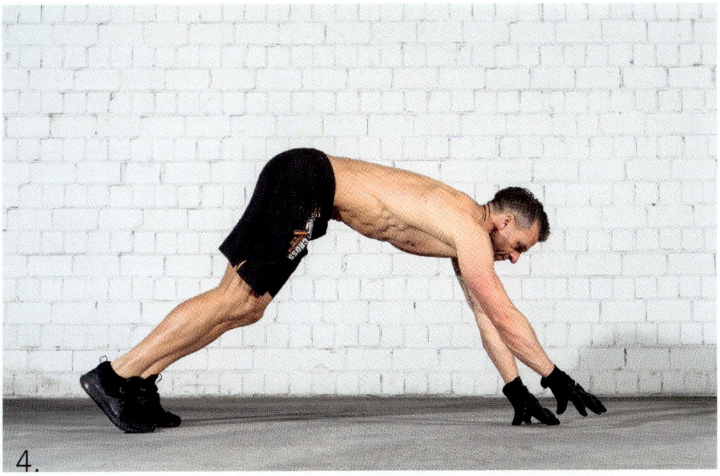

4.

... fast eine gerade Linie zeigt; die Füße bleiben in der Ausgangsposition.

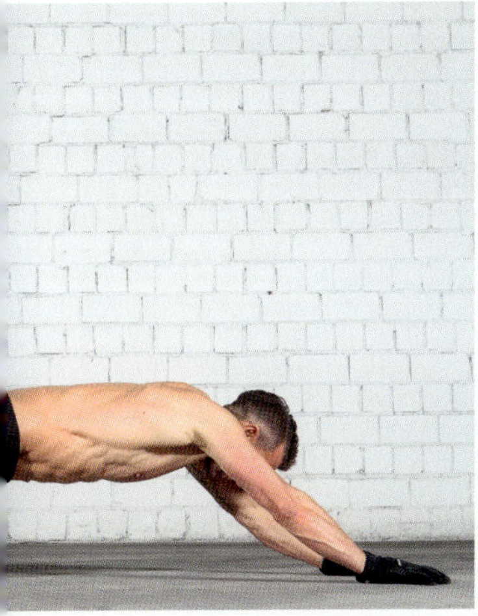

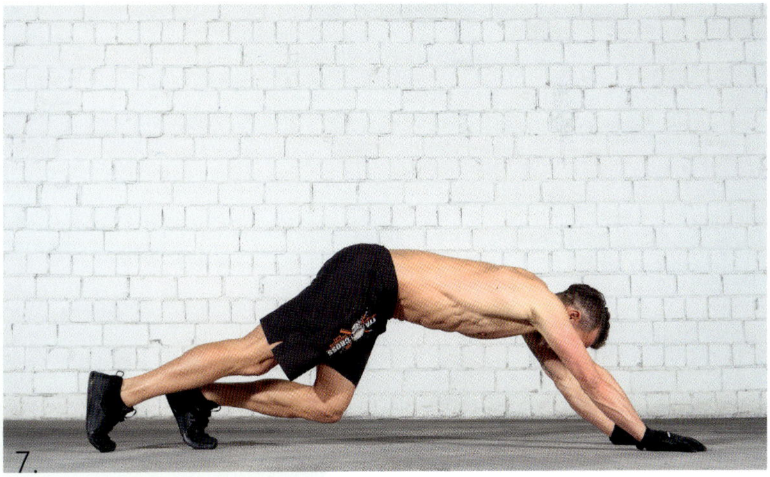

7.

... wieder fast bis an die Hände, Beine bleiben annähernd gestreckt.

10 bis 15 Wiederholungen

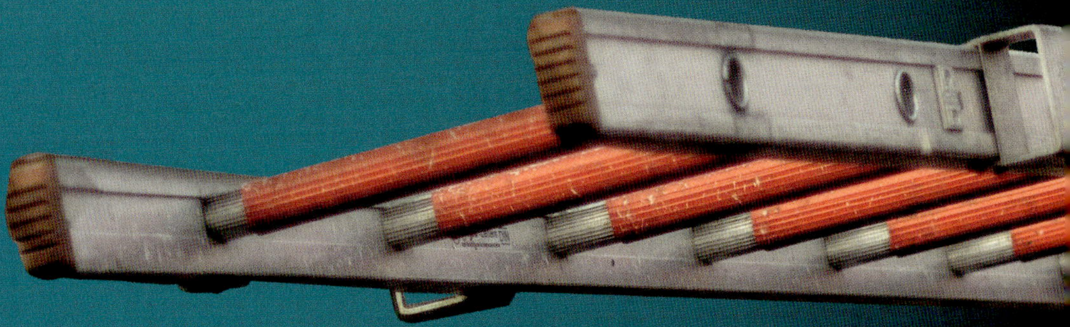

SPECIAL
TFAXC

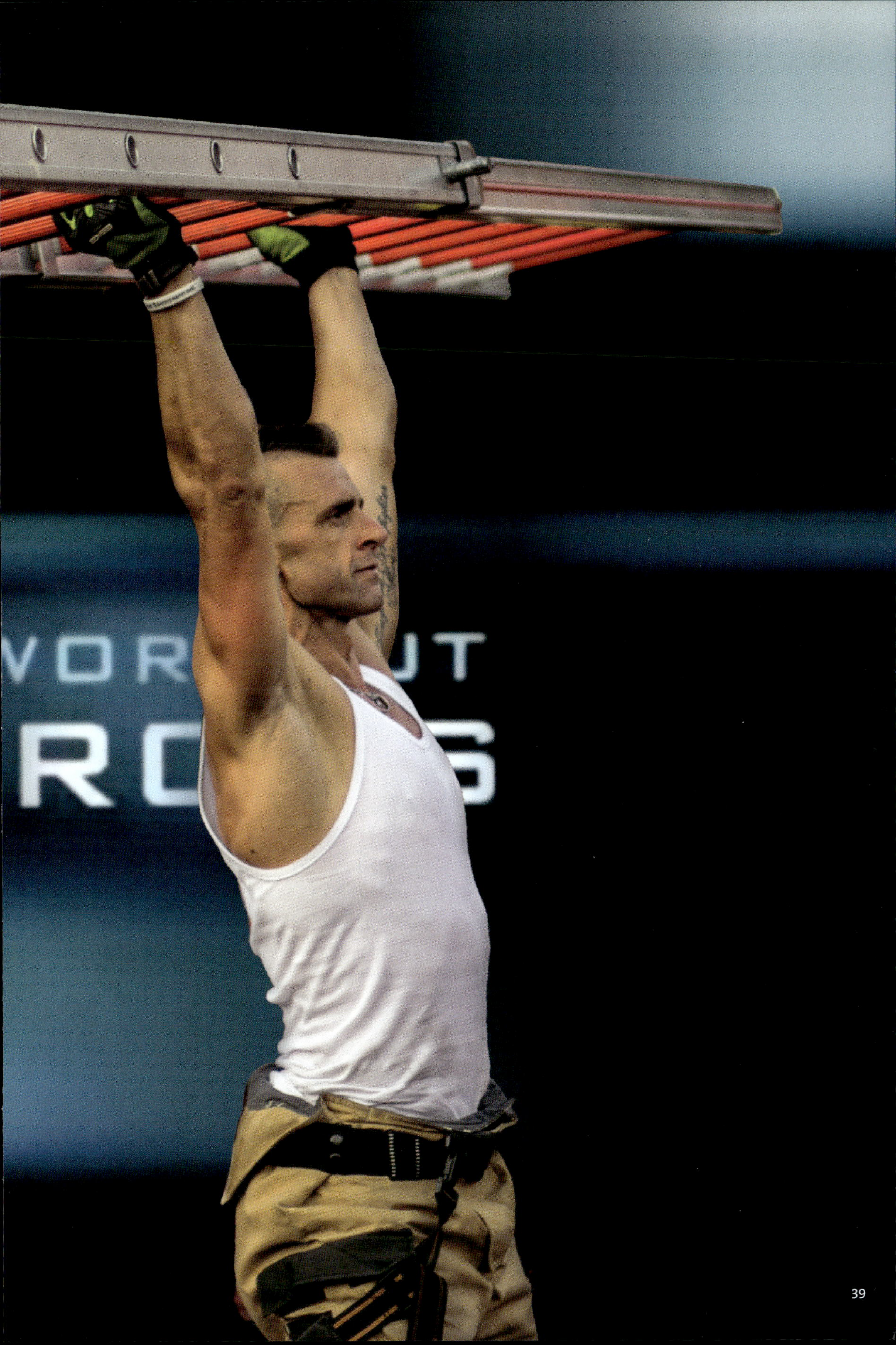
WOR UT
RO S

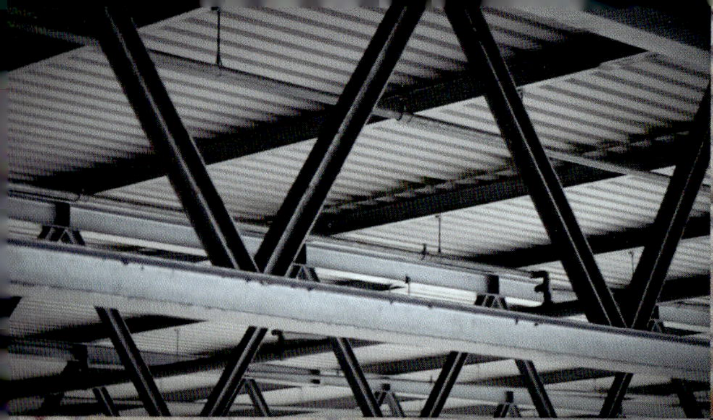

TFA CROSS
TOUGHEST FIREFIGHTER ALIVE

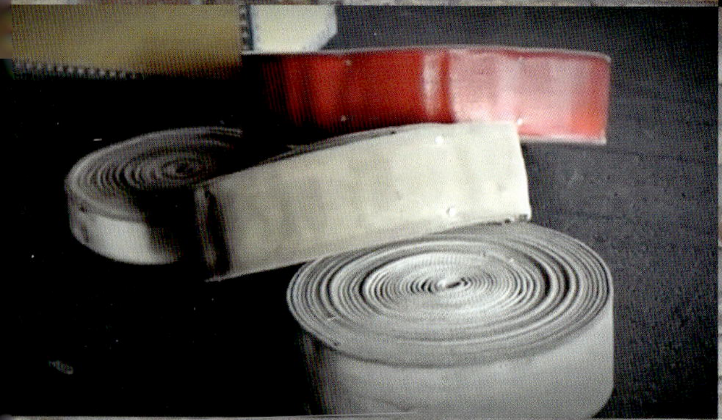

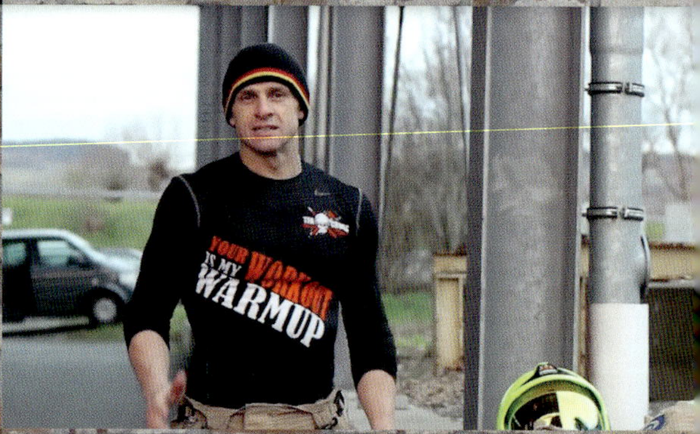

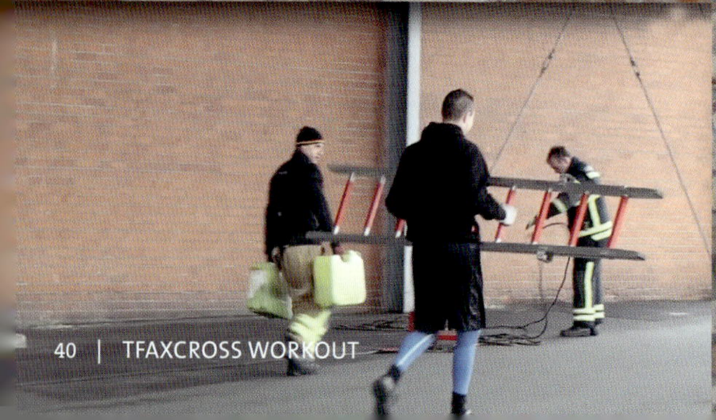

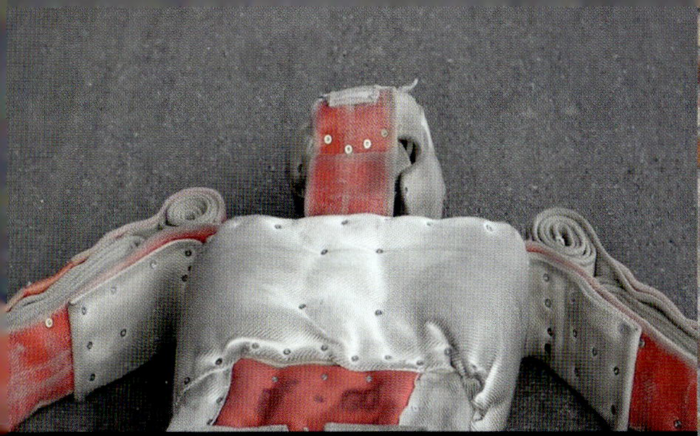

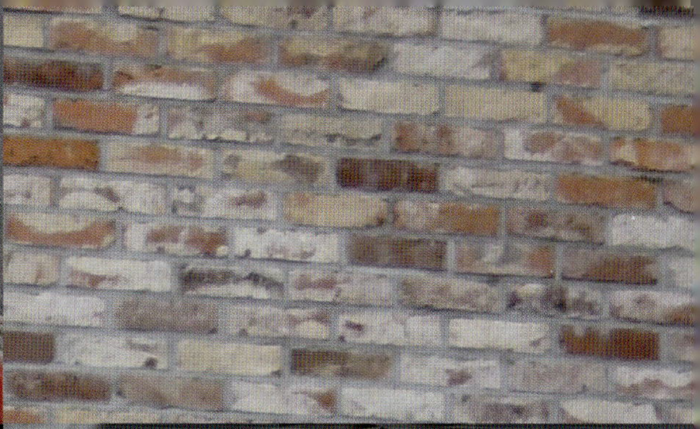

TFAXCROSS WORKOUT

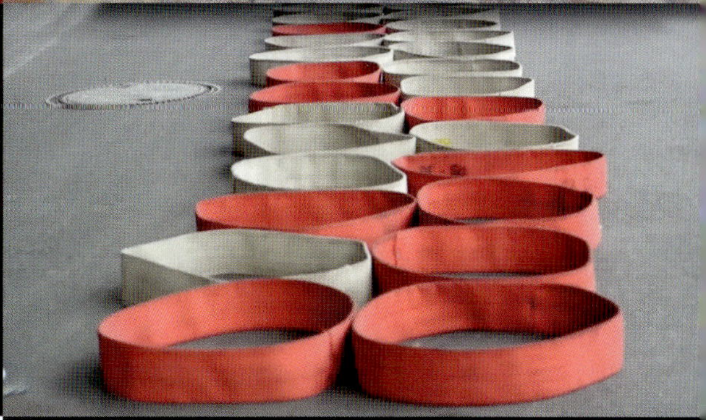

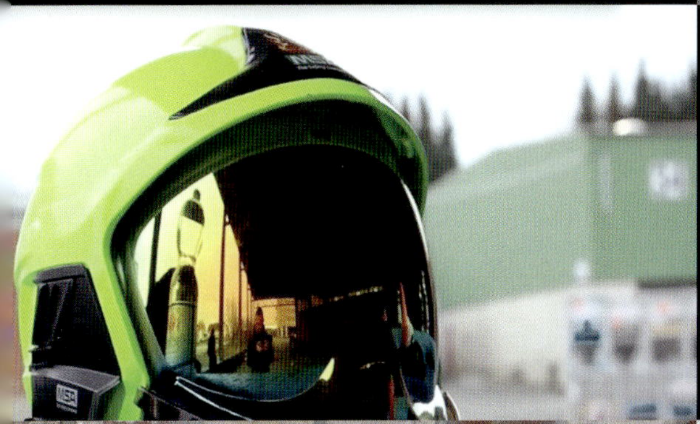

Herzlich willkommen, liebe Leser, zum absoluten Herzstück meines Buches: Zur konkreten Vorstellung meines funktionellen Ganzkörpertrainings unter dem Titel TFAXCROSS Workout!

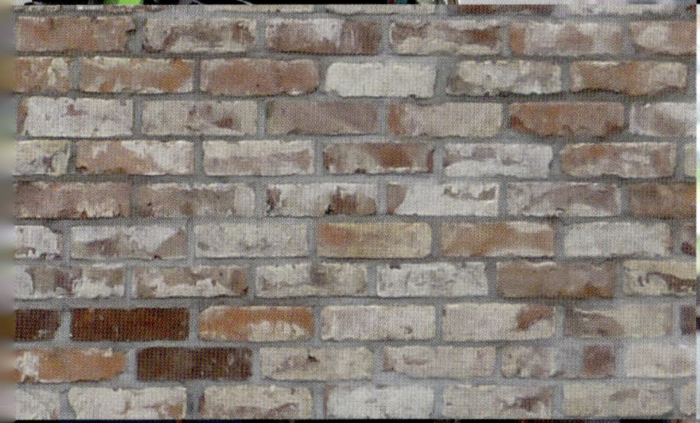

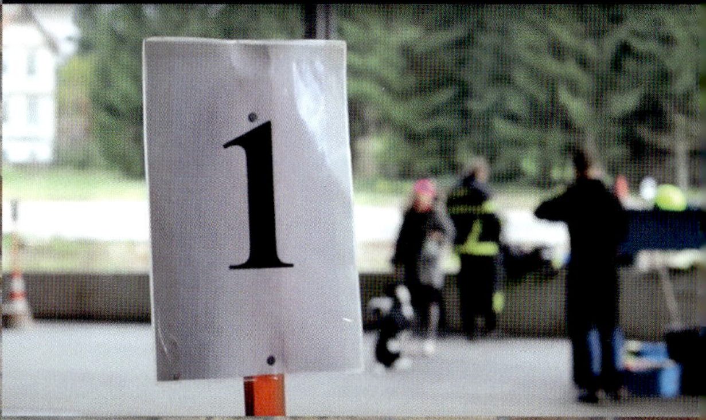

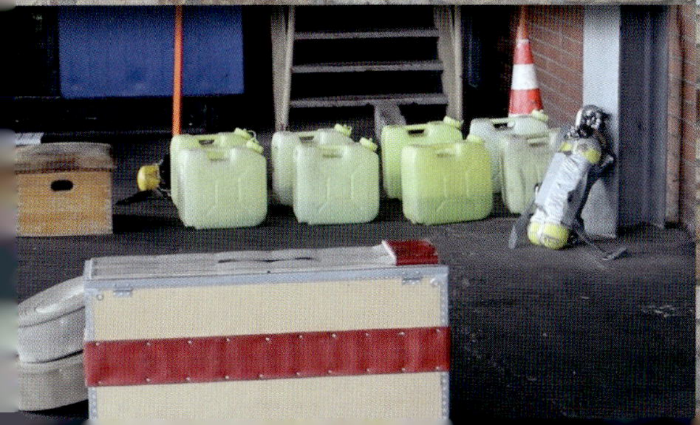

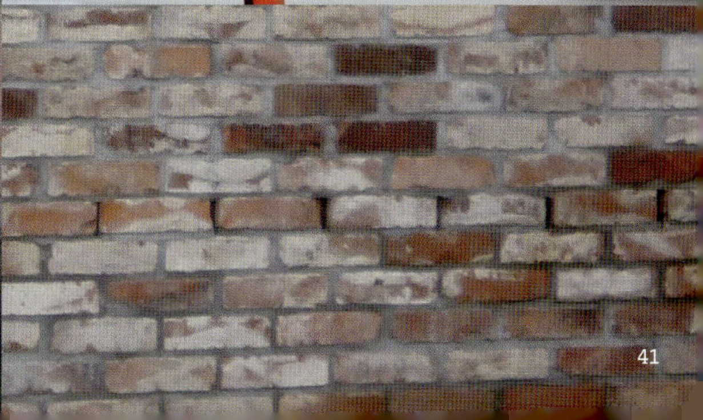

In diesen Übungen steckt jede Menge Herzblut, denn das TFAXCROSS ist quasi mein Baby; ich habe die Übungen in dieser speziellen Form und das Gesamtkonzept erfunden. Mit diesem, meinem funktionellen Ganzkörpertraining werdet ihr FIT FOR FIRE, das garantiere ich euch! Diese Form des funktionellen Ganzkörpertrainings ist für mich die Endstufe des Sports: Nichts ist fordernder, nichts ist effektiver, nichts verspricht einen so raschen Trainingserfolg. Ich nehme mir heraus, das beurteilen zu können, denn im Laufe der vergangenen Jahre habe ich mich mit jeder Menge verschiedener Sportarten und Übungen beschäftigt. Mein TFAXCROSS Workout ist die ganz spezielle Variante eines funktionellen Ganzkörpertrainings für uns Feuerwehrleute, denn es beinhaltet alle Merkmale, die für unseren Job so elementar wichtig sind. Wir trainieren mit Feuerwehr-Equipment, wir trainieren in der Gruppe, und wir trainieren praxisnah – jede Übung hilft uns später in der Einsatzsituation!

In einem der vorherigen Kapitel habe ich bereits erläutert, warum ich zum einen auf die Kraft der Gruppe, zum anderen auf die Tabata-Methode, nach der wir trainieren, schwöre. Ich habe viel experimentiert, um die – für mich und meine Trainingsgruppe – optimalen Zeitintervalle für dieses sogenannte HIIT-Training (High-Intensity Intervall Training) festzulegen. Diese Zeitintervalle sind selbstverständlich nicht in Stein gemeißelt, und ihr könnt sie gerne für euer Training verändern, aber ich kann euch die Taktung, die ich

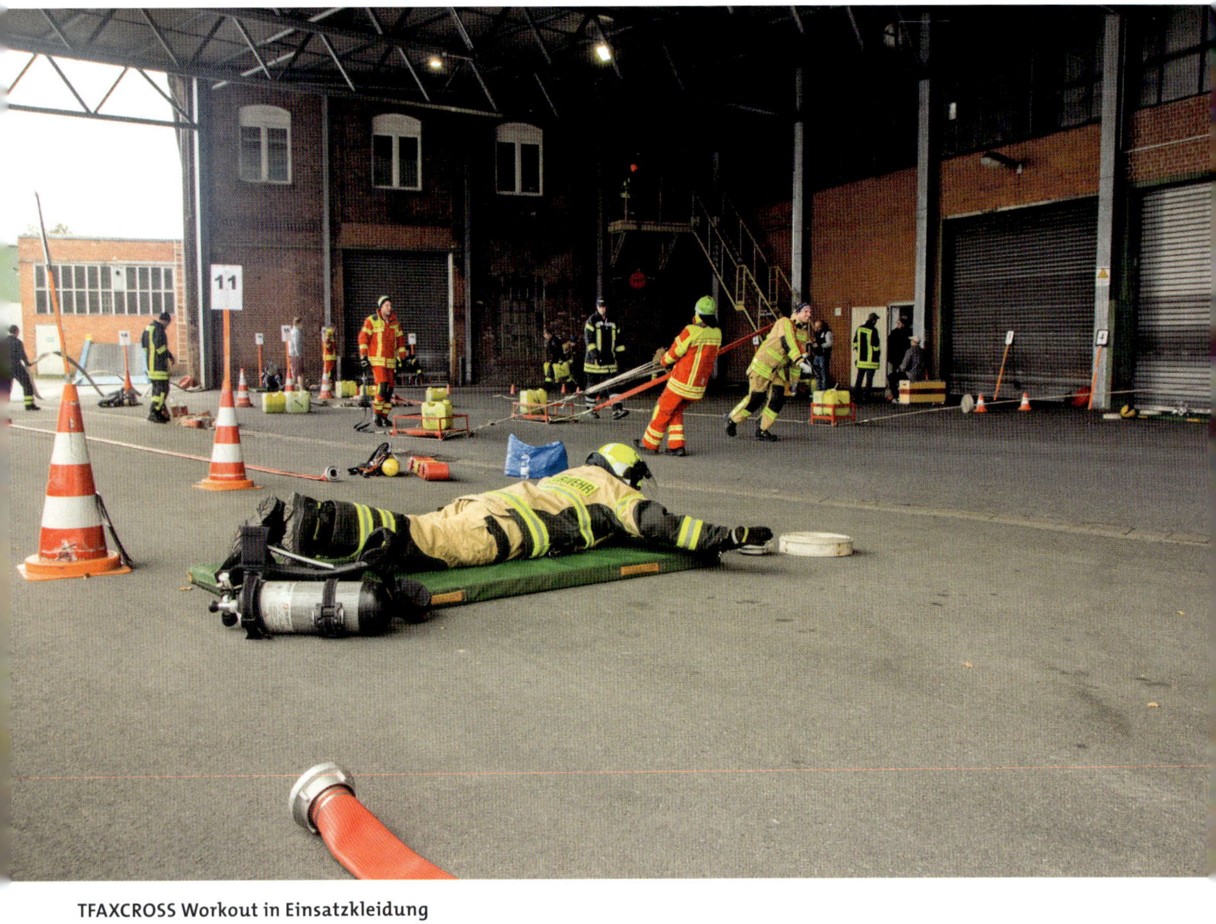

TFAXCROSS Workout in Einsatzkleidung

für mich persönlich festgelegt habe, aus eigener Erfahrung nur empfehlen – auch, weil sie in meiner eigenen Trainingsgruppe super angenommen wurde. Keiner fühlt sich unterfordert, keiner überfordert – abgesehen von den »Frischlingen«, die beim ersten Workout direkt zu viel Gas geben, aber das lernen die schnell ... Gerade wenn man mit mehreren zusammen trainiert, ist es wichtig, ein Gefühl für die Gruppe zu bekommen: Lieben sie das Workout oder hassen Sie es? Ist letzteres der Fall, kommen sie wahrscheinlich nicht wieder. Wir aber wollen neue Leute für unser Workout gewinnen, dementsprechend muss sich jeder darin wiederfinden.

Die Chancen dafür stehen besser denn je: Funktionelles Ganzkörpertraining ist ganz groß im Kommen und nun schon seit Jahren ein heißes Thema in der gesamten Fitnessbranche. Die Menschen wollen weg vom »normalen« Workout und suchen einen neuen Kick abseits ausgetretener Pfade. Ähnliches ist seit langem in der Laufszene zu beobachten: Die klassischen Laufveranstaltungen sind »out«, Querfeldein-Rennen oder Wettkämpfe wie die »Tough Mudder«-Serie sind stattdessen total angesagt. Sie haben denselben großen Vorteil wie mein TFAXCROSS Workout: Sie bringen spürbare Verbesserungen unserer Fitness für den Alltag. Kommen dann noch, wie bei meinem Workout-Programm, berufsspezifische Elemente hinzu, gibt es nichts Besseres, um sich in relativ kurzer Zeit eine gewisse Grundfitness anzueignen.

Ich habe jahrelang gegen Vorurteile und jene Zweifler gekämpft, die die Sinnhaftigkeit und die Effekte des funktionellen Ganzkörpertrainings in Frage stellen. Haben sie aber erst einmal selbst an einem solchen Workout teilgenommen, ist die Skepsis wie weggeblasen. Was mein Workout angeht, bin ich absoluter Überzeugungstäter – weil ich an mir selbst gesehen habe, wie weit man es mit dieser Form des Trainings bringen kann. Zum besseren Verständnis führe ich euch an dieser Stelle mal kurz durch meine persönliche Wettkampf-Historie; so könnt ihr verstehen, warum ich mein Baby TFAXCROSS Workout überhaupt »geboren« habe:
An meinem ersten Feuerwehr-Wettkampf habe ich vor 18 Jahren, 2001, teilgenommen. Ich hatte mich für den »Toughest Firefighter Alive Germany« gemeldet; damals war die TFA-Szene noch klein und überschaubar, was mir bei meinem Debüt in die Karten spielte. Ich hatte mich beim Training zuvor nicht wirklich speziell auf die einzelnen Übungen vorbereitet, brachte dafür aber schon super Grundlagen in Sachen Kraft, Kraftausdauer und Kondition mit. Das hat damals gereicht, um auf Anhieb Deutscher Vizemeister zu werden – ihr könnt euch vorstellen, wie stolz ich war! Mit den Jahren wurden Teilnehmerzahl und damit die Konkurrenz immer größer – auf einmal wollten sich viele als der deutsche »Toughest Firefighter Alive« bezeichnen! Konsequenz für mich: Mein Training wurde intensiver und spezieller, von zwei Einheiten pro Woche erhöhte ich auf vier. Und ich begann, mir ausrangiertes Feuerwehr-Equipment zur Seite zu legen, um daraus meine Trainingsgeräte zu bauen. Ich hatte damals noch keinen Trainings-Parcours, so wie ich ihn heute nutze, aber ich habe seinerzeit schon bestimmte Elemente aus den Wettkämpfen herausgenommen und diese immer und immer wieder trainiert. Die Bestätigung, dass ich mit meiner Art der Vorbereitung genau richtig liege, folgte dann im Jahr 2010 bei den TFA-Weltmeisterschaften in Südkorea, wo ich den WM-Titel erringen konnte – einfach nur wow!

Für mich war der WM-Titel aber kein Grund, die Füße hochzulegen, ganz im Gegenteil: Den Winter nutzte ich, um weiteres Equipment zu rekrutieren, und das Gerätetraining wurde fester Bestandteil meines wöchentlichen Workouts. Zwei Jahre später folgte die nächste Weltmeisterschaft im australischen Sydney – und der sportliche Höhepunkt meiner Karriere: Mir gelang es, meinen WM-Titel zu verteidigen, und dies trotz stetig wachsender Konkurrenz. In Deutschland gab es inzwischen mehr als 1000 Wettkämpfer, und

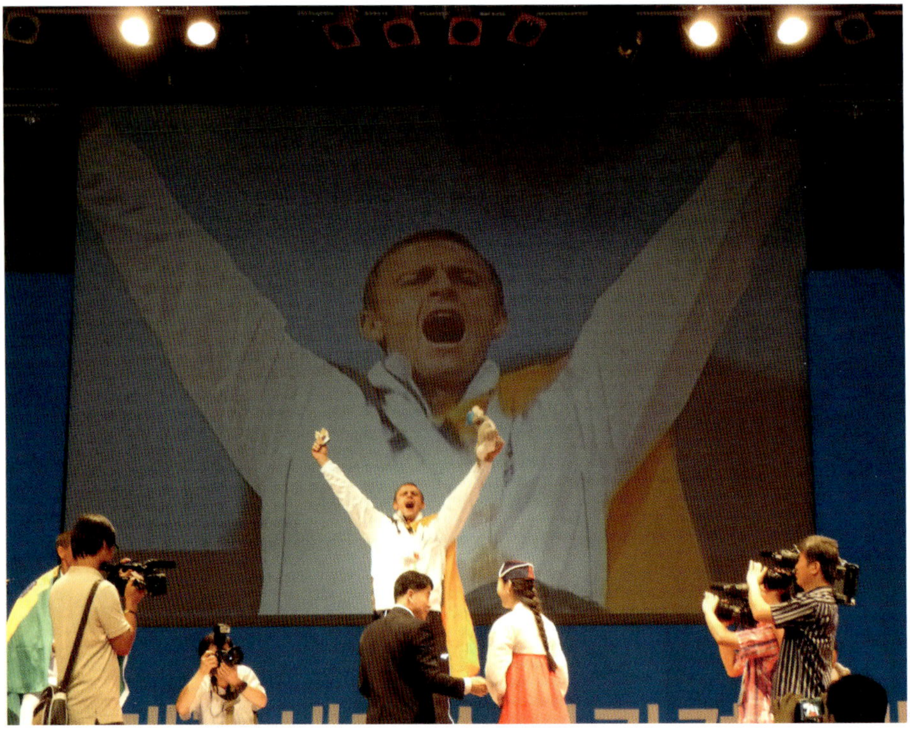

Es ist geschafft: der erste deutsche »Toughest Firefighter Alive«.

Siegerehrung 2010 in Deagu / Süd Korea.

die Anzahl der professionellen Wettbewerbe hierzulande wuchs ebenfalls kontinuierlich.
Mit den Erfolgen auf sportlicher Ebene stieg auch meine Popularität. Der regionale Fernsehsender RTL Nord schickte ein Kamerateam mit Reporter Elliott. Ihm bin ich bis heute dankbar, dass er mich dazu animiert hat, aus meinen Trainingselementen ein festes Workout zu entwickeln. Für den TV-Beitrag sollte ich einen kleinen Parcours mit zehn Übungen zusammenstellen, den er absolvieren wollte. Und ich sollte ihn nicht schonen, hatte er mir vorher mit auf den Weg gegeben; Elliotts Schweißperlen sollten für den Beitrag echt sein – und nicht aus der Sprühflasche kommen. Wir haben uns schließlich darauf geeinigt, dass ich die Übungen meines üblichen Trainings vormache und er sie dann ebenfalls absolviert. Um es kurz zu machen: Elliott hat richtig gelitten. Er meinte anschließend, dass mein Workout das Härteste gewesen sei, was er jemals gemacht hätte. Dabei war er keineswegs untrainiert, sondern geübter Langstreckenläufer und hatte dementsprechend gute konditionelle Grundlagen. Gott sei Dank wurde er später für seinen Muskelkater entschädigt; mit seiner Reportage über mich bekam er 2014 den Medienpreis in der Kategorie Unterhaltung verliehen.

Mir hat diese Episode den entscheidenden Kick gegeben: Ich wollte mein eigenes, komplettes Trainingsprogramm haben – das TFAXCROSS Workout war geboren! Parallel dazu bekam ich viele Anfragen, etwa von Fußball- oder Handballvereinen, die für ihre Saisonvorbereitung eine besondere Trainingseinheit mit dem TFA-Weltmeister absolvieren wollten. Im Laufe der Zeit habe ich mein Workout stetig weiterentwickelt, die Zeitintervalle gemäß der Tabata-Methode kamen dazu. Als Sportausbilder bei der Berufsfeuerwehr Göttingen nutze ich mein Workout, um unseren Nachwuchs fit zu machen. Seit 2015 habe ich außerdem meine eigene feste Trainingsgruppe: Hier gibt es inzwischen einen festen Kern an Teilnehmern, aber grundsätzlich ist die Gruppe offen für jeden, egal ob austrainiert oder sportlicher Anfänger. Gerade für Einsteiger ist das Intervall-Training mit festen Zeiten und dem Wechsel zwischen

Belastungs- und Erholungsphasen ideal, um sich zu orientieren. Wieviel »Gas« man gibt, ist jedem selbst überlassen.
Es vergeht im Grunde keine Woche, in der ich nicht von der Effektivität und der Sinnhaftigkeit meines TFAXCROSS Workout bestätigt werde. In kurzer Zeit sind vor allem bei Wettkampfteilnehmern Erfolge zu sehen, insbesondere bei Frauen. Bestes Beispiel ist meine Ehefrau: Sie hatte sich irgendwann auch zum Ziel gesetzt, an unseren Wettkämpfen teilzunehmen. Eine Übung bei unseren Wettkämpfen besteht ja darin, einen rund 80 Kilo schweren Dummy im Evakuierungsgriff über eine gewisse Distanz zu ziehen. Daran war für meine Frau, die selbst nur knapp unter 60 Kilo wiegt, anfangs überhaupt nicht zu denken – erst recht nicht in voller Ausrüstungsmontur, die noch einmal zusätzlich etwa 20 Kilo auf die Waage bringt. Mit Geduld, Biss und stetigem Training – einmal pro Woche, dazu ergänzendes Grundlagentraining – war es für sie überhaupt kein Problem mehr, den Dummy fortzubewegen.

Wie kann das sein, dass man binnen kurzer Zeit einen solchen Kraftzuwachs verzeichnen kann? Sportwissenschaftler Felix Sempf hat es in seinem Vorwort schon ausführlich begründet, ich beschränke mich hier kurz auf die wesentlichen Fakten: Das TFAXCROSS Workout spricht nicht einzelne Muskeln (wie etwa beim Training im Fitnessstudio), sondern ganze Muskelketten an. Die Muskeln lernen, im Einklang zu arbeiten und zu funktionieren. Selbst kleinste Hilfsmuskulaturen, die aber unheimlich wichtig sind, werden angesprochen und trainiert. Das zentrale Nervensystem wird durch die permanente Wiederholung der Übungen »angelernt« und weiß nach einer gewissen Zeit, welche Muskeln bei welcher Übung angesteuert bzw. in Einklang gebracht werden müssen, um im richtigen Moment das maximale Kraftpotenzial abrufen zu können. Einmal erlernt, hat das zentrale Nervensystem die verschiedenen Bewegungsmuster abgespeichert, um sie immer wieder abrufen zu können. Denn genau darum geht es: die maximale Kraft im richtigen Moment einzusetzen.

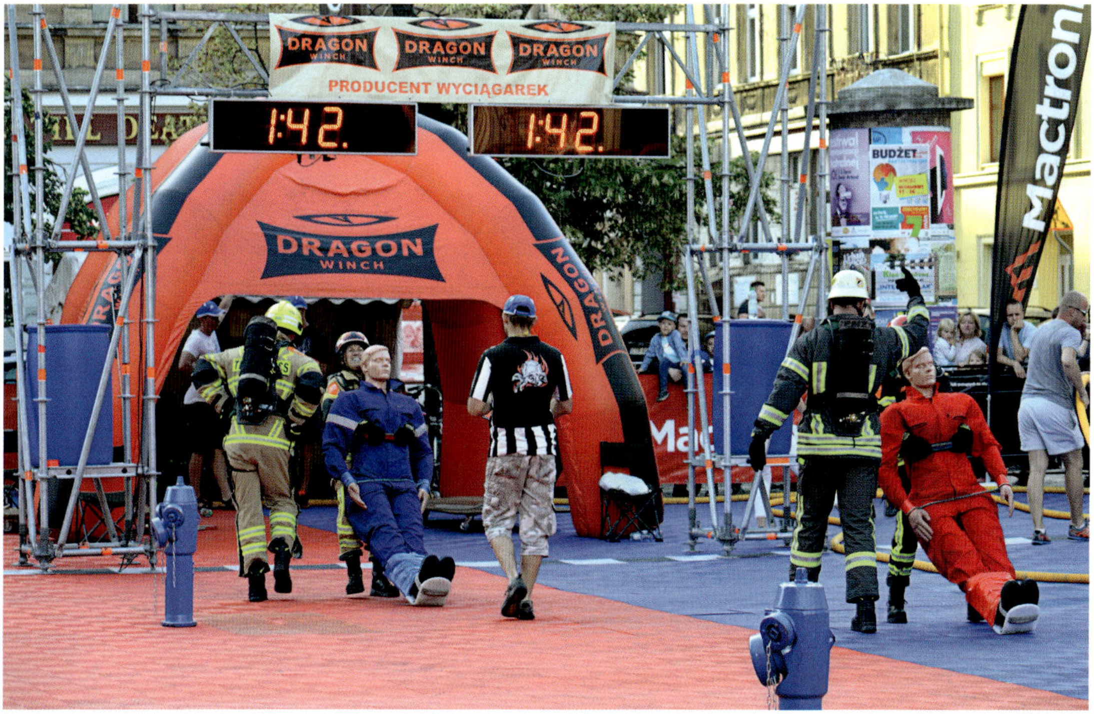

Meine Frau Andrea und ich bei unserem Mix-Tandem-Lauf, kurz vor dem Zieleinlauf auf der FCC Challenge in Polen.

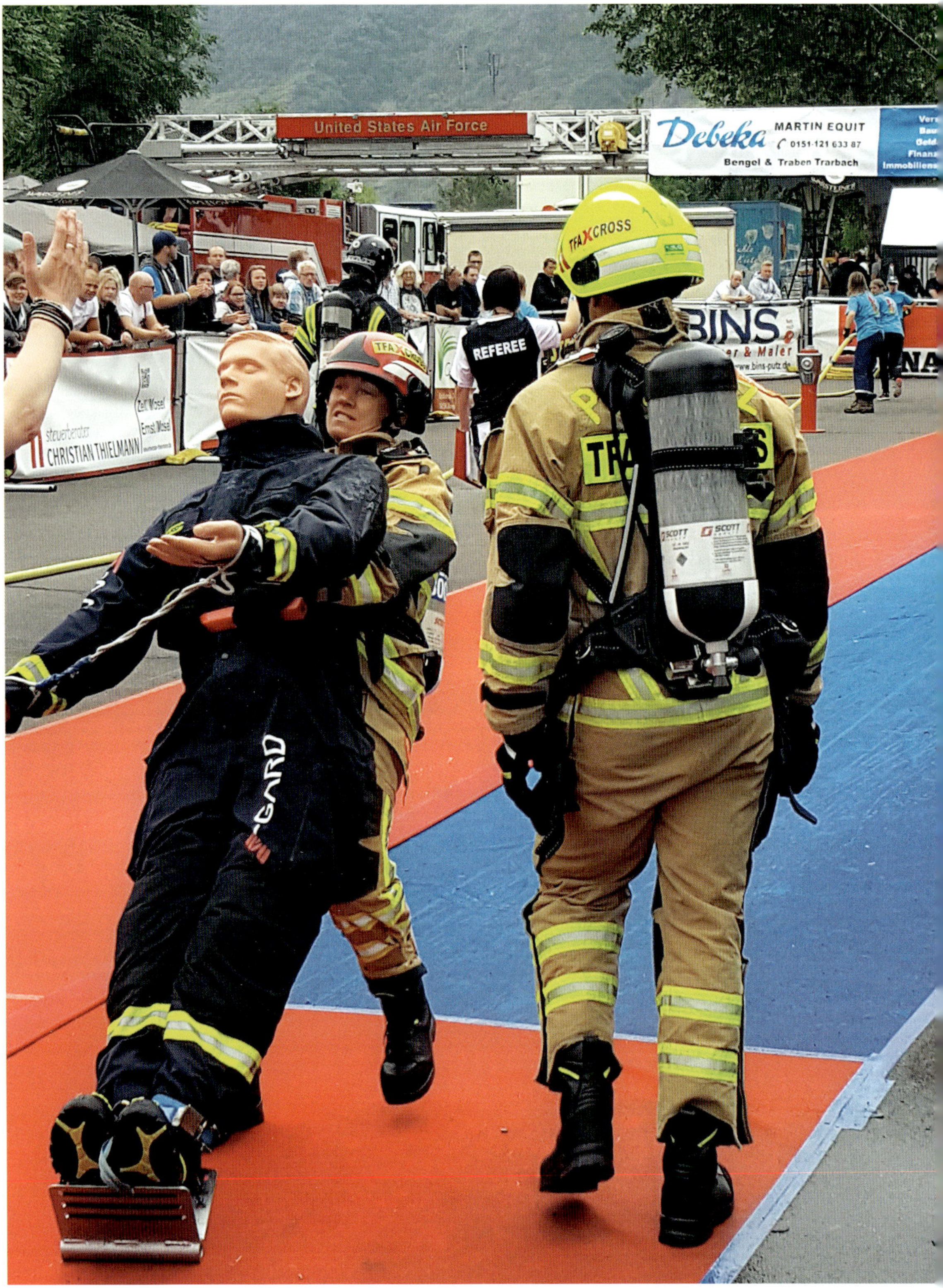

FCC Mosel-Mix-Tandem-Lauf: Meine Frau Andrea hat den 85 Kilo schweren Dummy fest im Griff.

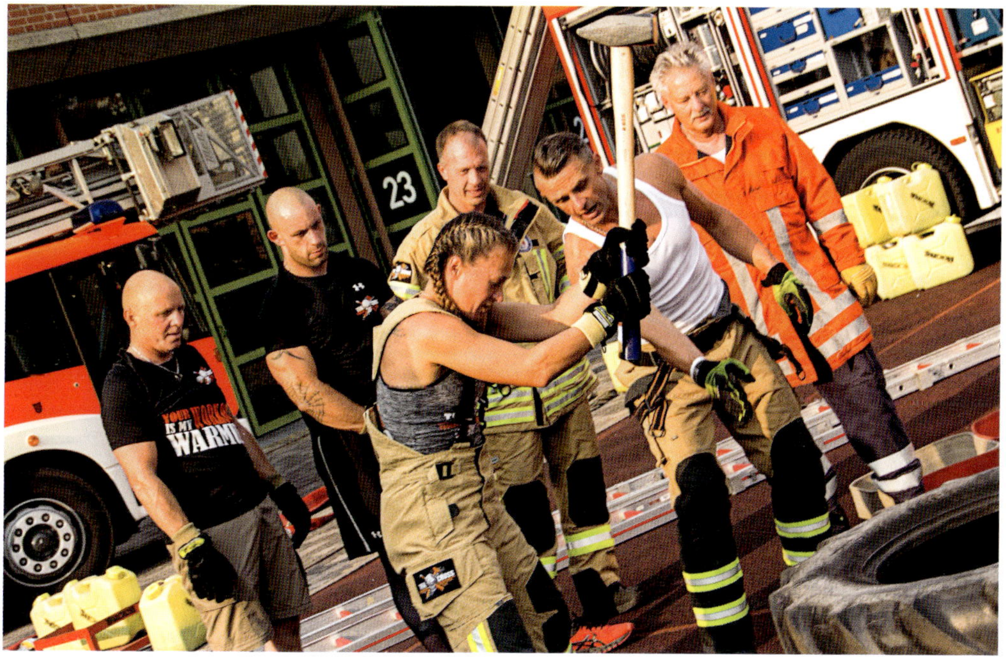

Der richtige Bewegungsablauf ist das A und O bei unserem Training.

Kraft ist nicht gleichbedeutend mit großen Muskelbergen. Bei unseren Wettkämpfen sehe ich sie immer wieder: Großgewachsene, junge, muskulöse Männer, die die Welt aus den Angeln heben wollen.

Mich lassen solche Konkurrenten kalt, weil ich meine Qualitäten kenne und weiß, worauf es ankommt. Dicke Muskeln sind gut und schön, aber um bei unseren Wettkämpfen erfolgreich zu sein, braucht es mehr als das, nämlich hochfunktionelle Abläufe gepaart mit Kraftausdauer, Kondition und Technik. Den jungen Burschen geht schnell die Luft aus, weil sie diese Hausaufgaben nicht gemacht haben. Nach den Wettkämpfen tauschen wir uns oft über die verschiedenen Trainingsphilosophien aus, und ich mache aus meiner kein Geheimnis. Ich gebe gern Auskunft über mein Workout und poste davon viele Sachen auch auf Facebook. Ich freue mich, dass viele dieses inzwischen nachahmen und sich deutschlandweit eigene Trainingsgruppen gebildet haben, die sich nach unserem Vorbild FIT FOR FIRE machen.

Bevor es nun an die einzelnen Übungen geht, macht euch immer bewusst: Ihr könnt beim Training grundsätzlich nicht wirklich viel falsch machen! Es handelt sich dabei um ganz normale Bewegungsabläufe, die ihr aus dem Alltag und euren Einsätzen schon kennt. Wir arbeiten nicht im Maximalkraftbereich, sondern powern uns über die Anzahl der Wiederholungen aus, das heißt, die Belastung für Sehnen, Bänder und Gelenke ist nicht zu hoch. Trotzdem ist es natürlich wichtig, auf die richtige Bewegungsausführung der entsprechenden Übung zu achten, um den zu fordernden Muskel bzw. die zu fordernde Muskelkette optimal »anzusprechen«. An jeder Workout-Station sind zwei Teilnehmer: einer trainiert, der andere kann gegebenenfalls die Bewegungsabläufe korrigieren. Nehmt euch Zeit und seid geduldig: Ihr werdet irgendwann ein Gefühl für den richtigen Bewegungsablauf bekommen, sodass ihr bei den Einsätzen automatisch deutlich optimalere Positionen einnehmt und damit ihr Kraft sparen könnt bzw. mehr Maximalkraft abrufbar ist, weil ihr sie effektiver einsetzt.

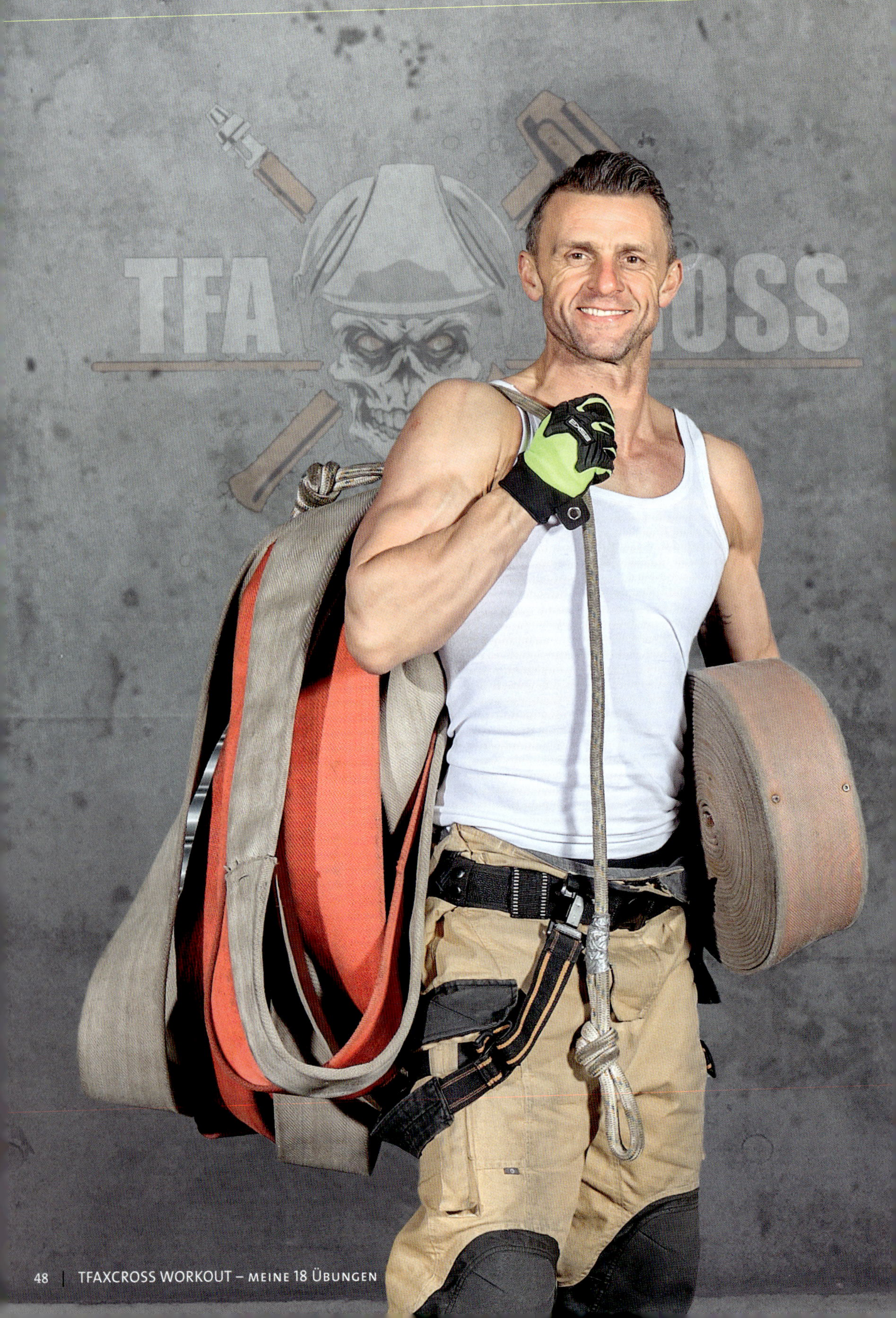
TFA

TFAXCROSS WORKOUT –
meine 18 Übungen

So, liebe Freunde, jetzt geht's endlich ans Eingemachte: Ich stelle euch meine 18 Übungen des TFAXCROSS WORKOUTS vor! Neben Ausgangsposition und Durchführung erkläre ich euch – Achtung! – auch, was ihr beim Training unbedingt berücksichtigen solltet und welche Variationsmöglichkeiten es gibt.

Außerdem schlage ich euch vor, welche Geräte von eurem Einsatzfahrzeug ihr für die Übungen verwenden könnt – vom Hammer bis zu den »Hoses« (englisch für »Schläuche«).

Los geht's!

... Sportwissenschaftler Felix Sempf weist darauf hin, dass vor Beginn des Trainingsprogramms eine Grundfitness vorhanden sowie eine ärztliche Unbedenklichkeitsbescheinigung vorliegen sollte. Die Ausführung der Übungen sollte vorab durch geschultes Trainingspersonal demonstriert werden.

1. Hammerpunch – Hammerschlagen

Ausgangsposition: Schulterbreiter Stand, Knie leicht gebeugt, Rumpf- bzw. Bauchmuskulatur ist angespannt (»Bauchnabel einziehen«).

1

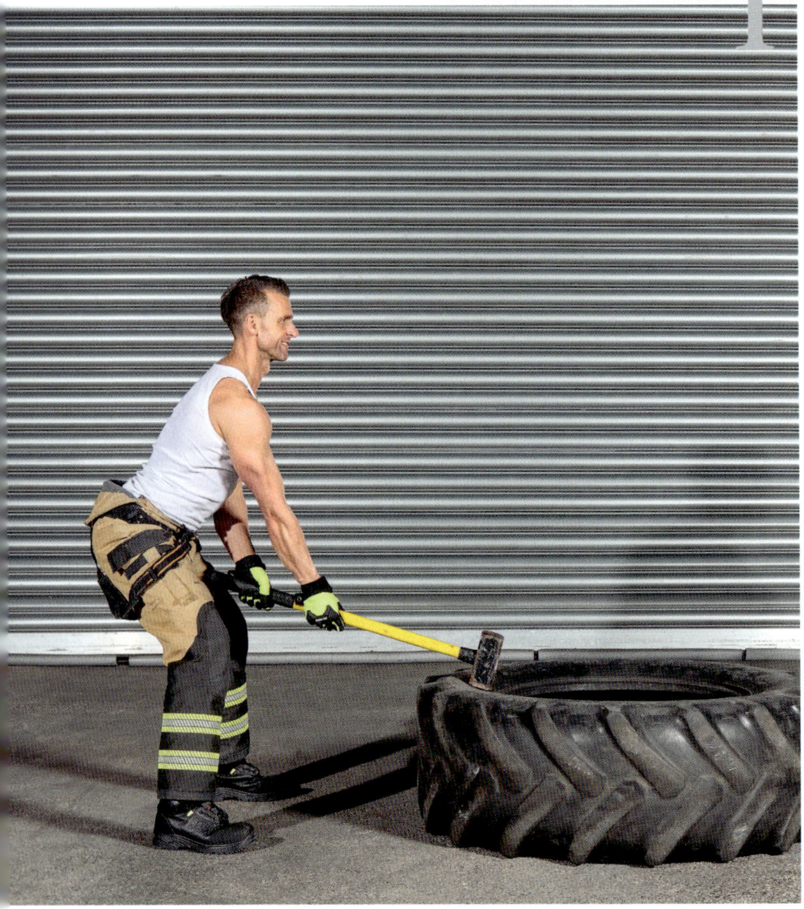

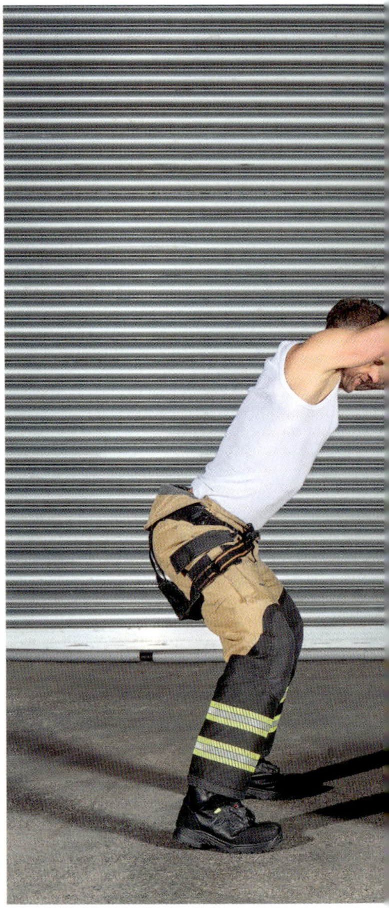

Ausführung: Hammer mit beiden Armen über den Kopf führen, Arme sind dabei leicht angewinkelt. Den Hammer dann explosiv nach unten führen, Arme und Beine werden dabei gestreckt. Idealer Treffpunkt ist die obere, innere Seite des Reifens. Beim Schlag bleibt der gesamte Körper angespannt.

2

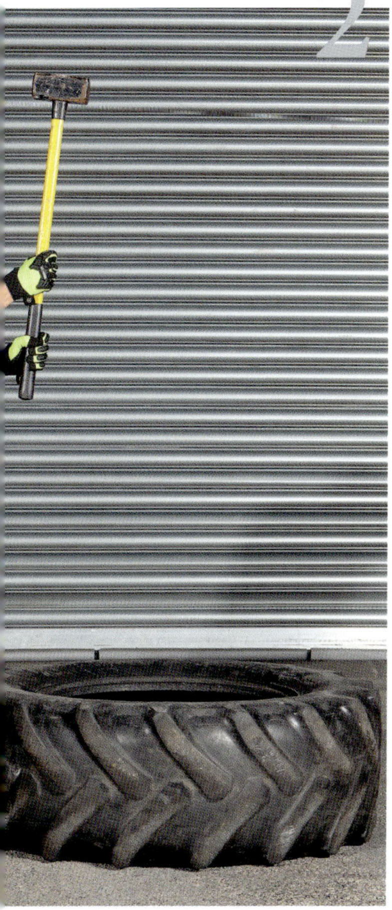

3

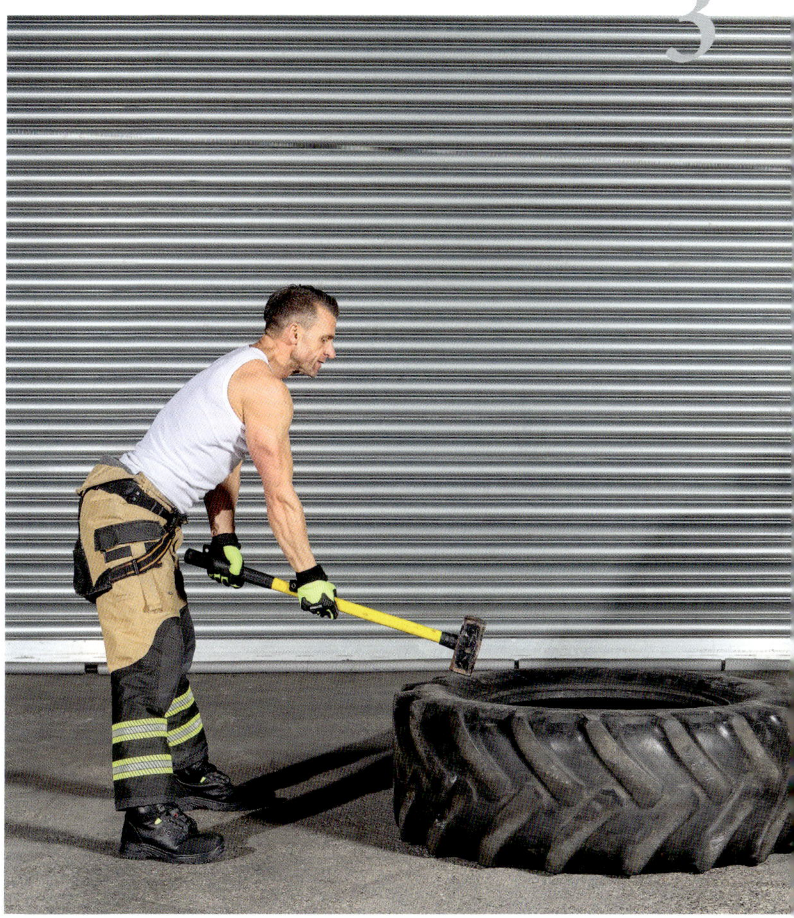

Achtung! Achtet auf einen stabilen Stand. Wichtig bei der Durchführung ist die Explosivität. Rutscht der Reifen durch eure Hammerschläge leicht auf euch zu, ist dies das Feedback, dass ihr die Übung »mit Dampf« ausführt.

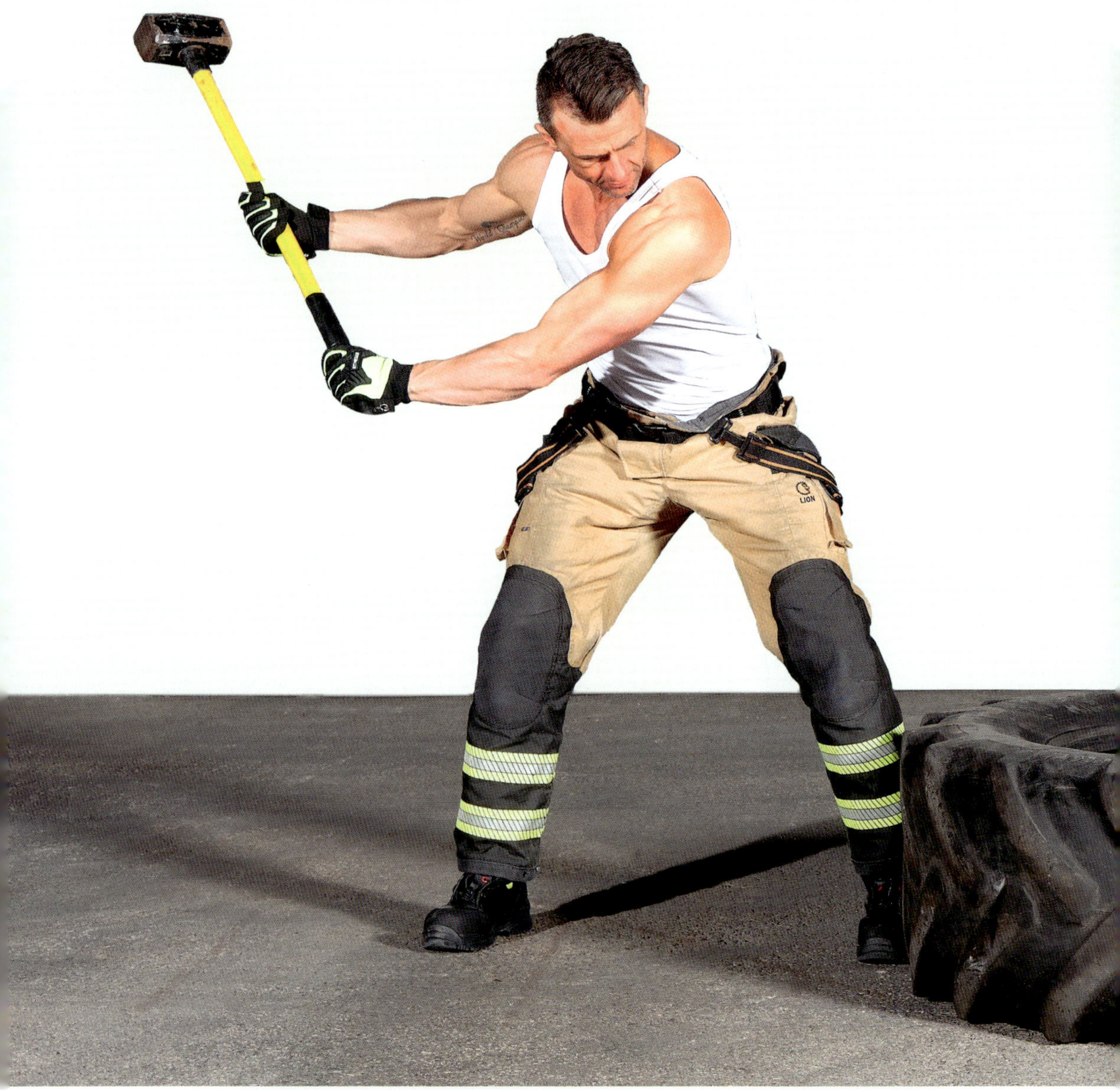

Variationen: Seitliche Schlagbewegung: Stand rechts bzw. links neben dem Reifen, Ausholbewegung im 45°-Winkel nach oben mit Rotation des Oberkörpers, explosive Schlagbewegung auf die seitliche Reifenmitte.

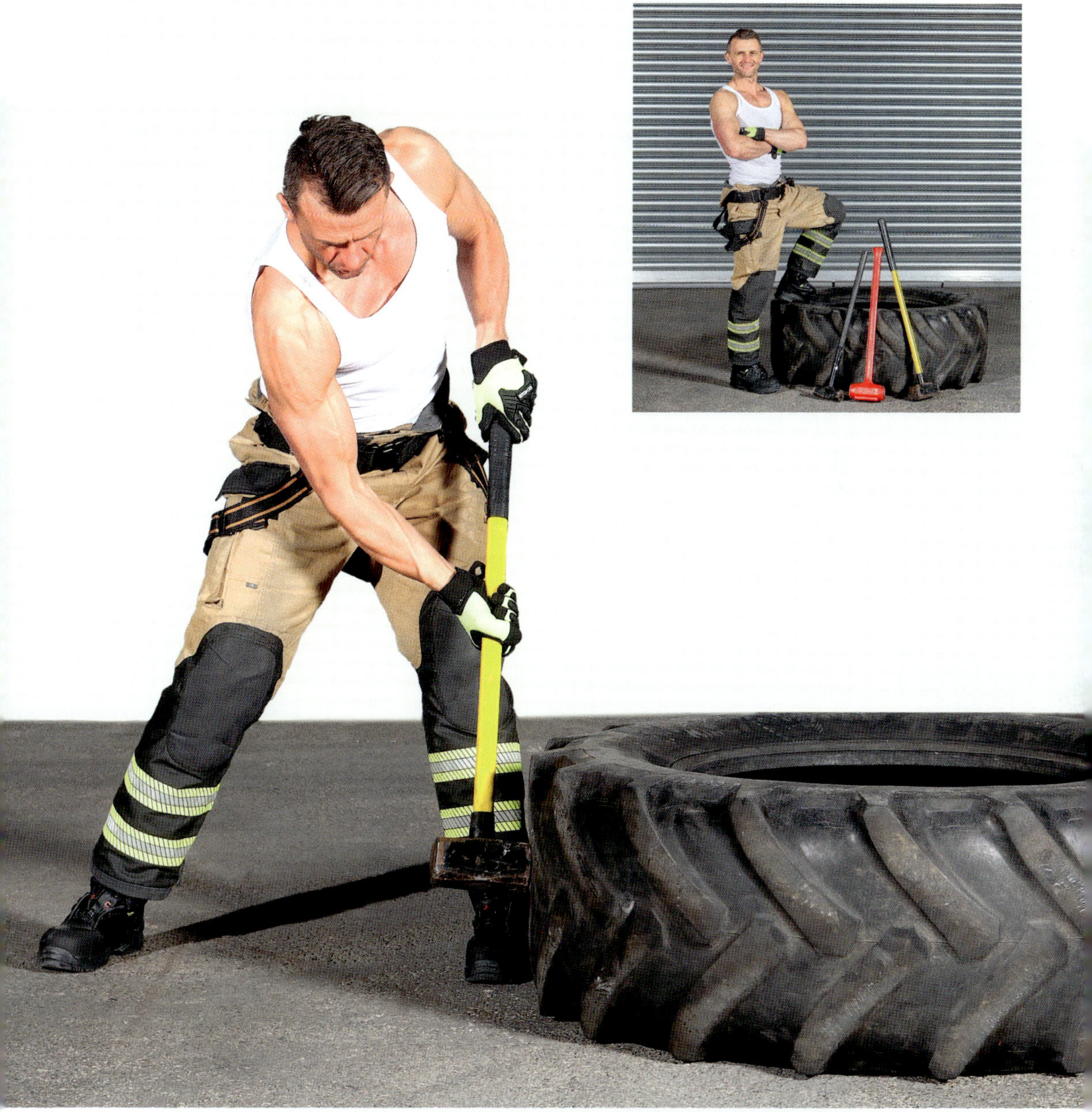

Geräte-Tipp: Klassischer Vorschlaghammer vom Fahrzeug, im Sportfachhandel sind Vollmetallhämmer in den Größen 4–18 Kilo erhältlich. Ausgediente Treckerreifen erhaltet ihr beim Reifenhändler eures Vertrauens in der Regel kostenlos.

Beanspruchte Muskelgruppen: Rumpf, Schultern, Rücken, Arme

2. Heavy Steps

Ausgangsposition: Stabiler Stand, gerader Rücken, Rumpf- bzw. Bauchmuskulatur ist angespannt. Ein Kanister mit identischem Gewicht (5–25 Kilo) in jeder Hand.

1

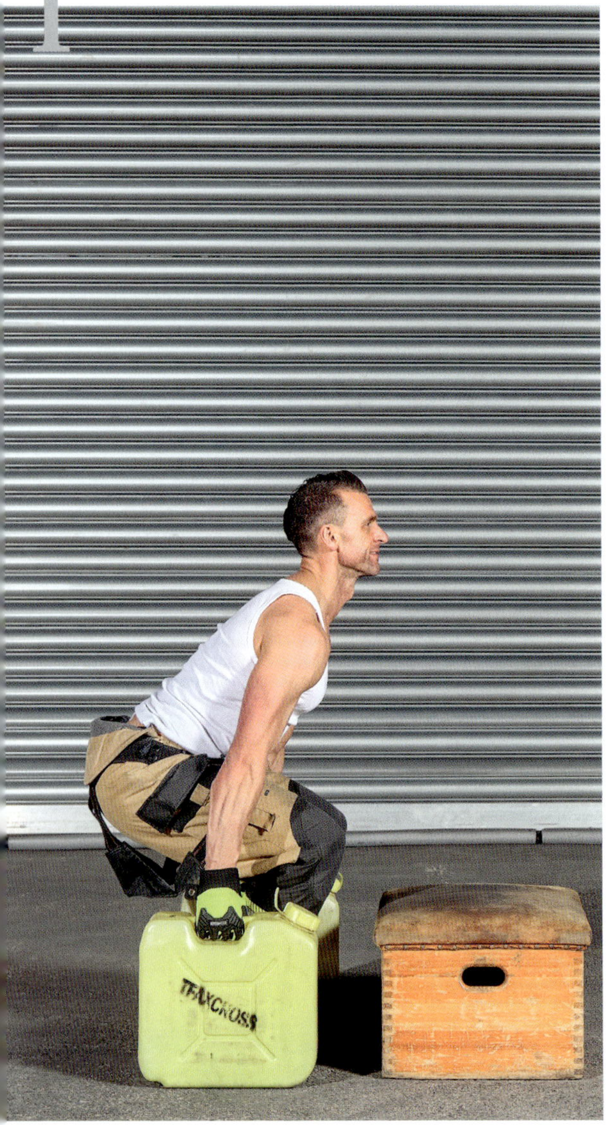

Rückengerechte Aufnahme!

2

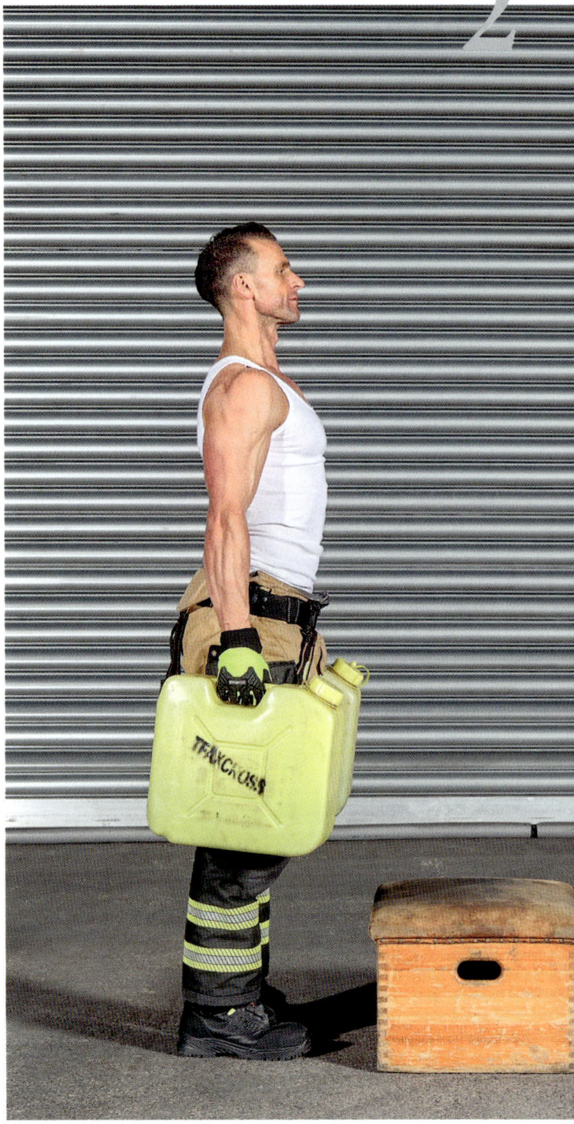

Ausführung: Linken Fuß auf den Kasten, nach oben drücken, rechtes Bein folgt, durchstrecken. Mit dem linken Bein zuerst herunter, anschließend mit dem rechten Bein – beim nächsten Step Beinwechsel.

3

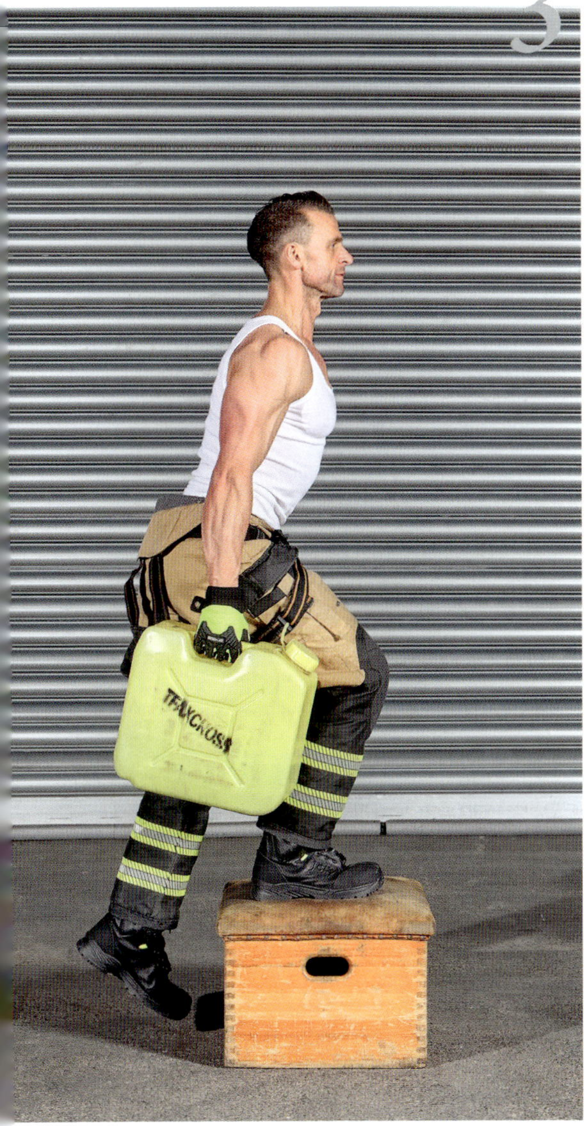

4

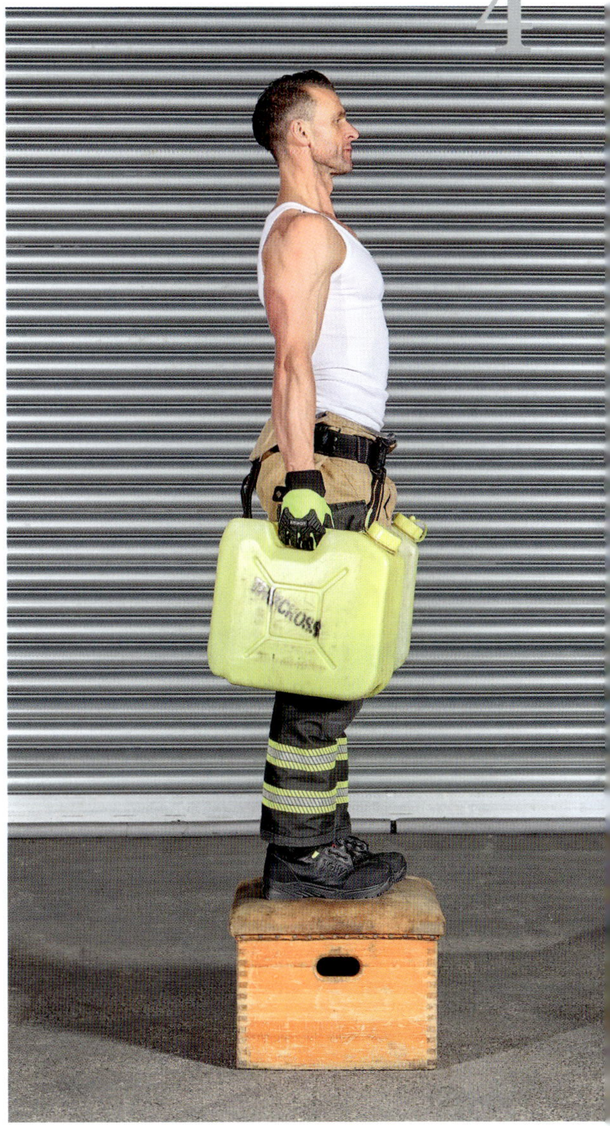

Achtung! Bei der gesamten Übung eine neutrale Wirbelsäule beibehalten, Schultern nach hinten, Brust raus. Kanister eng am Körper führen, ohne dass die Arme pendeln (raubt zusätzliche Kraft).

→

Variationen: Optional kann die Übung auch mit Atemschutzgerät zusätzlich zu den Kanistern durchgeführt werden.

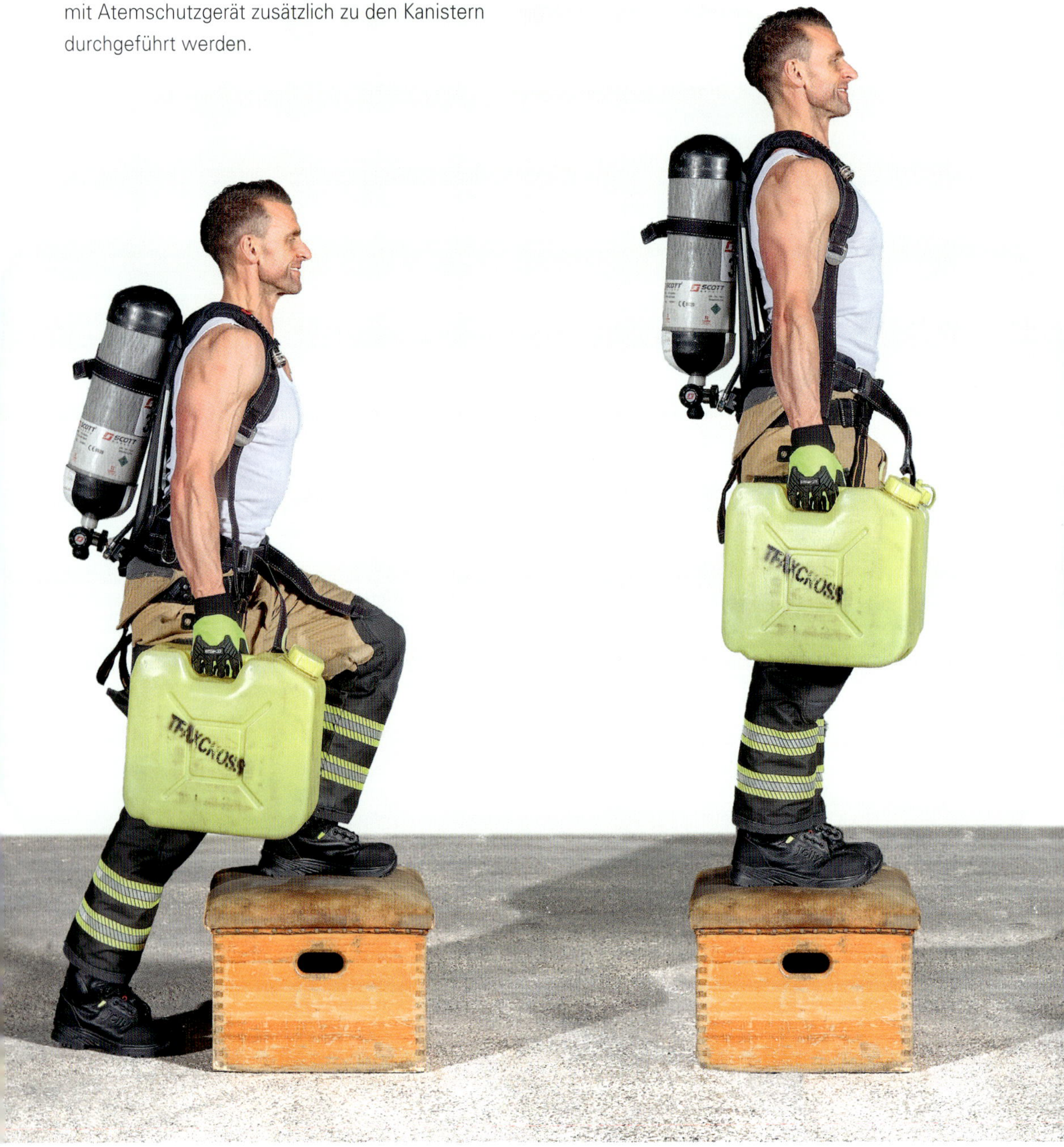

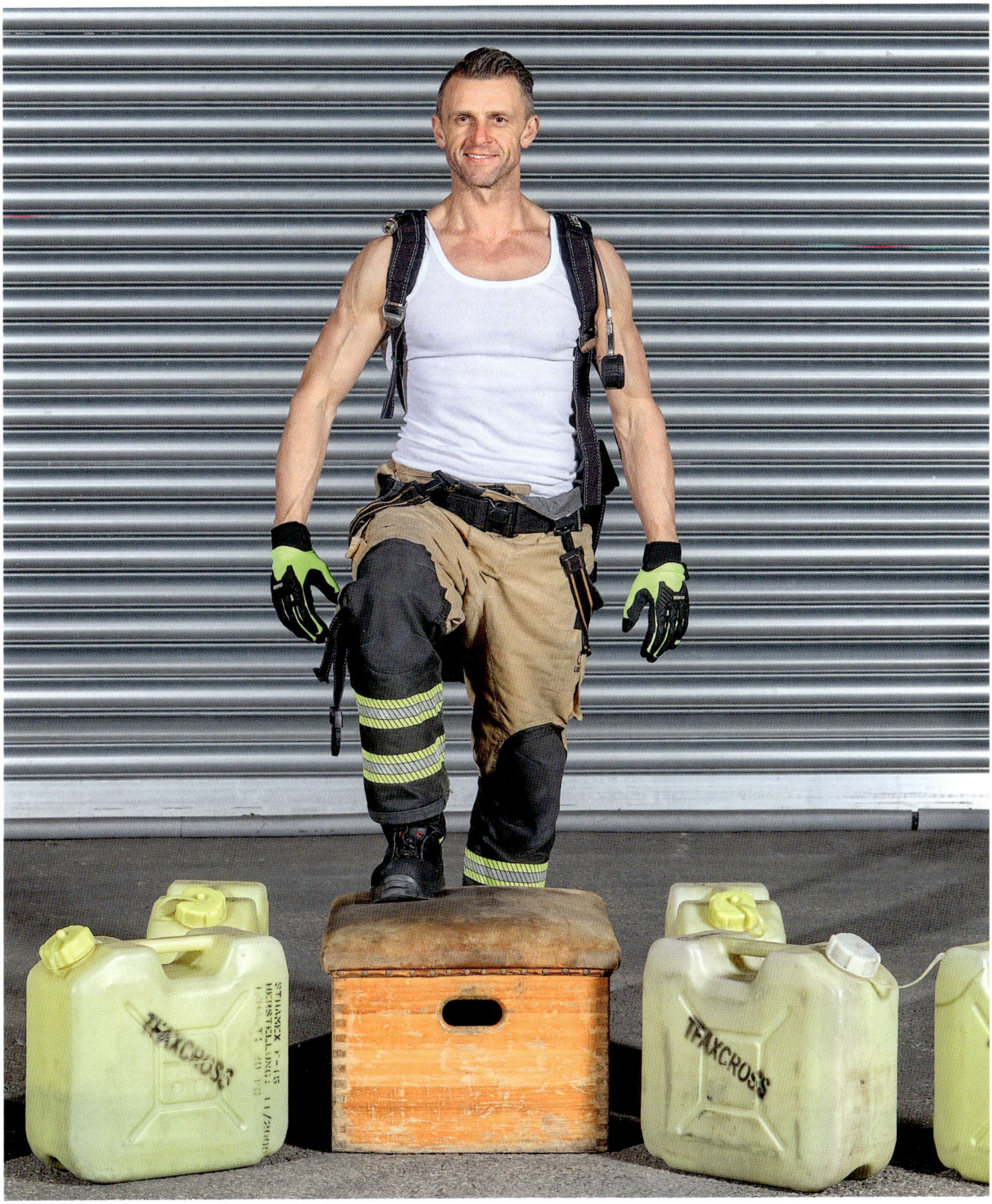

Geräte-Tipp: Ausrangierter Turnkasten (ideale Höhe), wahlweise übereinander gestapelte Paletten, ausrangierte, mit Kies gefüllte Schaummittel-Kanister in verschiedenen Gewichtsvariationen.

Beanspruchte Muskelgruppen: Oberschenkel, Gesäß, Rumpf, Arme

3. Hose Press – Bankdrücken mit Schlauchrollen

Ausgangsposition: Rückenlage auf Kasten o. Ä., Beine sind angewinkelt und die Füße auf dem Boden abgestellt. Schlauchrolle wird mit gebeugten Armen dicht über der Brust gehalten.

1

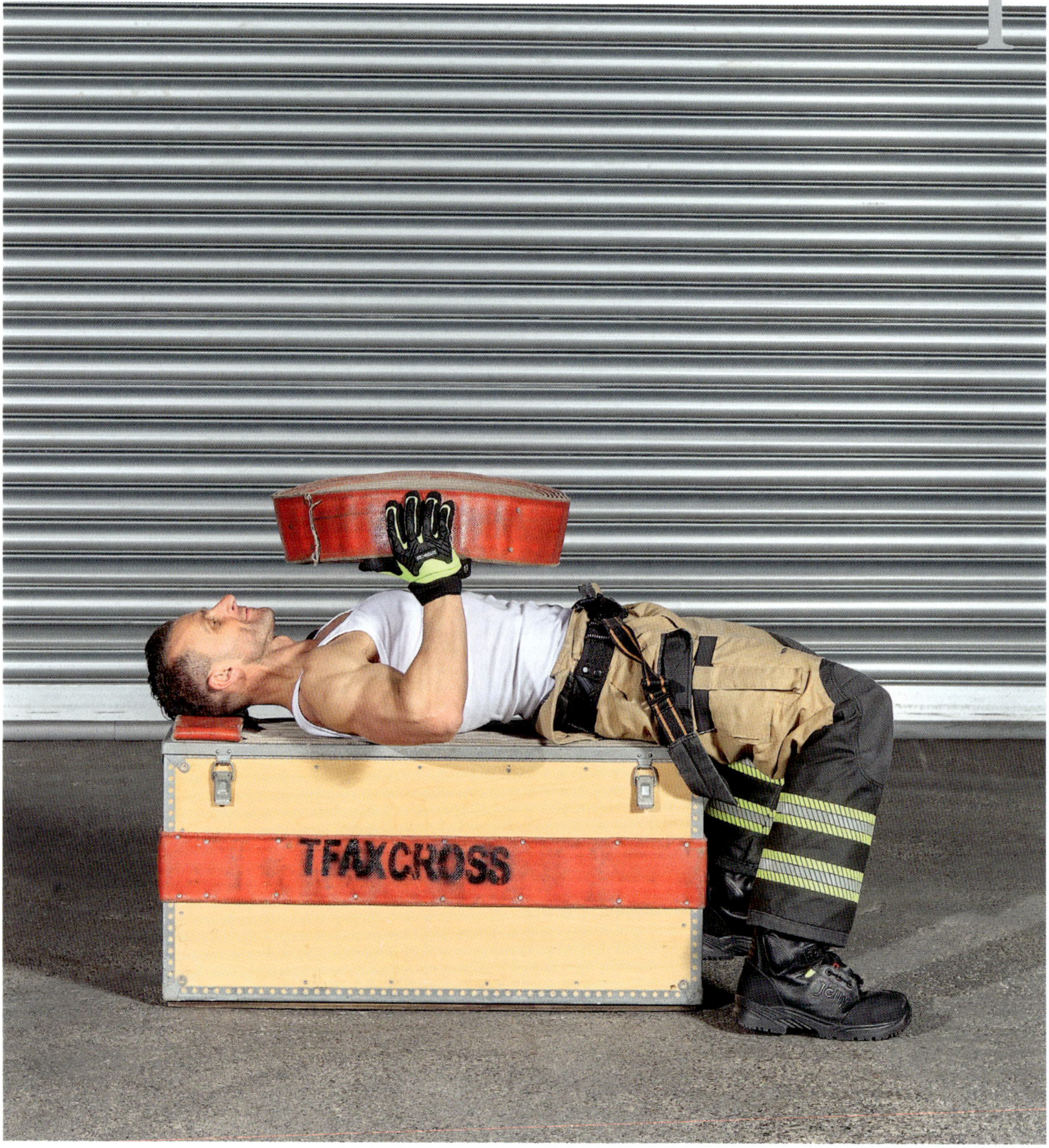

Ausführung: Arme werden gleichmäßig nach oben in die Endposition gestreckt (ohne sie jedoch ganz durchzustrecken). Danach ohne Verweildauer zurück in die Ausgangsposition, von hier aus wieder Push nach oben.

2

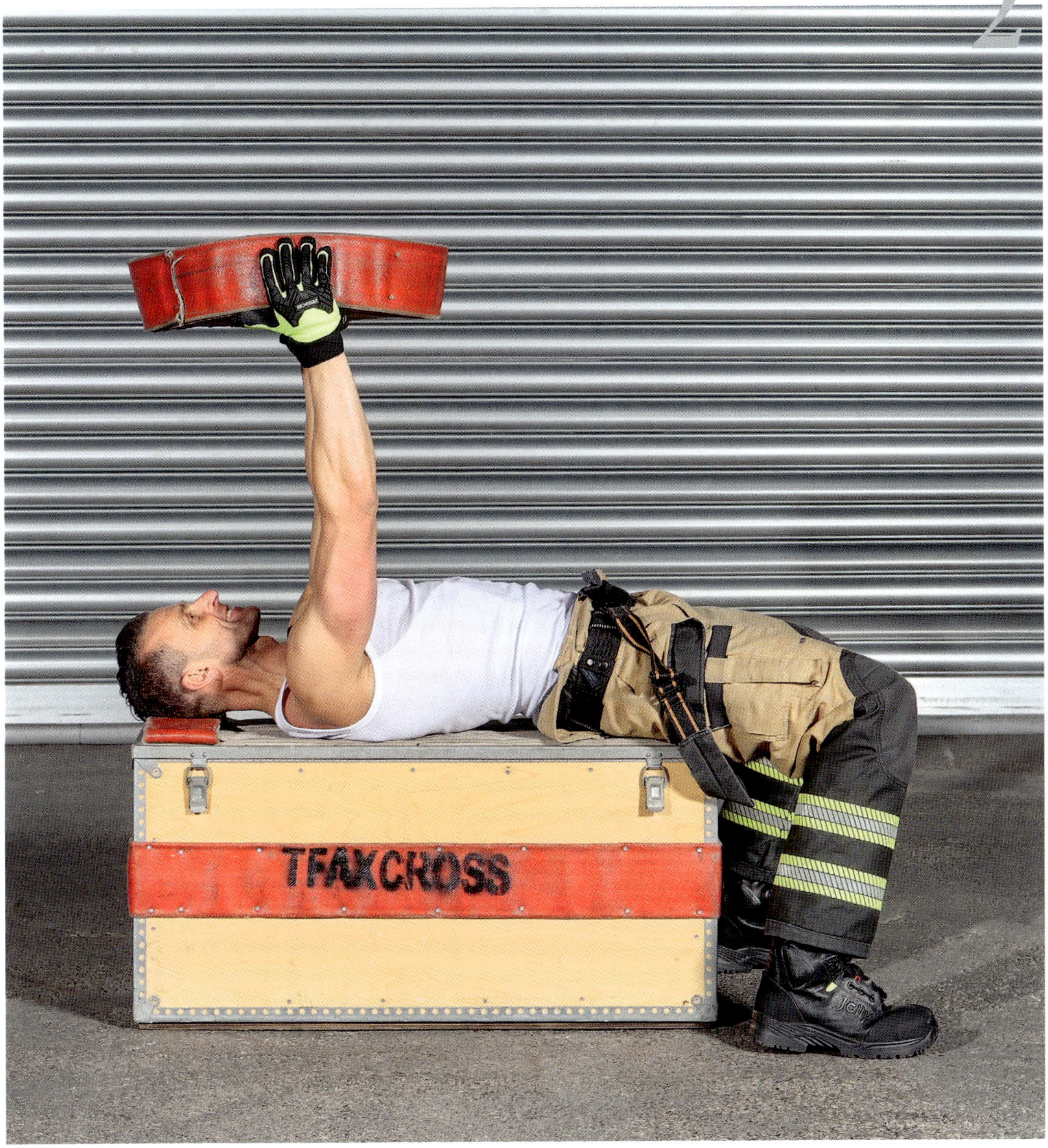

Achtung! Kontinuierliche Ausführung, die Armbewegungen nach oben und unten sind fließend.

→

Variationen: Mehrere Schlauchrollen übereinanderlegen, um dadurch den Widerstand zu erhöhen.

1

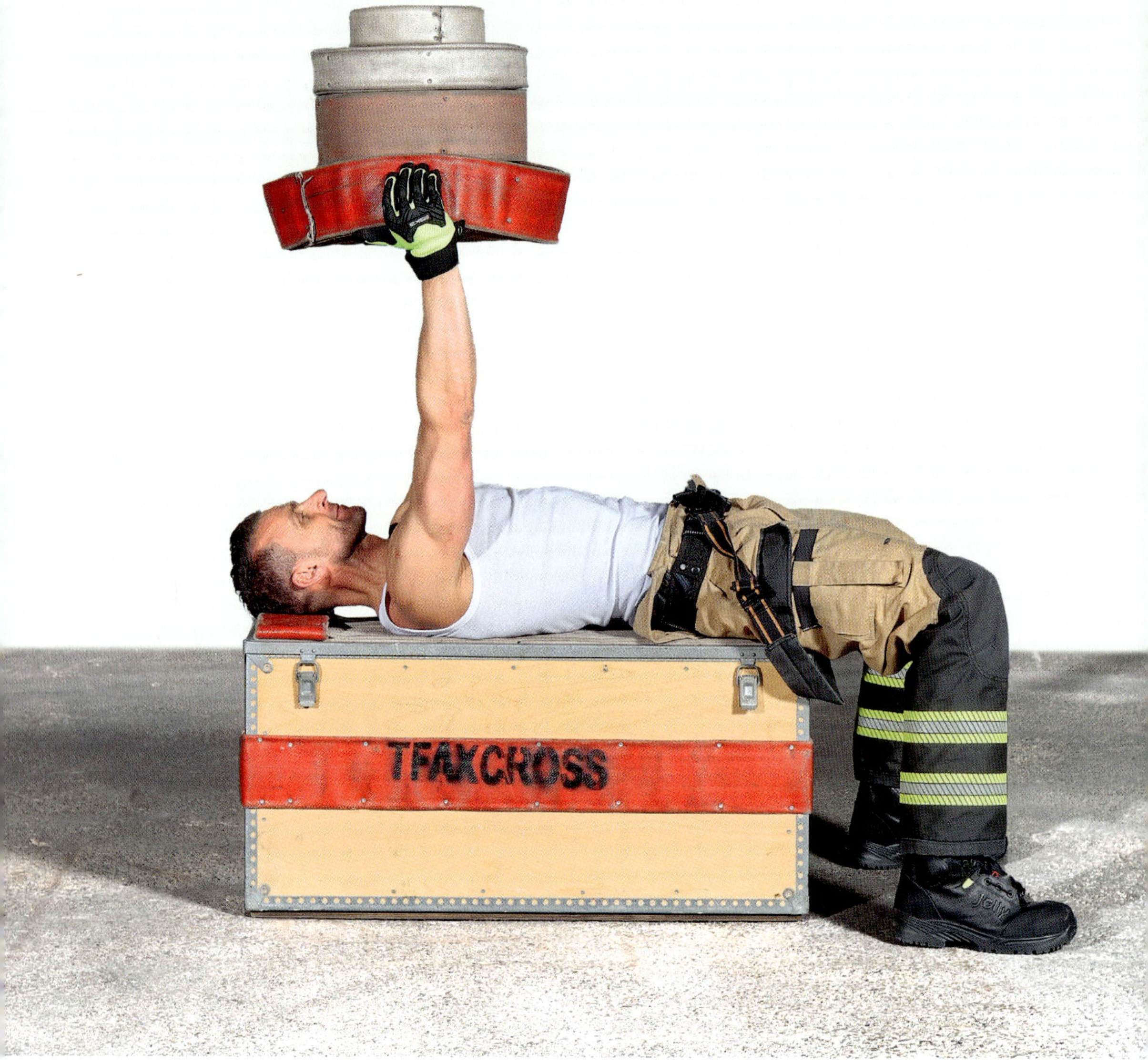

2

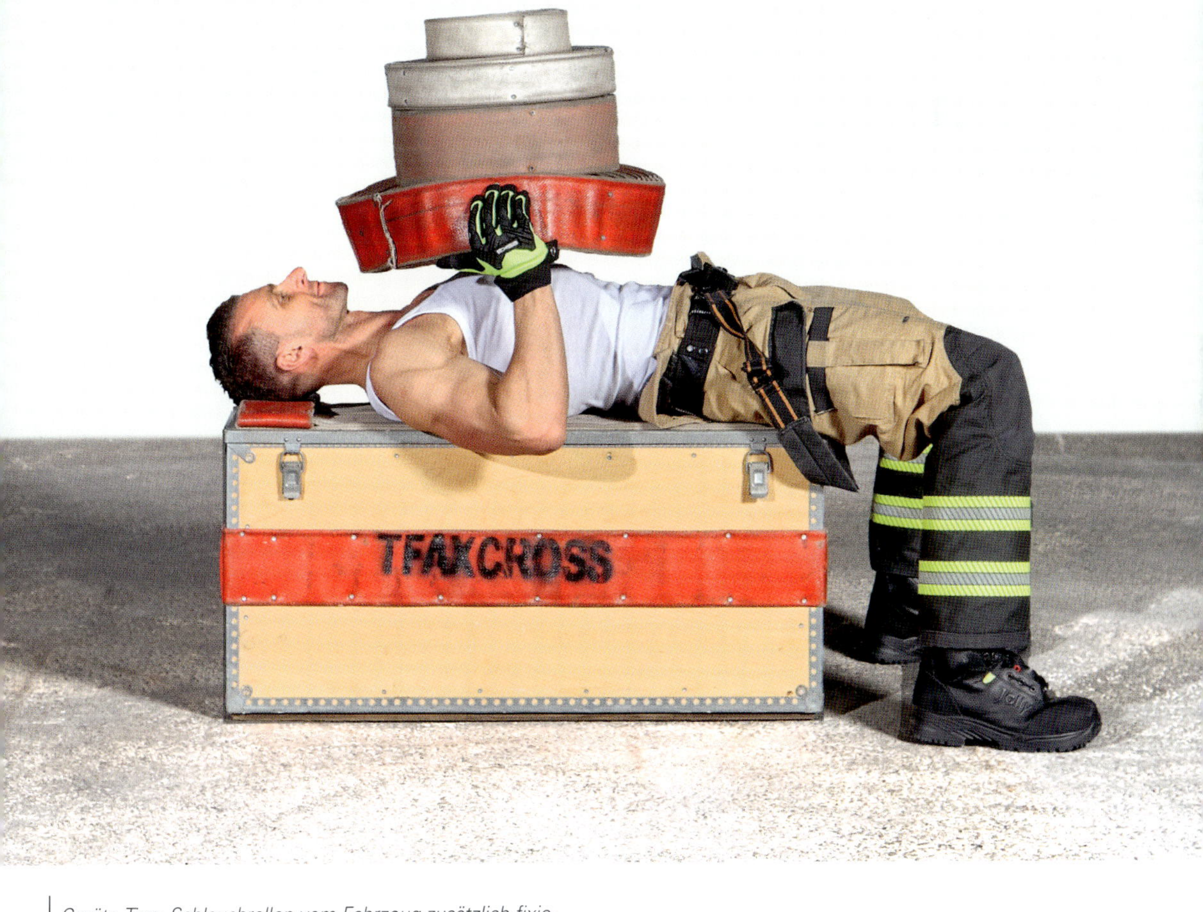

Geräte-Tipp: Schlauchrollen vom Fahrzeug zusätzlich fixieren (zusammenbinden) oder aus ausrangierten Schläuchen Rollen in verschiedenen Gewichtsvariationen (empfohlen 2/4/5/8/16 Kilo) bauen und mit Holzschrauben fixieren. Liegend-Auflage: Alte Werkzeugkiste – Paletten

Beanspruchte Muskelgruppen: Brust, Schultern, Arme

4. Pylon Run – Pylonen-Dreieckslauf

Ausgangsposition: Drei Pylonen im Dreieck (Abstände frei wählbar) aufstellen. Start an der linken oder rechten Pylone mit Blick auf die Pylone an der Dreiecksspitze.

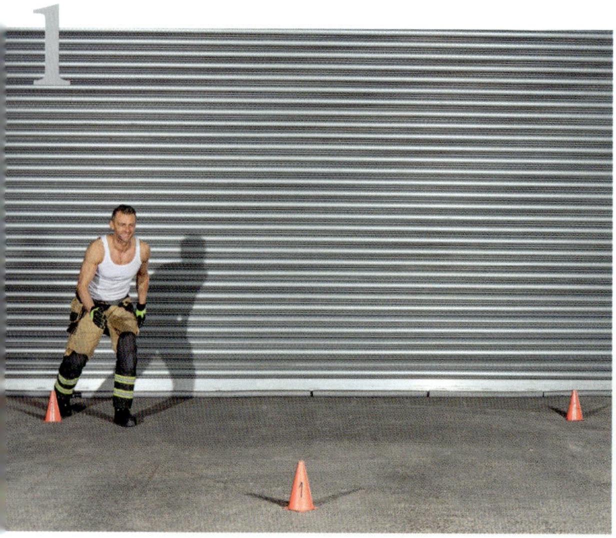

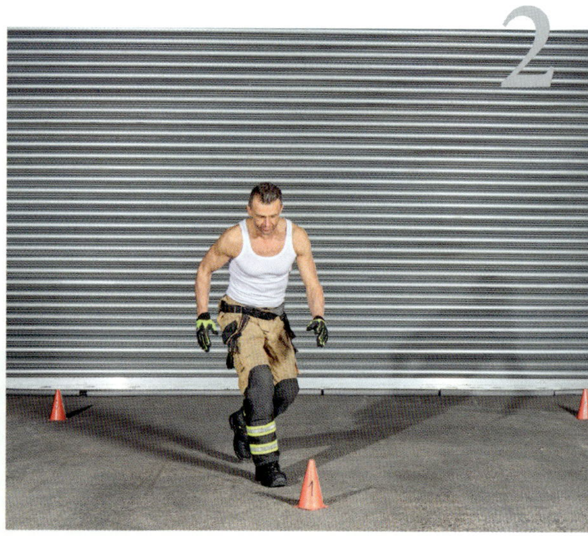

Ausführung: Sprint zur Pylone an der Dreiecksspitze, diese mit beiden Händen berühren.

Achtung! Unbedingt Pylonen mit beiden Händen berühren, um eine höhere Beweglichkeit zu erzielen.

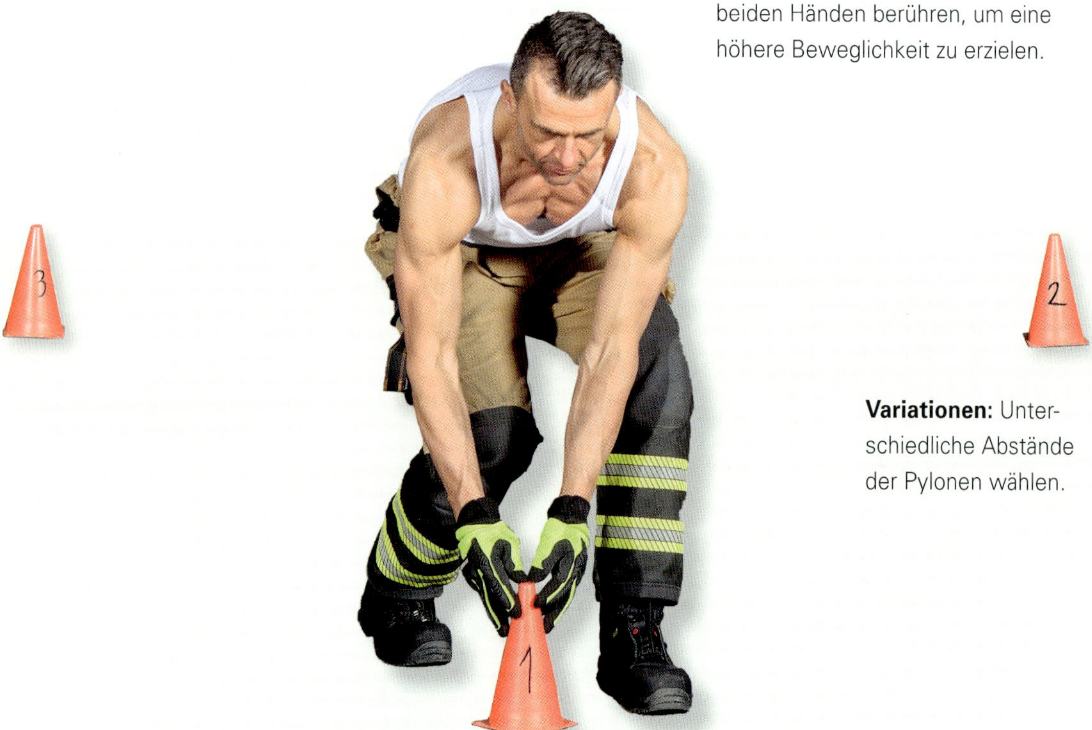

Variationen: Unterschiedliche Abstände der Pylonen wählen.

3

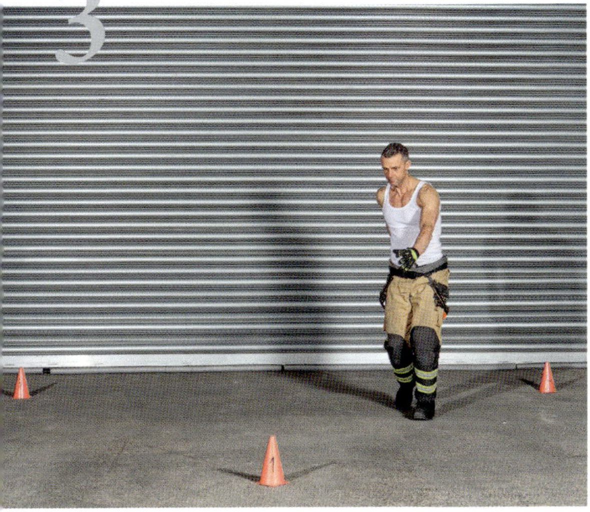

4

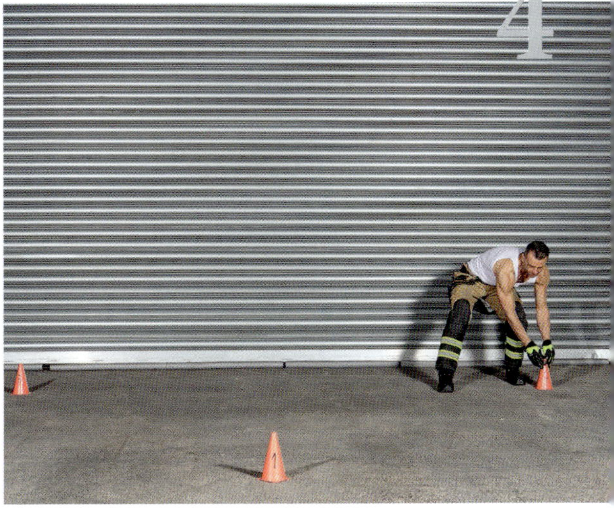

Rückwärtslauf zur dritten Pylone, Pylone mit beiden Händen berühren.

5

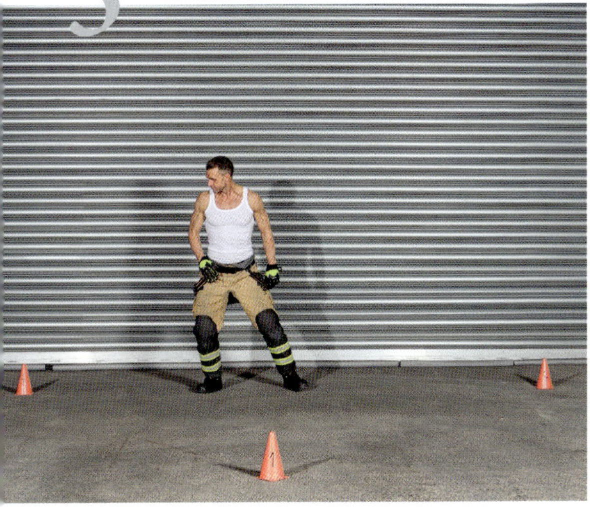

6

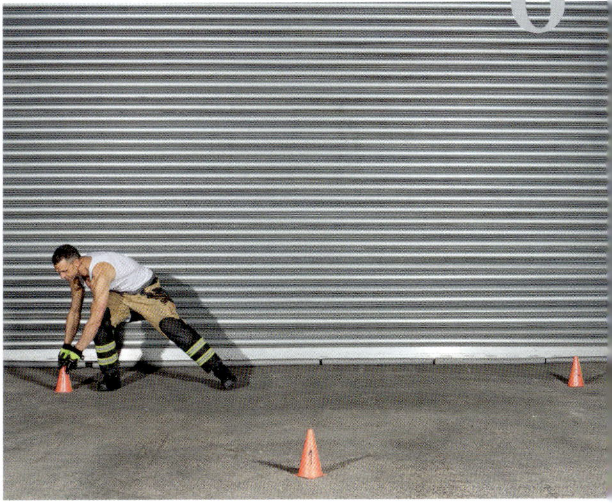

Seitwärtslauf zur ersten Pylone, mit beiden Händen berühren.

Im nächsten Intervall die Laufrichtung ändern: einmal im Uhrzeigersinn, einmal entgegen.

Geräte-Tipp:
Verkehrsleitkegel vom Fahrzeug

Beanspruchte Muskelgruppen:
Beine

5. Russian Twist – Seitliche Bauchübung

Ausgangsposition: Auf der Matte sitzen, Verteiler vor den Bauch halten, Füße parallel nebeneinander angehoben, Oberkörper leicht nach hinten gelehnt.

1

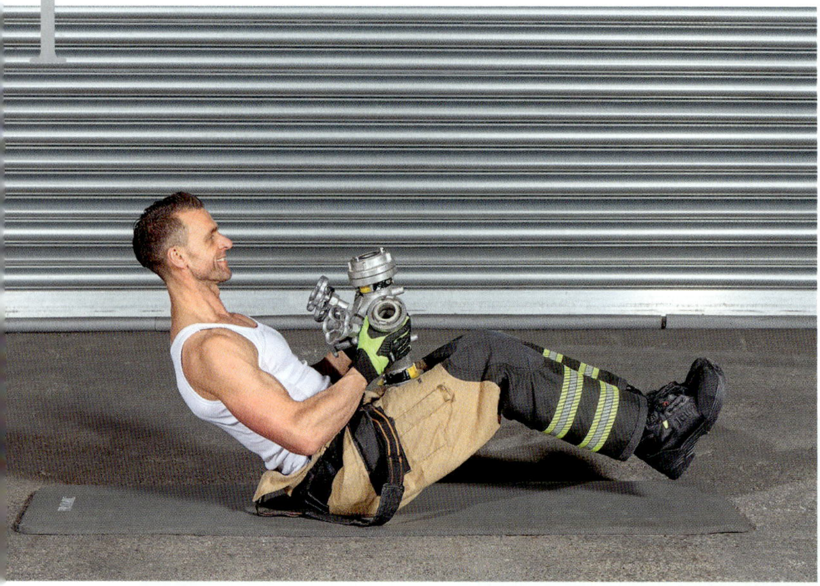

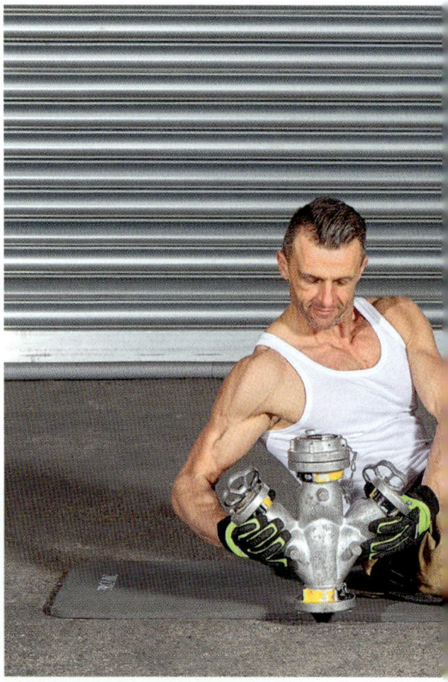

Ausführung: Mit dem Verteiler möglichst die Matte neben dem Becken antippen, dabei den Oberkörper mit eindrehen, ...

Achtung! Um die korrekte Rotation des Oberkörpers zu gewährleisten, folgt der Blick bei der Drehung dem Verteiler.

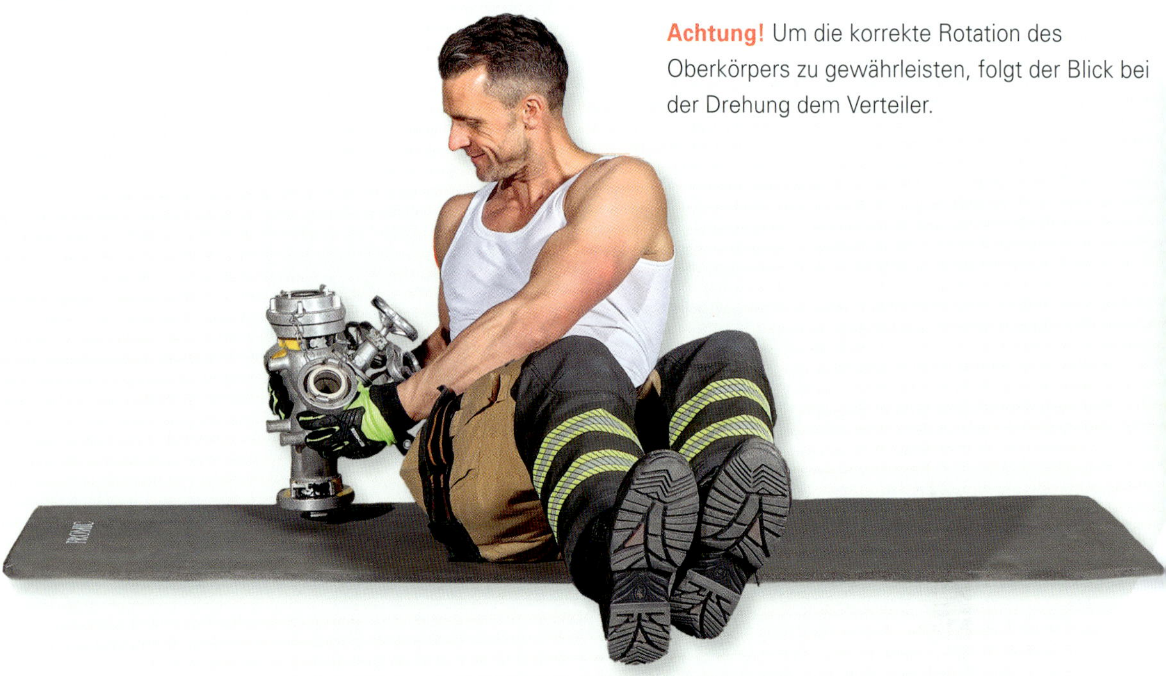

2

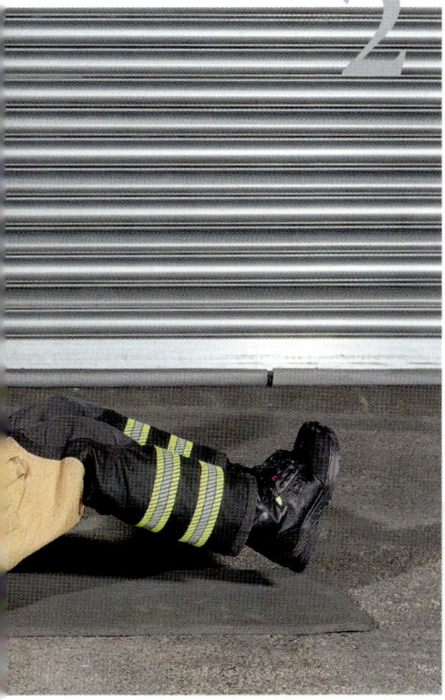

3

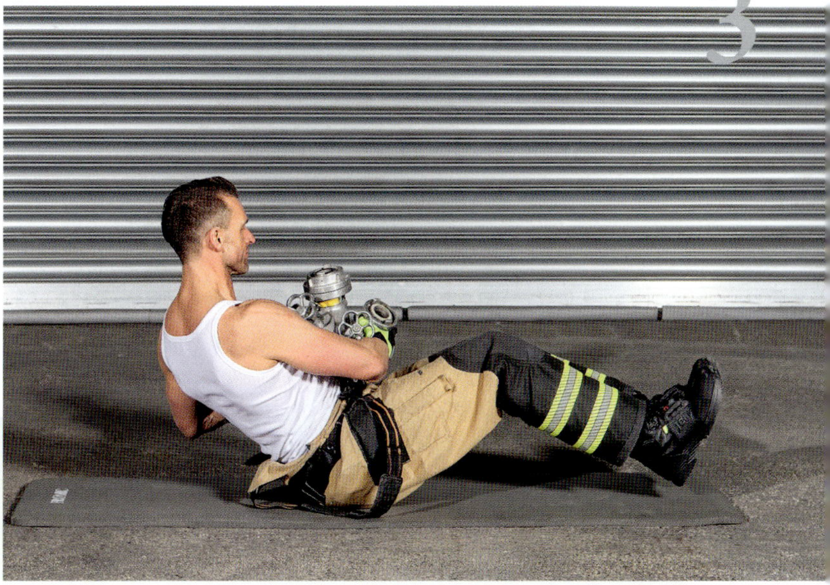

... danach in derselben Bewegungsabfolge auf die andere Seite wechseln.

Variationen: Statt des Verteilers ist auch jeder andere Gegenstand vom Fahrzeug einsetzbar, Gewichtsvariationen möglich.

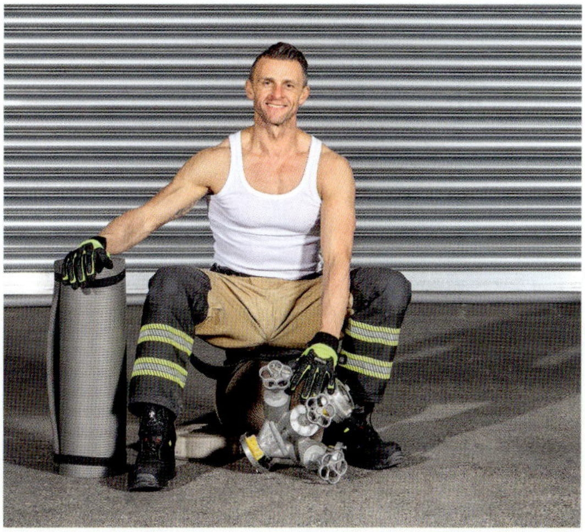

Geräte-Tipp:
Verteiler, selbstgebaute Schlauchrollen in den verschiedenen Gewichtsvarianten sind ebenfalls sehr gut verwendbar.

Beanspruchte Muskelgruppen:
Bauch

6. Hose Military Press – Schulterdrücken

Ausgangsposition: Schulterbreiter aufrechter Stand, angespannter Rumpf, Arme seitlich angewinkelt. Ellbogen zeigen zum Boden, Hände nach oben, Daumen nach vorne gerichtet. In den Händen liegt der Saugschlauch auf Brusthöhe, Kopf ist leicht zurückgenommen.

1

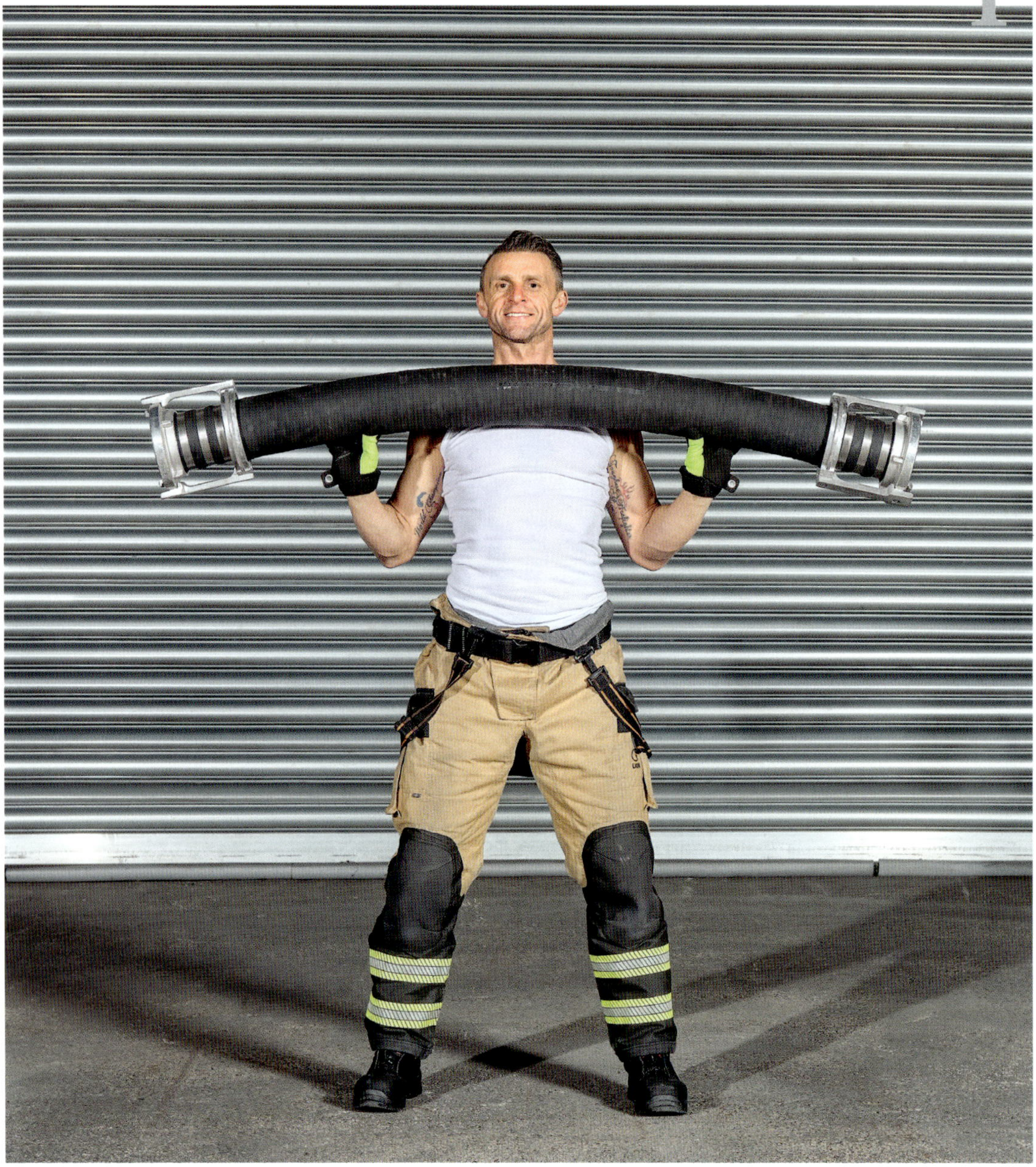

Ausführung: Saugschlauch in einer kontinuierlichen Bewegung senkrecht nach oben über den Kopf drücken. Kopf dabei leicht nach vorne zwischen die Arme bewegen. Saugschlauch befindet sich in der Endposition zentral über dem Körper.

2

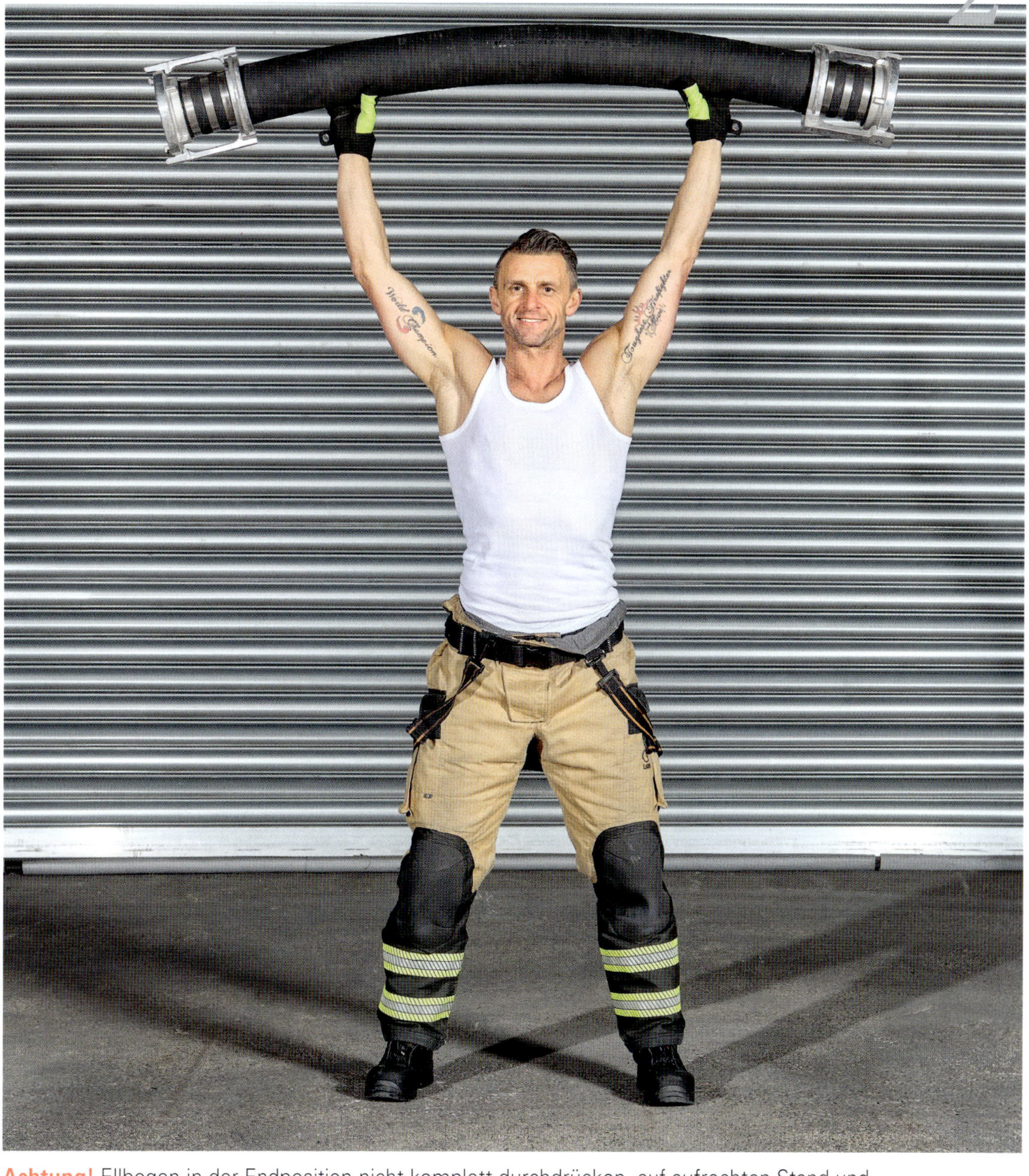

Achtung! Ellbogen in der Endposition nicht komplett durchdrücken, auf aufrechten Stand und neutrale Wirbelsäule achten.

→

6. Hose Military Press – Schulterdrücken

Die Variante mit den Sammelstücken erhöht die Intensität deutlich.

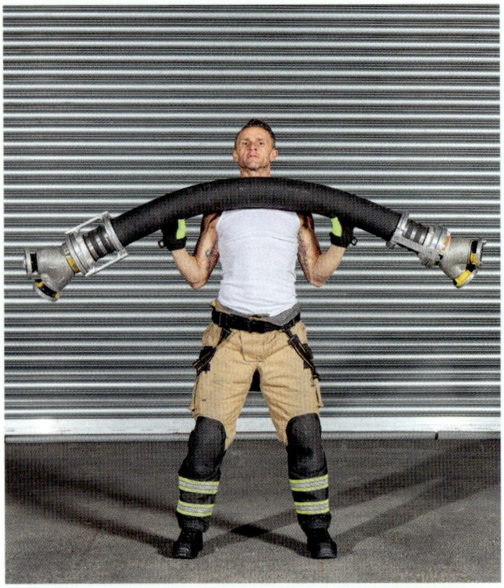

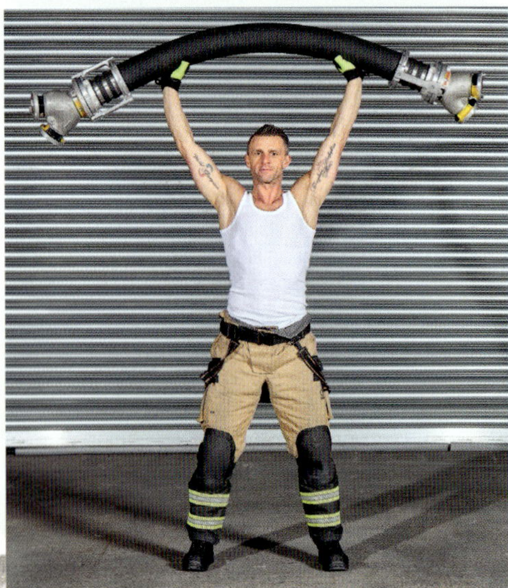

1

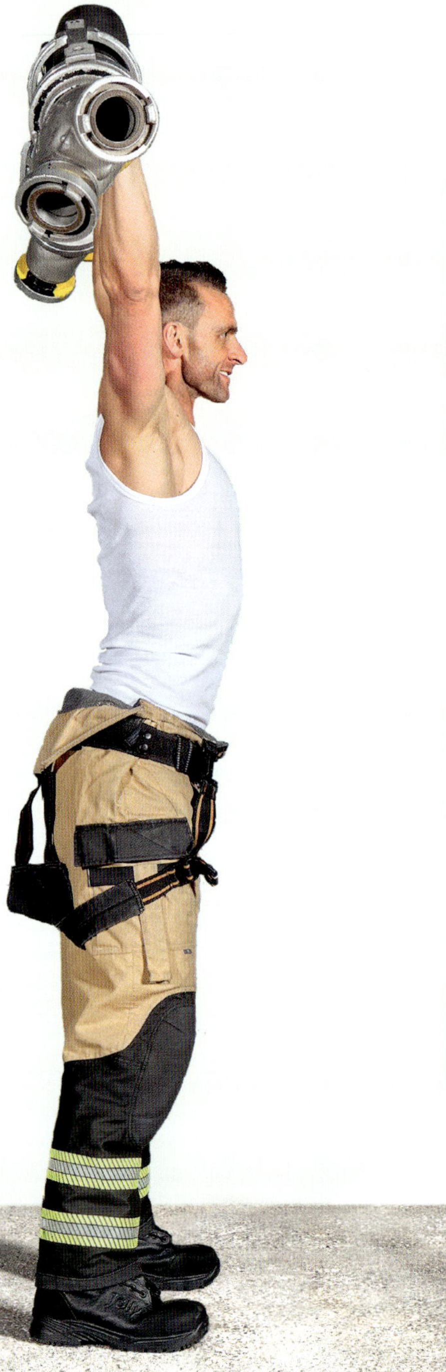

2

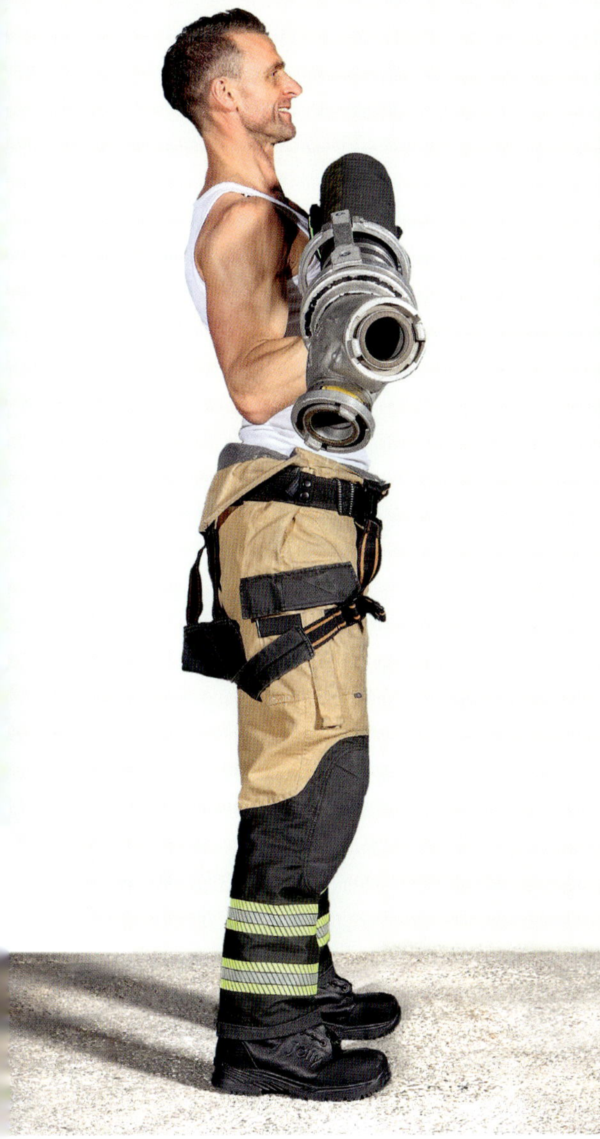

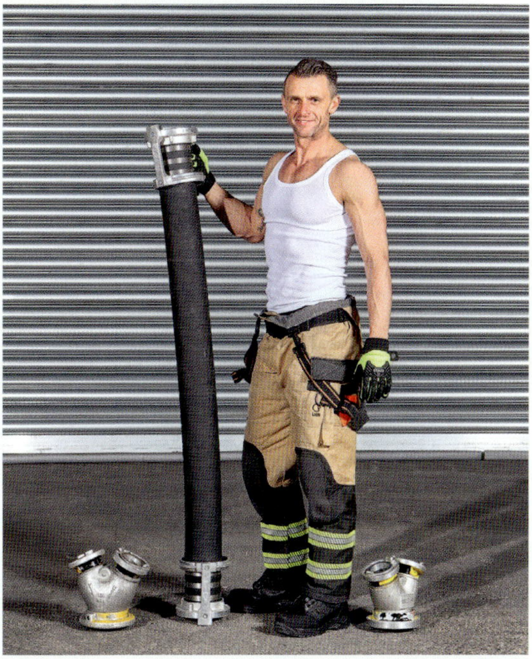

Variationen: Saugschlauch mit bzw. ohne angekuppelte Sammelstücke oder Saugkörbe verwenden (Gewichtsvariationen).

Geräte-Tipp:
Saugschlauch + Anbauteile vom Fahrzeug

Beanspruchte Muskelgruppen:
Schulter, Arme

7. Hose Good Mornings

Ausgangsposition: Stabiler schulterbreiter Stand, Knie leicht gebeugt, Blick geradeaus, Rücken ist »gefühlt« leicht im Hohlkreuz. Die Hände halten die Schlauchrolle verschränkt vor der Brust.

1

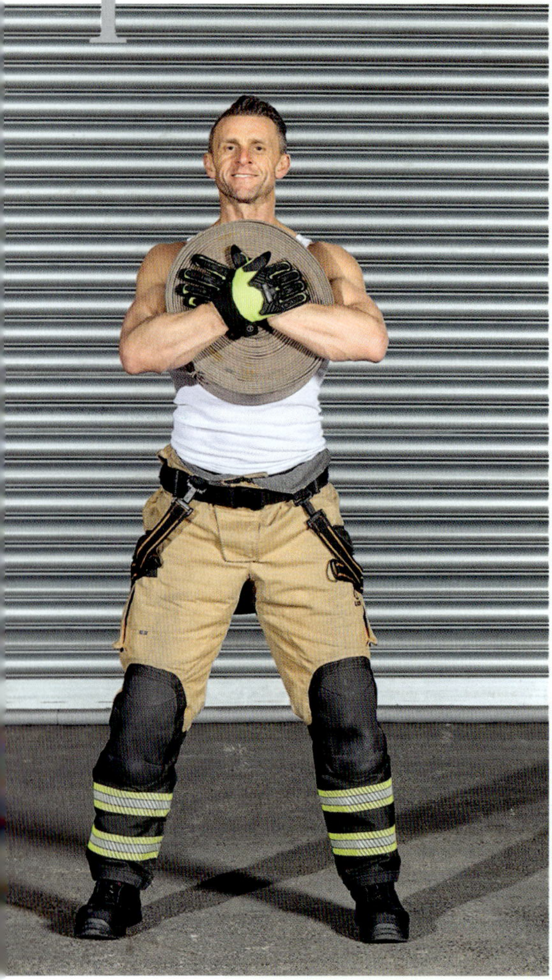

2

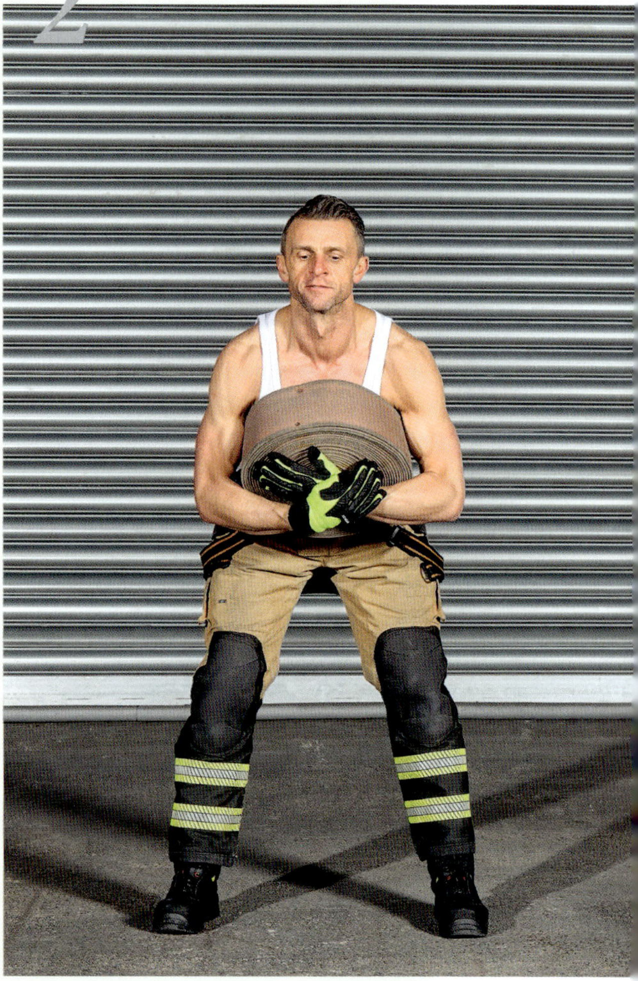

Ausführung: Die Hüfte wird durch ein Nachhintenschieben des Gesäßes bei neutraler Wirbelsäulenhaltung gebeugt, bis der Oberkörper so annähernd in eine waagerechte Position gebracht wird. Die Knie sind dabei gestreckt oder leicht gebeugt. Anschließend zurück in die Ausgangsposition.

3

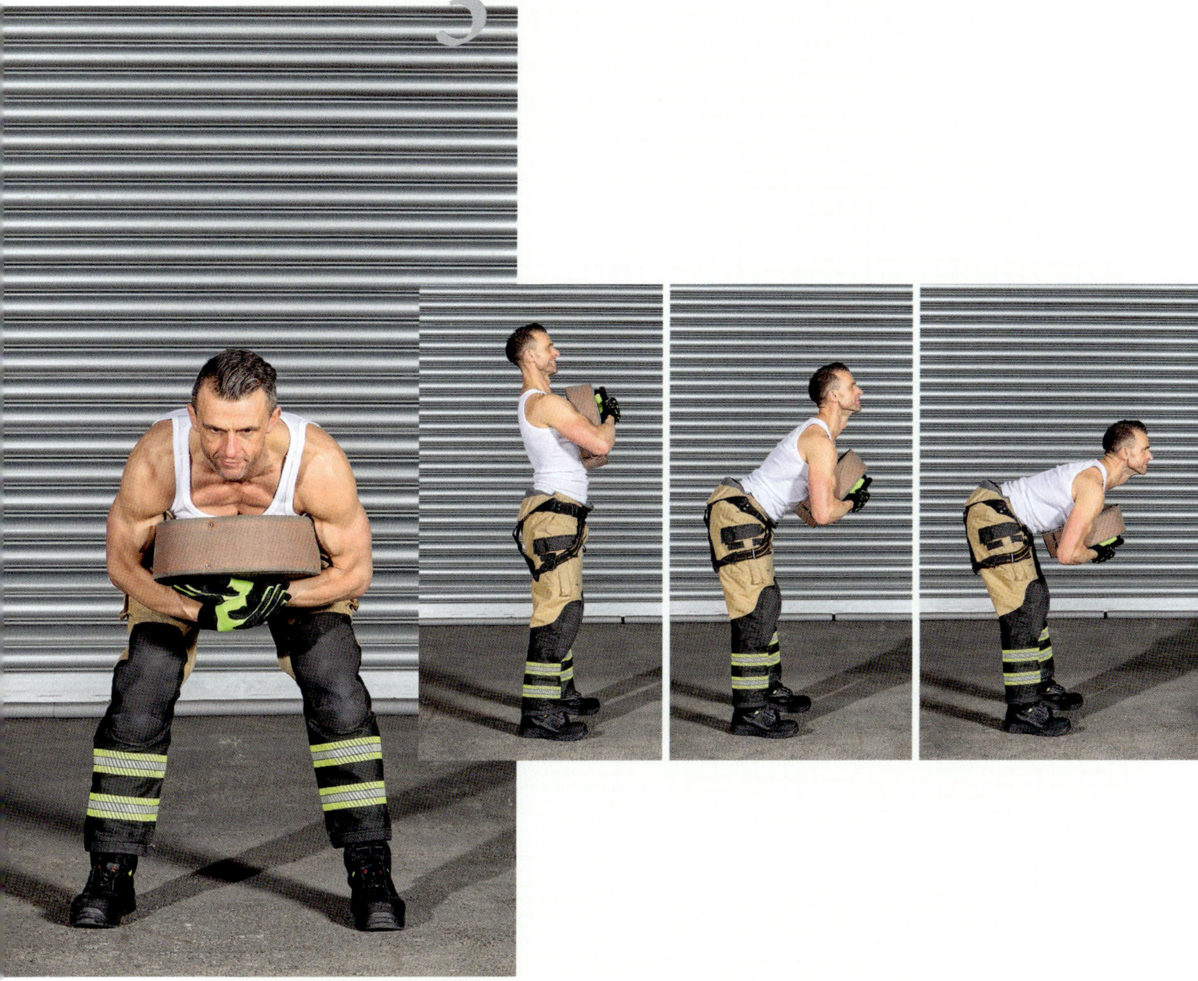

Achtung! Die Bewegungsaktivierung erfolgt ausschließlich aus der Hüfte, eine durchgängig angespannte Rumpfmuskulatur ist dafür unumgänglich.

7. Hose Good Mornings

1

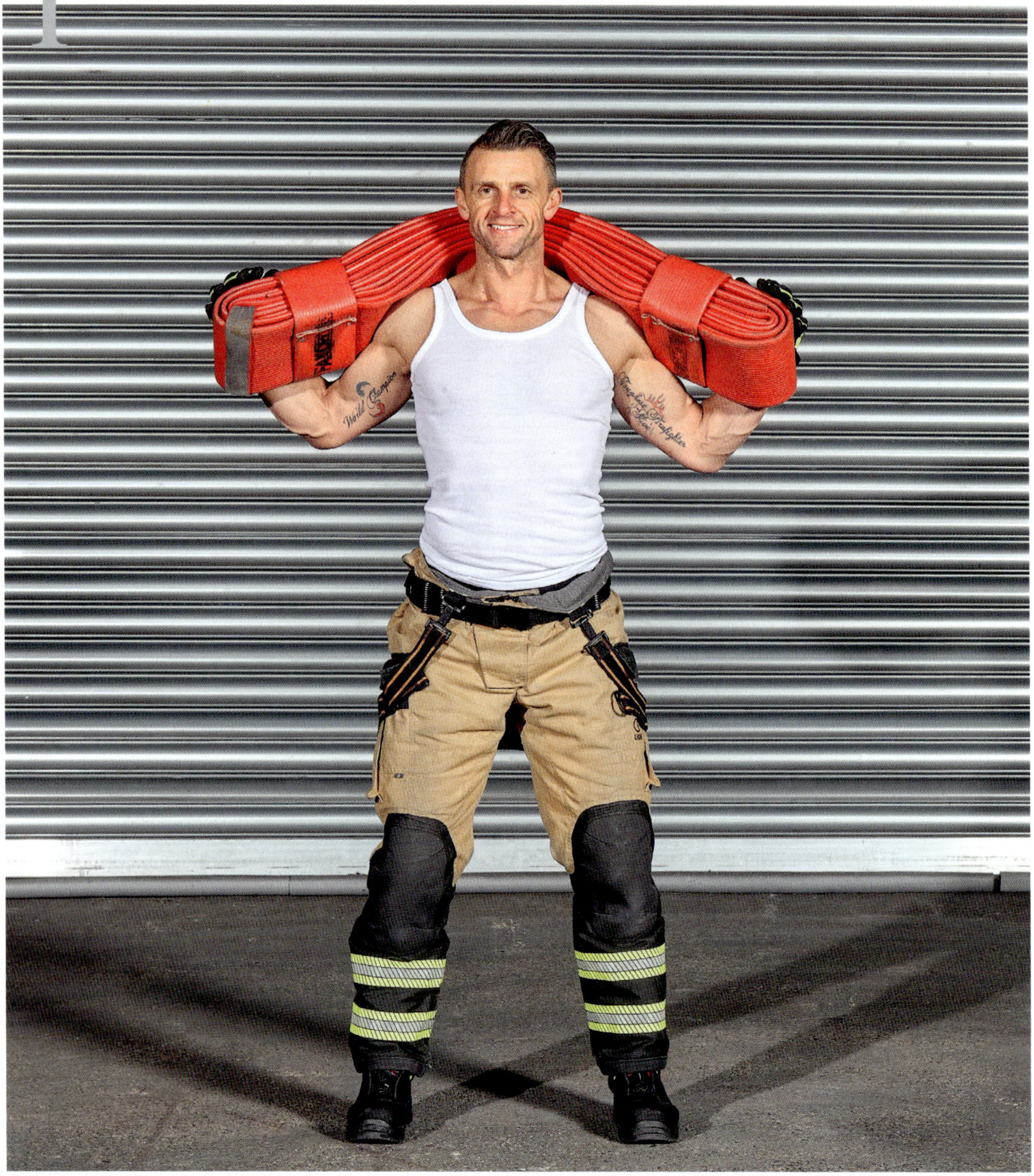

Variationen: Statt der Schlauchrolle vor dem Körper wird ein Schlauchpaket in den Nacken gelegt, welches mit den Händen festgehalten wird.

2

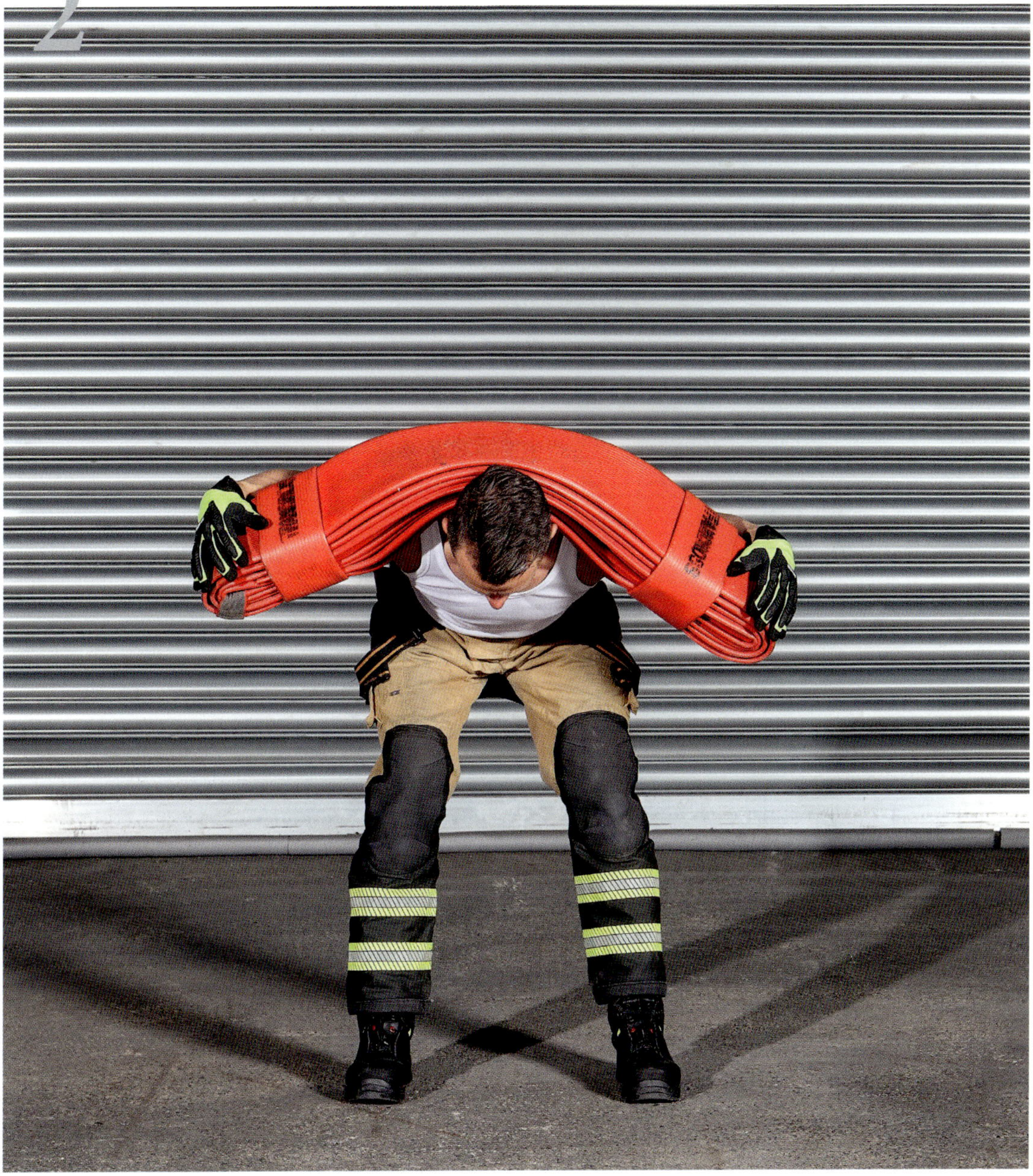

Geräte-Tipp:
Schlauchrollen vom Fahrzeug zusätzlich fixieren (zusammenbinden) oder aus ausrangierten Schläuchen Rollen in verschiedenen Gewichtsvariationen (empfohlen 2,5/4/8 Kilo) bauen und mit Holzschrauben fixieren; Schlauchpaket aus ausrangierten Schläuchen mit einer Länge von 1,20 Meter bauen oder Schlauchpaket vom Fahrzeug nutzen.

Beanspruchte Muskelgruppen:
Hintere Oberschenkelmuskulatur, Gesäßmuskulatur, Rückenstrecker

8. Rope Catch – Seilziehen

Ausgangsposition: Etwas über schulterbreiter, paralleler Stand, Knie gebeugt, Rumpf angespannt. Hand greift mit ausgestrecktem Arm das lange Seilende (20–25 m), an dem der Schlitten befestigt ist.

1

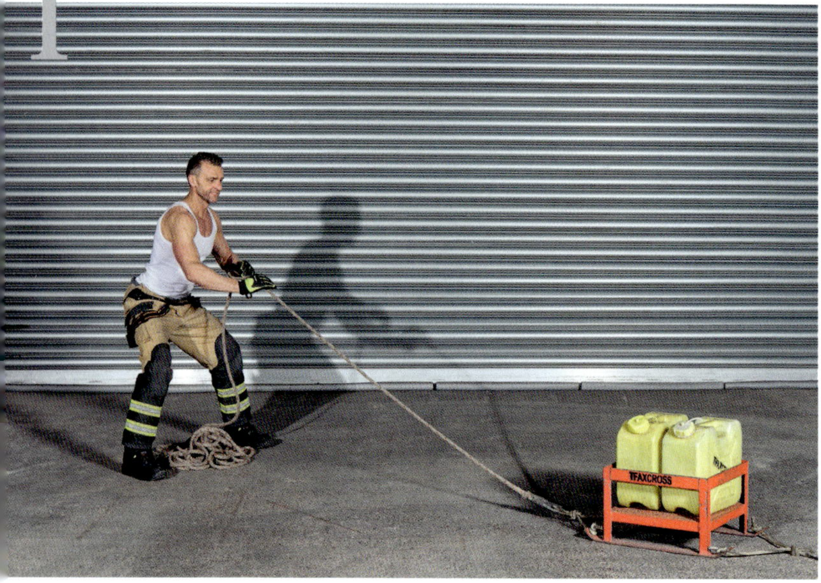

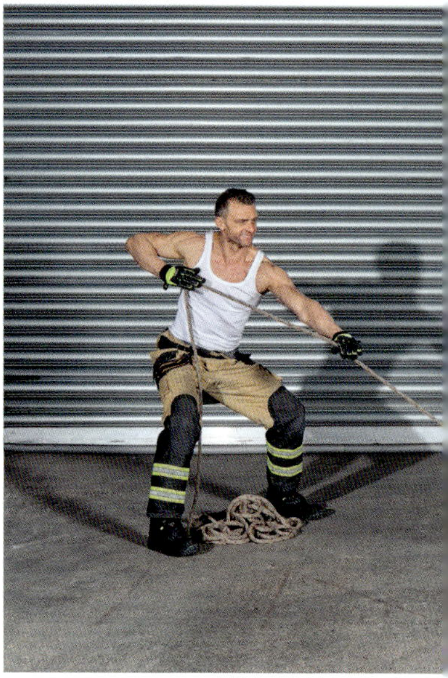

Ausführung: Seil wird durch Oberkörperdrehung und Armbeugung nach hinten gezogen, der andere Arm greift nach vorne ins Seil. Wiederholen, bis der Schlitten komplett herangezogen ist.

4

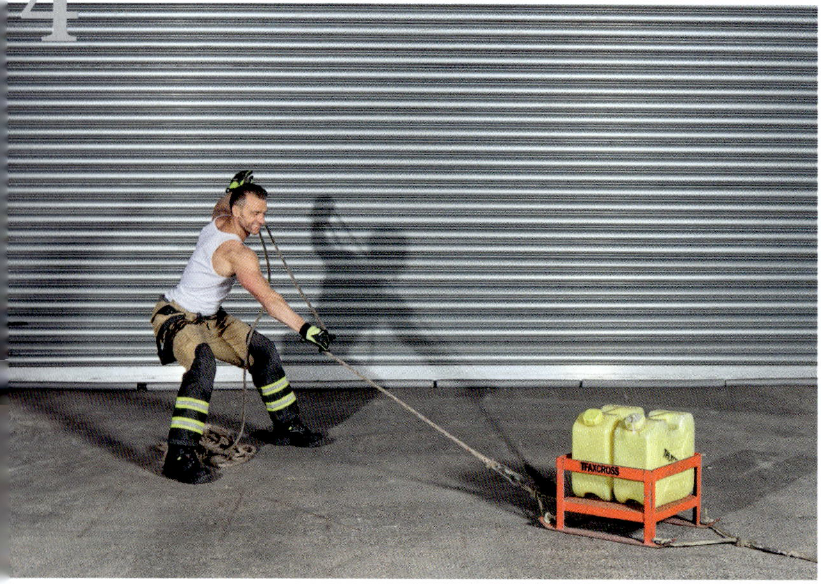

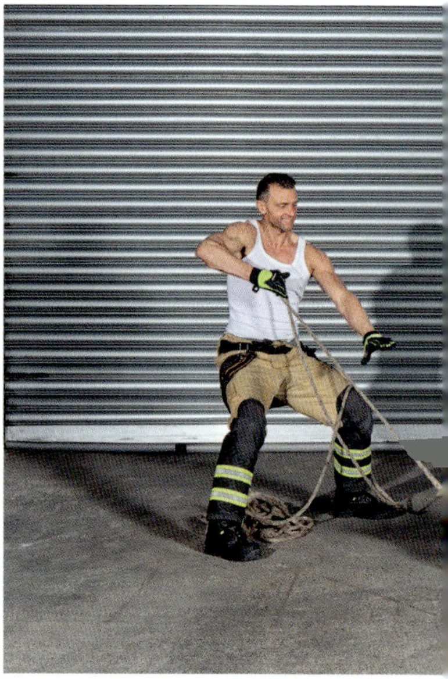

Achtung! Füße bleiben fest im Parallelstand, die Oberkörperrotation sollte den Seilzug einleiten.

2

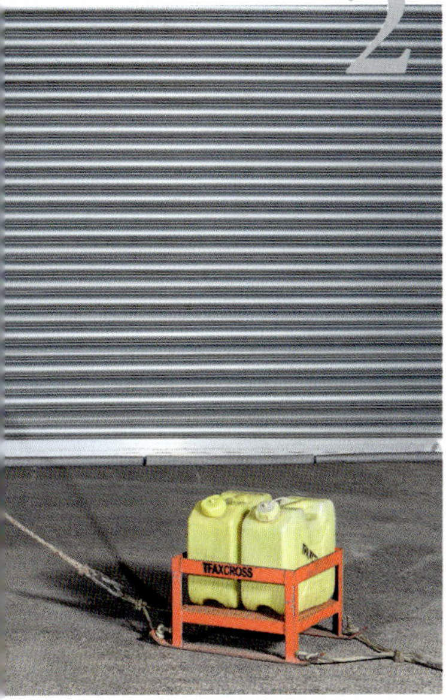

3

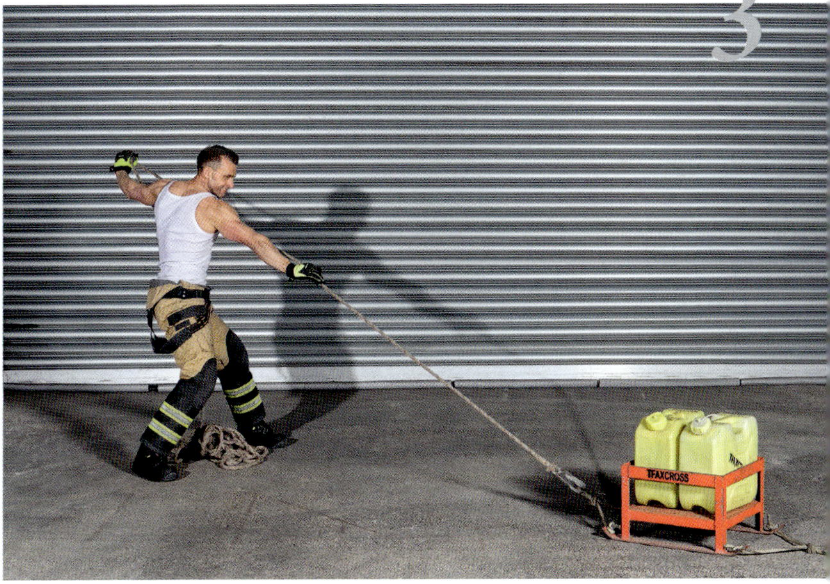

5

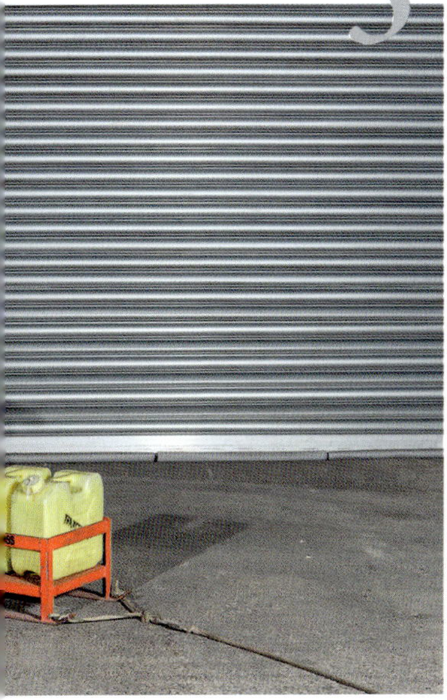

6

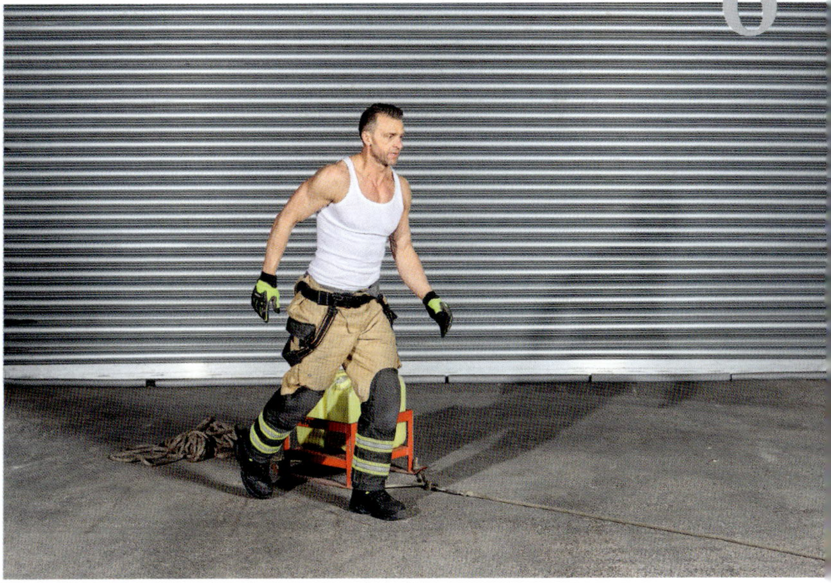

Anschließend Sprint zum am anderen Ende des Schlittens befestigten Seil, Übung wiederholen.

8. Rope Catch – Seilziehen

1

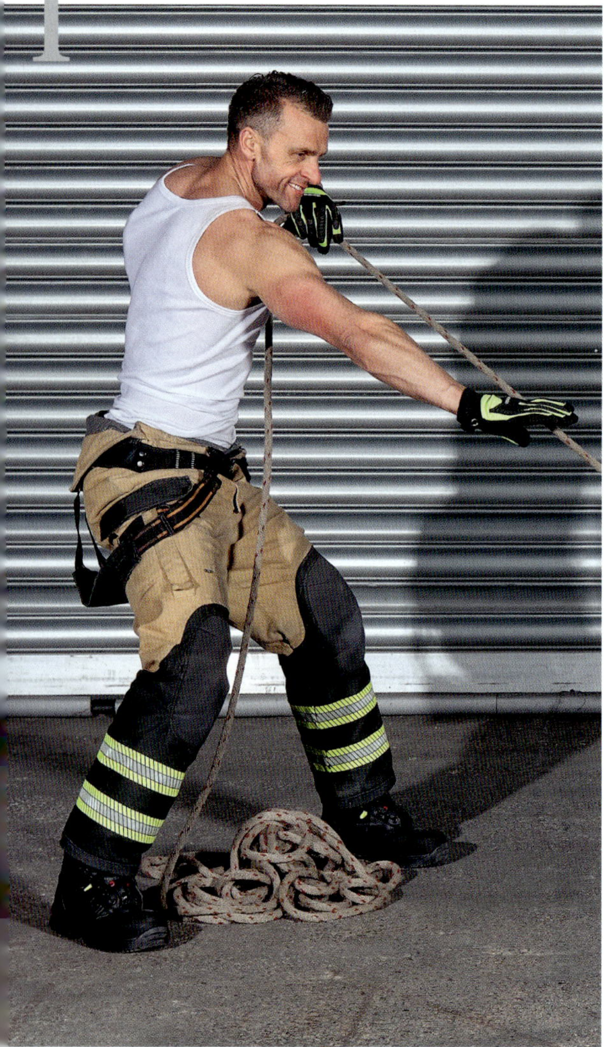

2

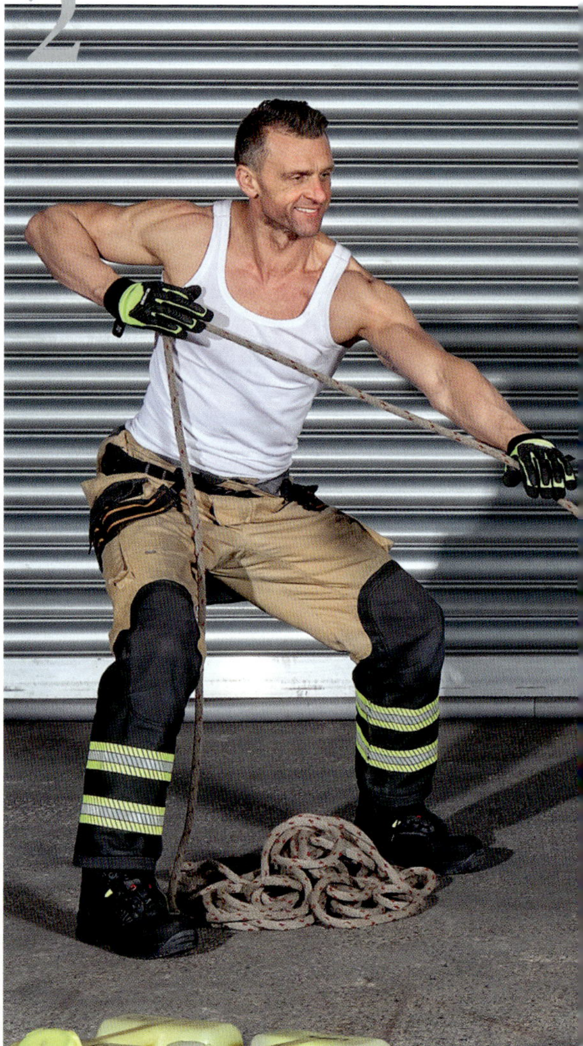

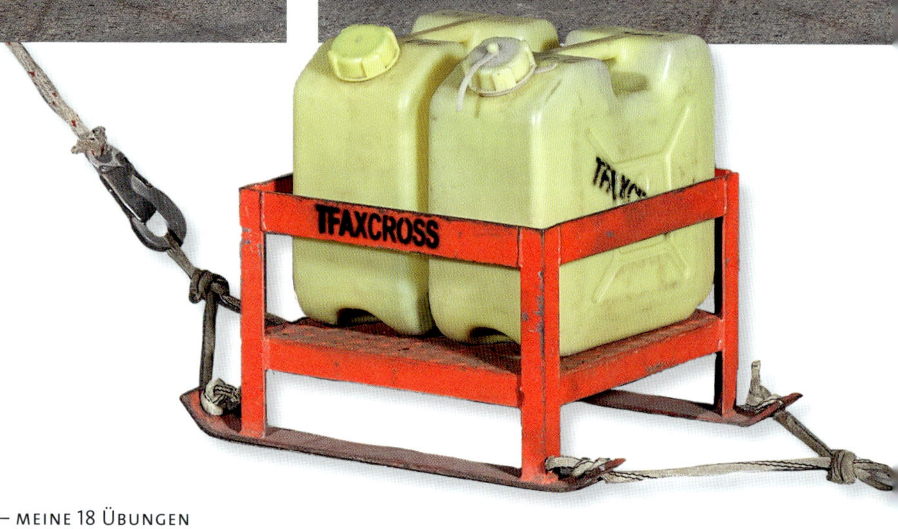

3

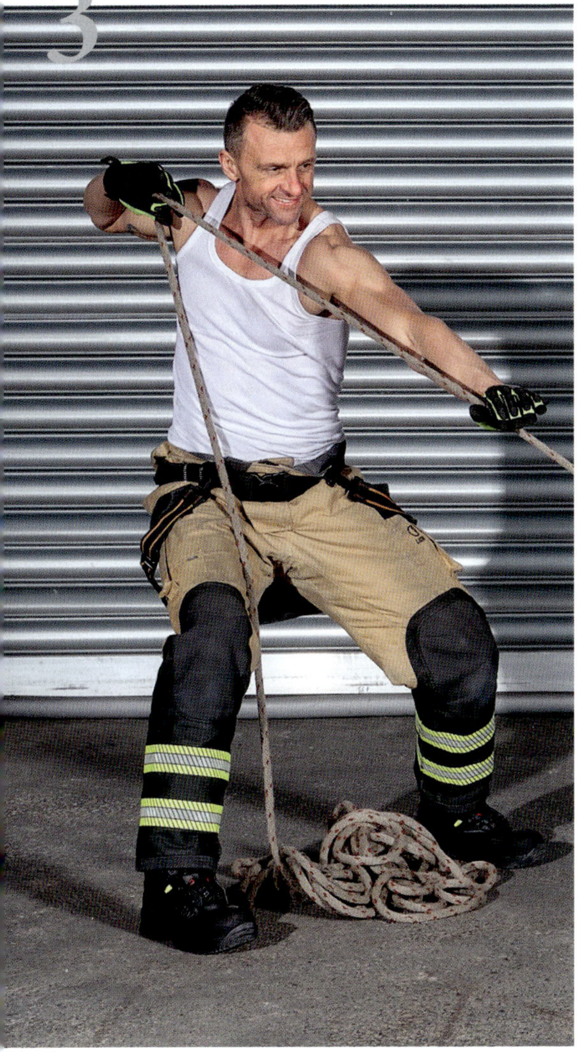

4

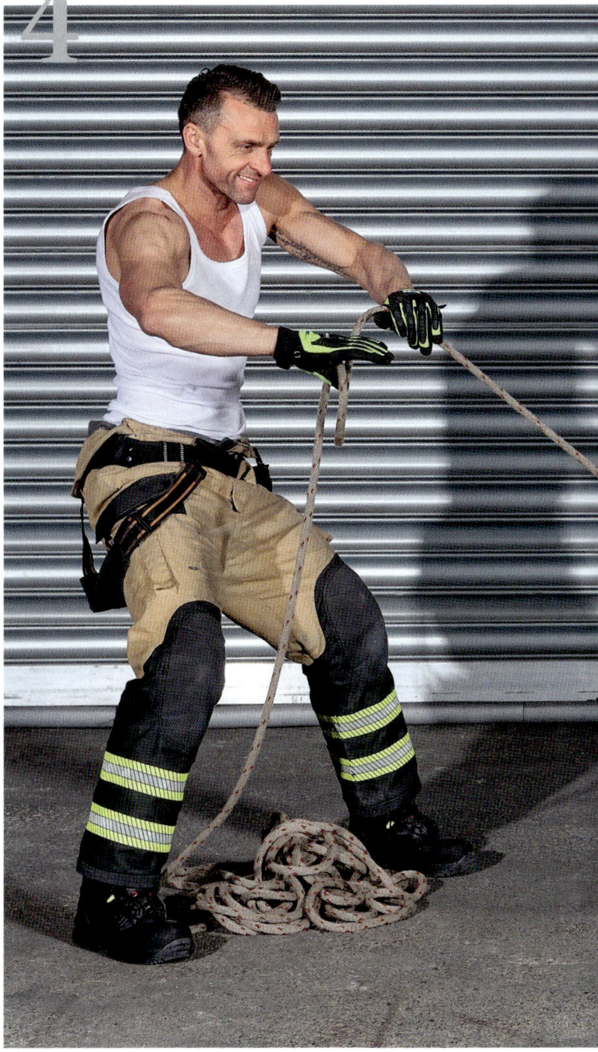

Variationen: Seillänge, Gewichtsvarianten durch verschieden schwere Schaummittel-Kanister im Schlitten.

Geräte-Tipp:
Schaummittel-Kanister, Feuerwehrleinen/Arbeitsleinen, selbstgebauter Schlitten aus Flacheisen nach Maßen der Schaummittel-Kanister oder Altreifen (auch mit Kanistern zu ergänzen), an dem zwei Seile befestigt werden.

Beanspruchte Muskelgruppen:
Rücken, Schulter, Arme, Hände

9. Hose Run / Hose Roll – Tippel-Parcours & Schlauch-Aufrollen

Ausgangsposition: Schlauchloops paarweise hintereinander auf den Boden legen (zwölf bis 14 Stück). Eine Schlauchrolle aufrecht neben die Loops stellen. Gehockte Position, Schlauchrolle steht aufrecht vor dem Körper, Hände rechts und links an die Schlauchrolle.

1

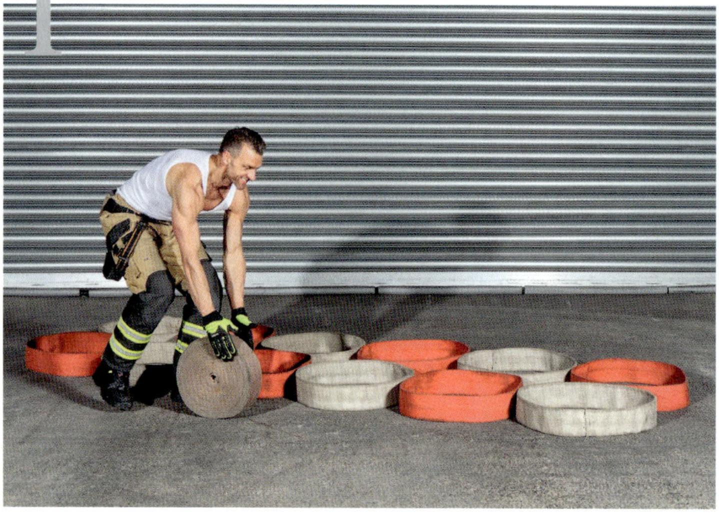

Ausführung: In gehockter Haltung Schlauchrolle mit den Händen an den Loops vorbeitreiben (wie beim Schlauch-Aufrollen) ...

2

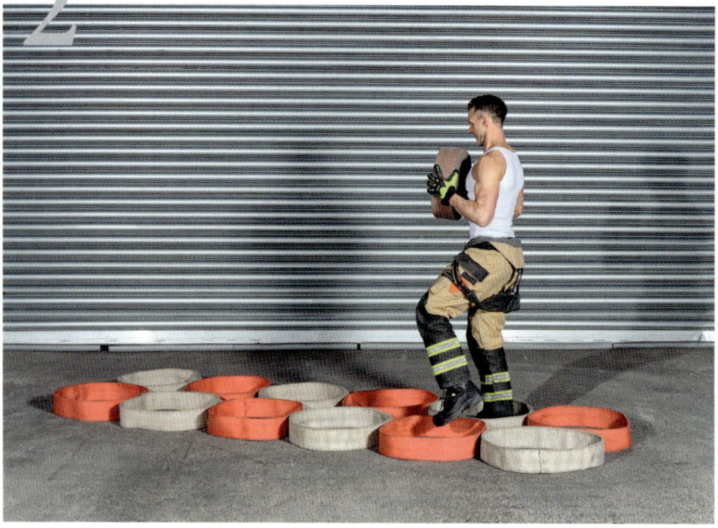

... Schlauchrolle aufnehmen, vor den Oberkörper halten und mit aufrechtem Körper durch die Loops »tippeln«. Am Start angekommen, Durchgang wiederholen.

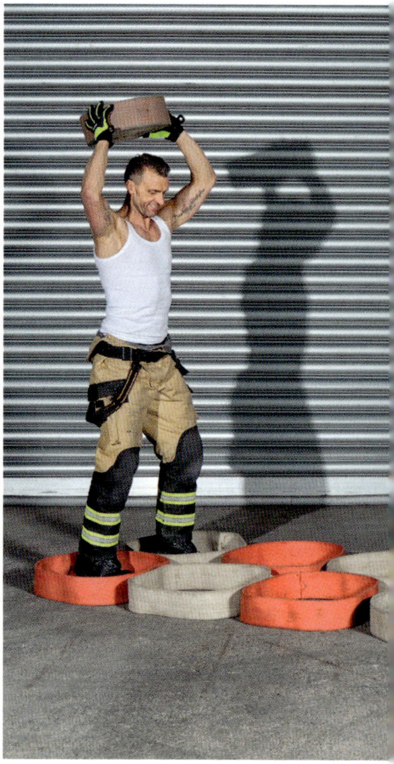

Achtung! Das Schlauch-Aufrollen erfolgt im Entengang. Loops beim »Durchtippeln« nicht berühren!

1

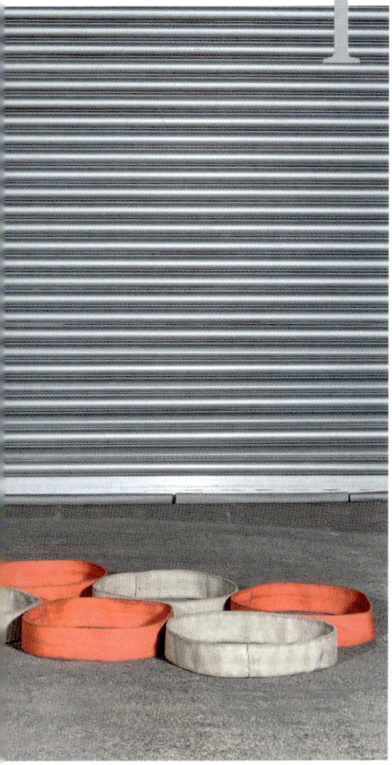

2

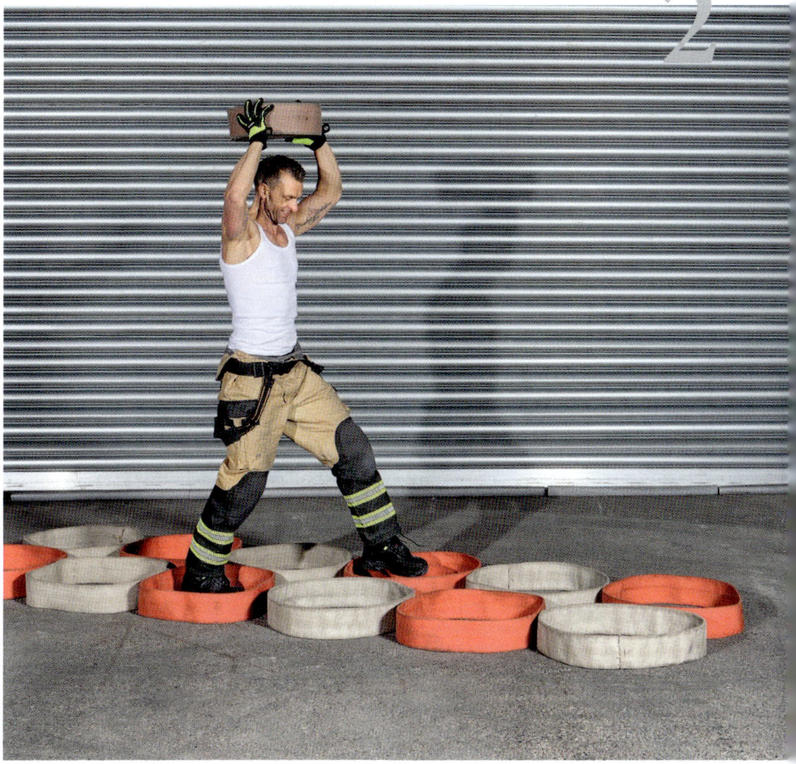

Variationen: Schlauchrolle statt vor dem Oberkörper über dem Kopf tragen. Statt Schlauchrolle zu treiben, einen richtigen Schlauch aufrollen.

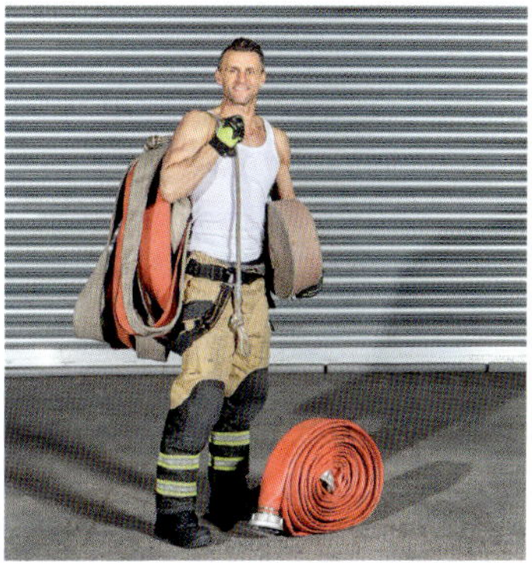

Geräte-Tipp:
Schlauchloops aus ausrangierten B-Schläuchen herstellen, dazu 2,50-Meter-Stücke ineinander stecken (ergibt einen Loop mit ca. 60 Zentimeter Durchmesser). Alternativ zwei B-Schläuche in Wellenform nebeneinander legen.

Beanspruchte Muskelgruppen:
Waden, Oberschenkel, Schulter, Arme

10. Swimmer spezial

Ausgangsposition: Bauchlage, komplette Körperspannung, Unterschenkel und Knie sowie Arme heben leicht vom Boden ab. Der Blick ist nach vorne-unten gerichtet, die Hände sind vor dem Kopf zusammengeführt, Arme nach vorne annähernd gestreckt mit leicht angewinkelten Ellbogen. Gewicht (Trainingsgerät) befindet sich in der Hand.

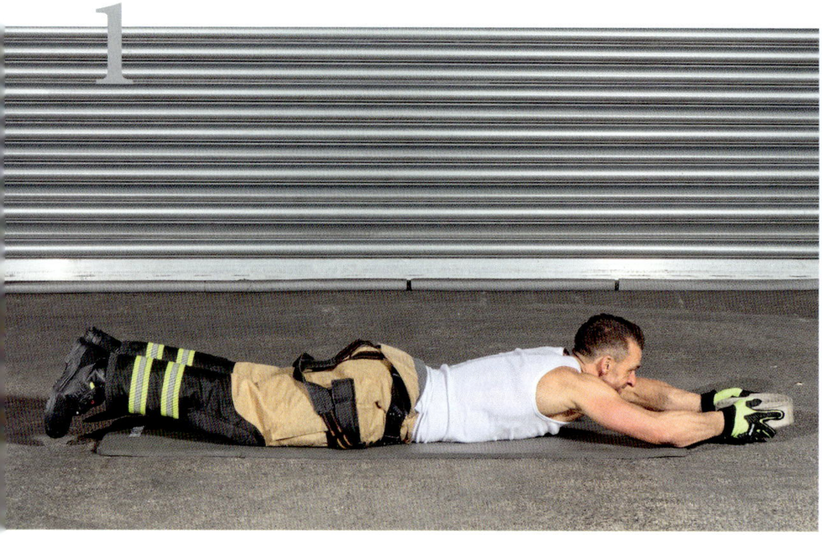

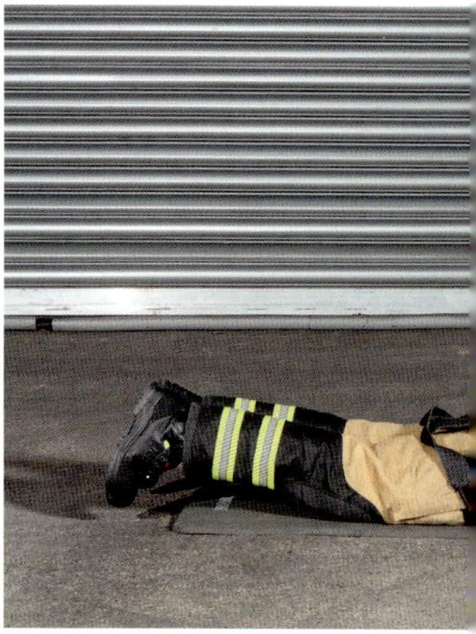

Ausführung: Trainingsgerät in einer Hand, die Hände nach hinten über dem Gesäß zusammenführen und dabei Gerät in die andere Hand übergeben. Anschließend werden die Arme im großen Bogen wieder nach vorne geführt, wo das Gerät erneut übergeben wird.

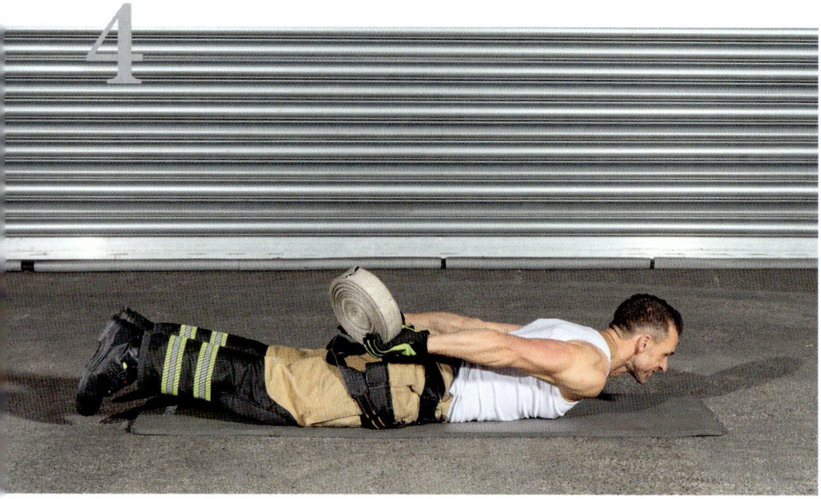

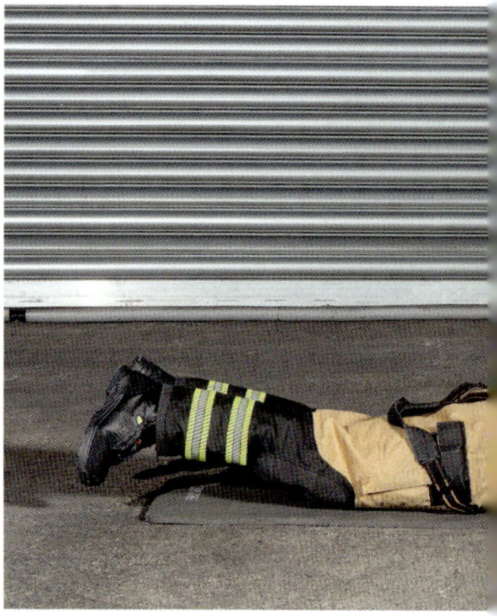

Achtung! Wichtig ist hier, wie bei allen anderen Übungen auch, die komplette Körperanspannung, insbesondere der Rumpfmuskulatur.

2

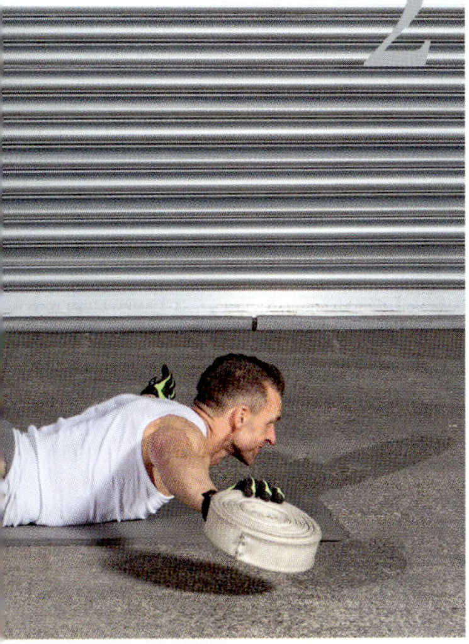

3

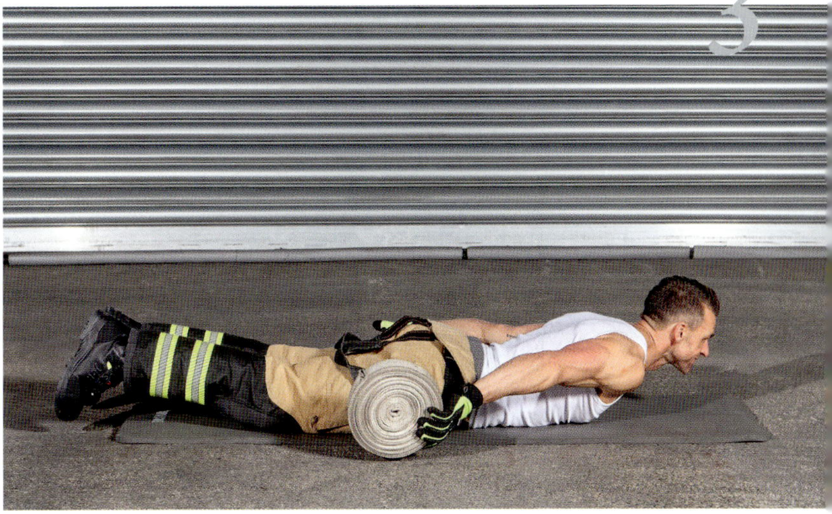

5

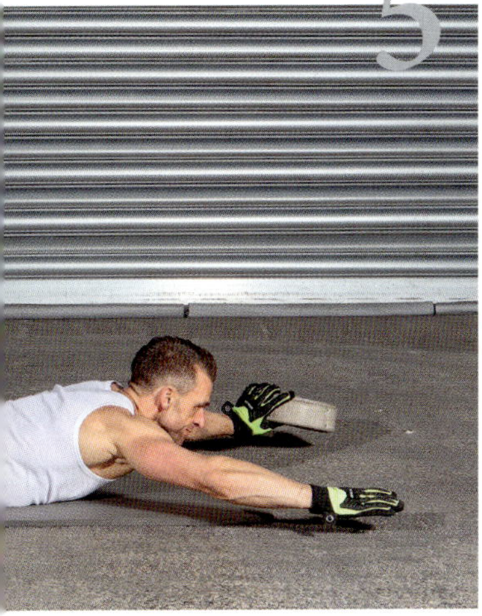

6

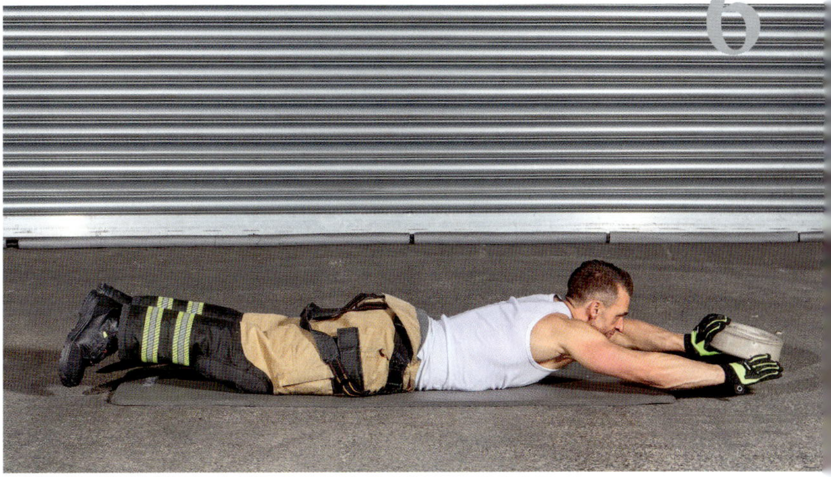

Variationen: Trainingsgerät/Gewicht können Gegenstände mit verschiedenen Formen und Gewichten sein.

Geräte-Tipp:
Selbstgebaute Schlauchrollen (2,5 und 4 Kilo), Übergangsstück, Stützkrümmer etc.

Beanspruchte Muskelgruppen:
Hintere Schultergürtelmuskulatur, unterer Rücken

11. Walking Lunges – Ausfallschritte mit Schlauchpaket

1

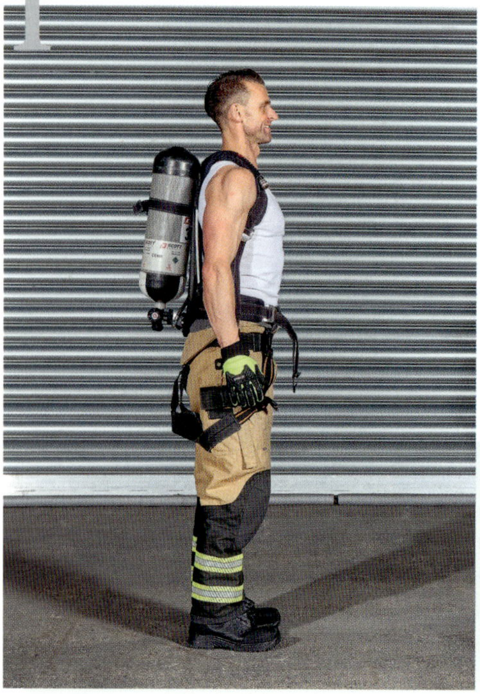

Ausgangsposition: Aufrechter Stand, geschultertes Atemschutzgerät.

2

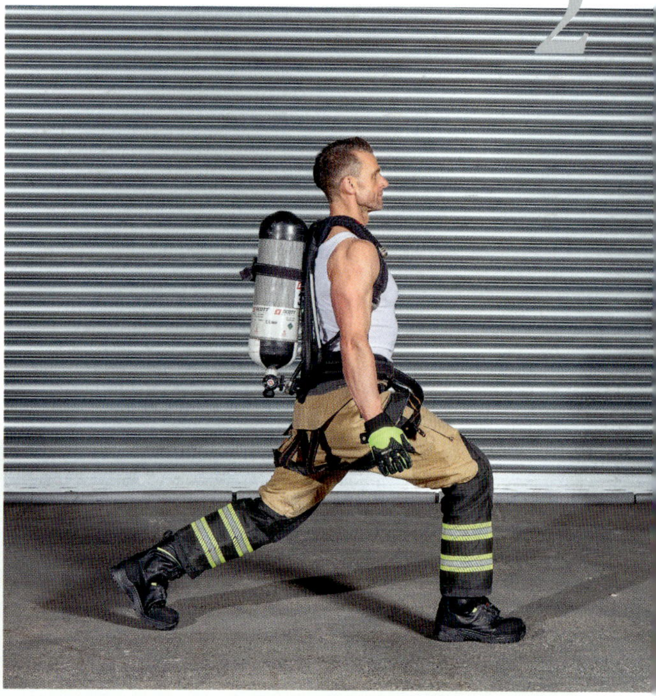

Ausführung: Langer Ausfallschritt nach vorn, Rücken gerade.

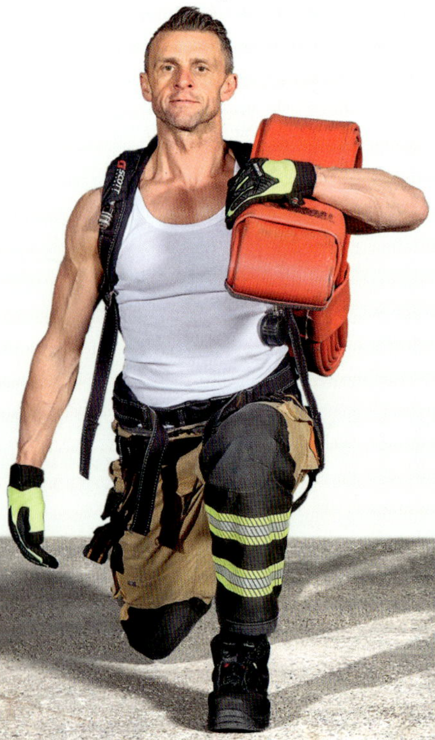

Achtung! Oberkörper bleibt bei der gesamten Übung aufrecht! Knie befinden sich beim Schritt über den Füßen und fallen nicht nach innen! Einsteiger unbedingt ohne Gewicht!

Variationen: Wahlweise Schlauchpaket auf der linken oder rechten Schulter, dieses mit dem Arm festhalten. Gewichtsvariationen (mit/ohne Atemschutzgerät). Beim nächsten Intervall das Schlauchpaket auf die andere Schulter wechseln.

3

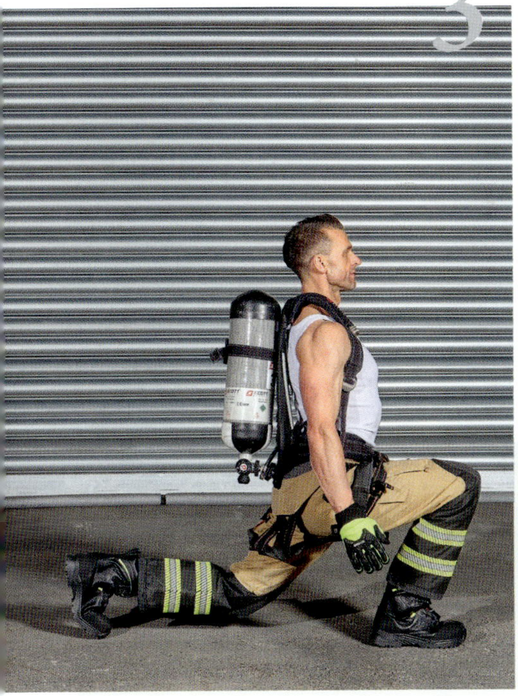

4

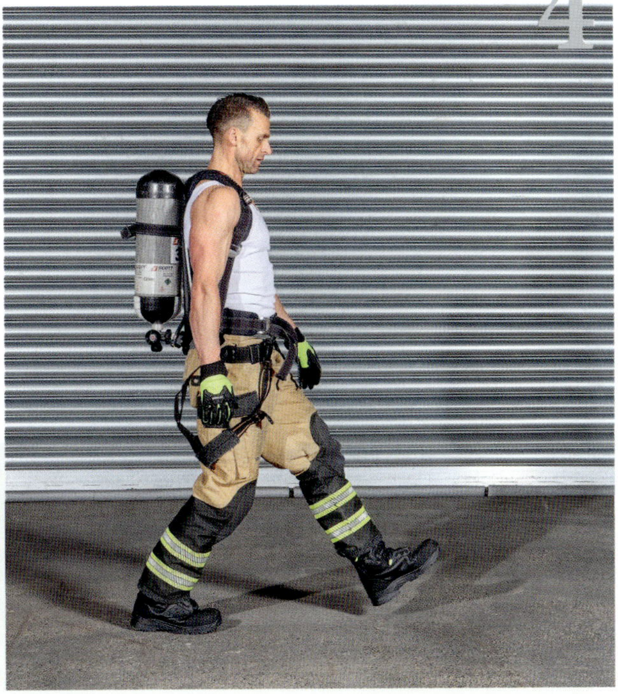

Vorderes Bein beugen, bis das hintere Knie fast den Boden berührt, Oberkörper bleibt dabei aufrecht, Wirbelsäule neutral.

Vorderes Bein strecken, wodurch sich der Körper wieder aufrichtet. Nächster Schritt nach demselben Muster.

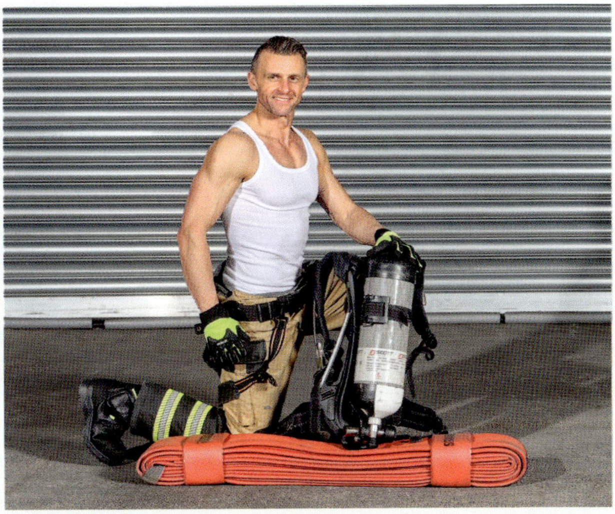

Geräte-Tipp:
Schlauchpaket vom Fahrzeug oder selbstgebautes Gewicht aus ausrangierten Schläuchen, Atemschutzgerät.

Beanspruchte Muskelgruppen:
Gesäß, vorderer Oberschenkel, hinterer Oberschenkel

12. Tire Flips – Reifen-Flip

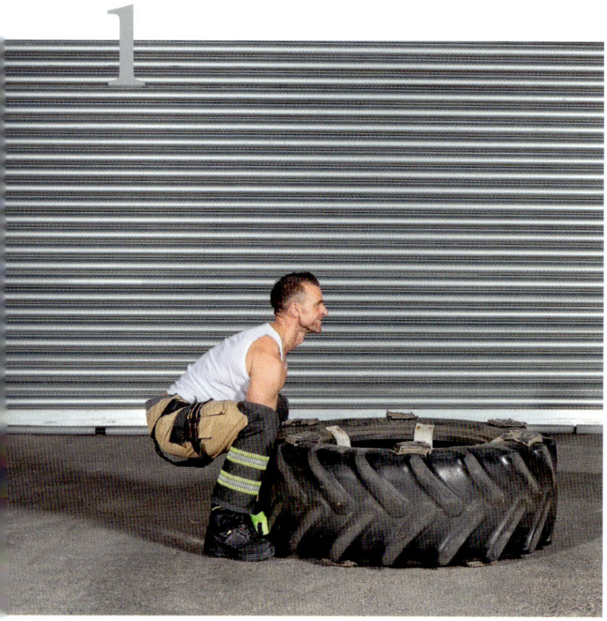

Ausgangsposition: Breiter Stand in der tiefen Hocke, Füße dicht am Reifen, neutrale Wirbelsäule. Brust raus, Blick nach vorn. Reifen mit den Händen greifen: gestreckte Arme, Rumpf angespannt.

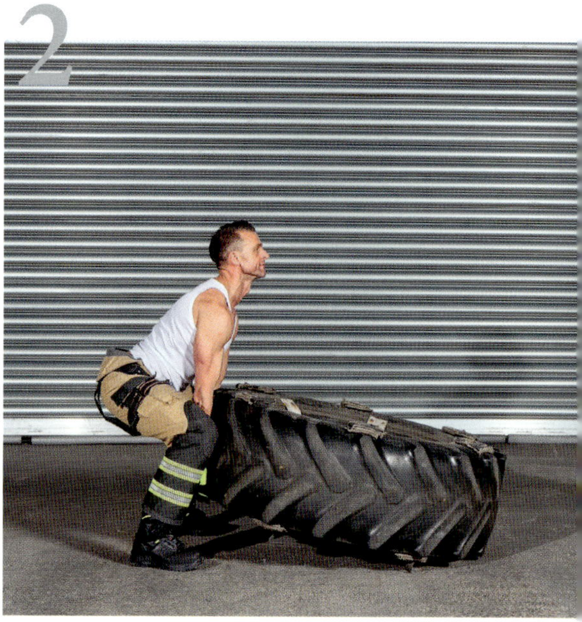

Ausführung: Mit der Beinstreckung wird die Übung eingeleitet: Der Reifen wird angehoben, die Arme bleiben vorerst gestreckt und der Rücken aufrecht.

Achtung! Die Wirbelsäule bleibt während der Übung in neutraler Position und der Rumpf fest angespannt. Kein runder Rücken! Einsteiger unbedingt mit leichtem Reifen, bis der Ablauf der Übung sicher ist. Variationen: Unterschiedliche Reifengrößen (nicht größer als 1,30 Meter Durchmesser, da das Umsetzen sonst sehr schwer wird) und dementsprechende Gewichtsvarianten.

3

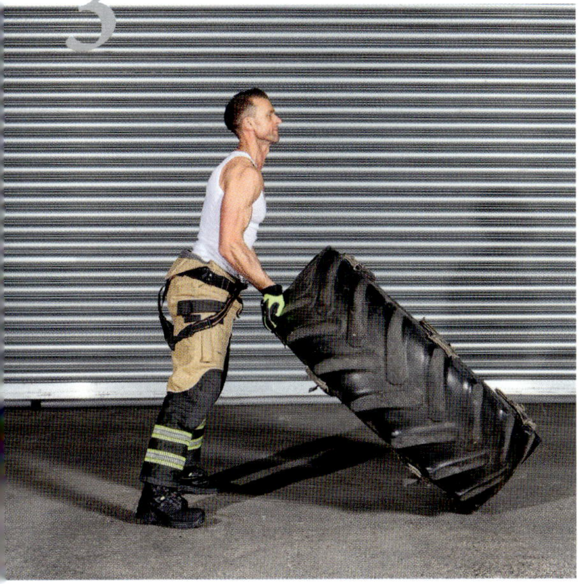

Erst wenn die Beine komplett gestreckt sind, setzt die Armbeugung das »Flippen« des Reifens fort.

4

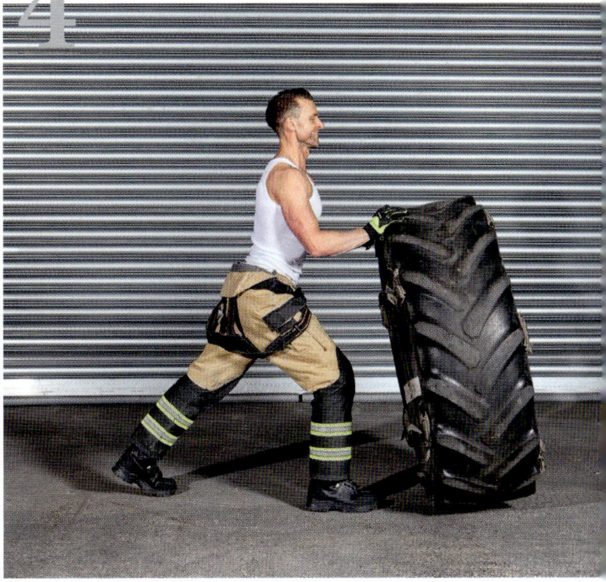

Nun ein Schritt nach vorn, die Hände greifen um, und der Reifen wird nach vorn gekippt. Anschließend Übung erneut durchführen.

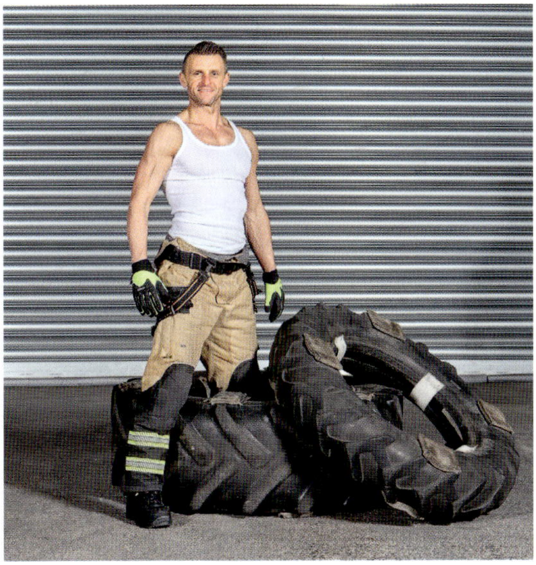

Geräte-Tipp:
Alte Traktorreifen mit »Abstandhaltern« aus Schlauchresten bestücken (verschrauben), um mit den Händen besser unter den Reifen zu kommen.

Beanspruchte Muskelgruppen:
Beanspruchte Muskulatur: Beine, Gesäß, Rücken

13. Dummy Drag / Sled Pull – Schlittenziehen (rückwärts)

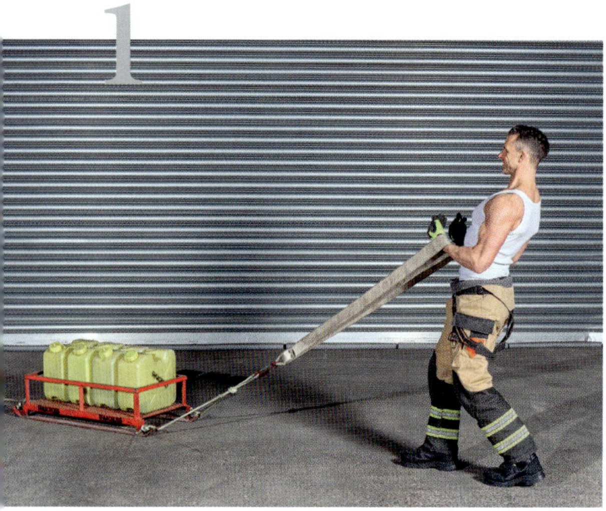

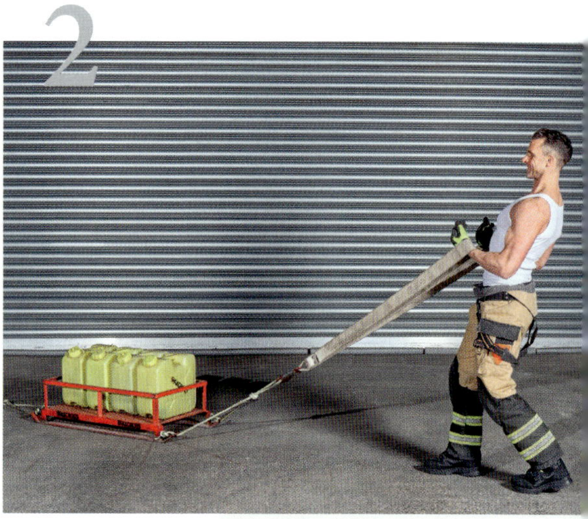

Ausgangsposition: Schlitten mit Schaummittel-Kanistern als Gewicht bestücken. Beide Schlaufen auf den Unterarmen, Arme angewinkelt. Aufrechter Stand, angespannter Rumpf.

Ausführung: Mit aufrechtem Körper rückwärts gehen, dabei leicht nach hinten legen. Rücken immer durchgestreckt, Schultern nach hinten.

Achtung! Leichte Rückenlage nicht verlassen (keinen »Buckel« machen). Auf ausreichendes Gewicht achten, damit hoher Widerstand beim Rückwärtsgehen entsteht.

Variationen: »Dummy ziehen« (Stichwort Menschenrettung). Beim Dummy auf »rückengerechte« Aufnahme achten!

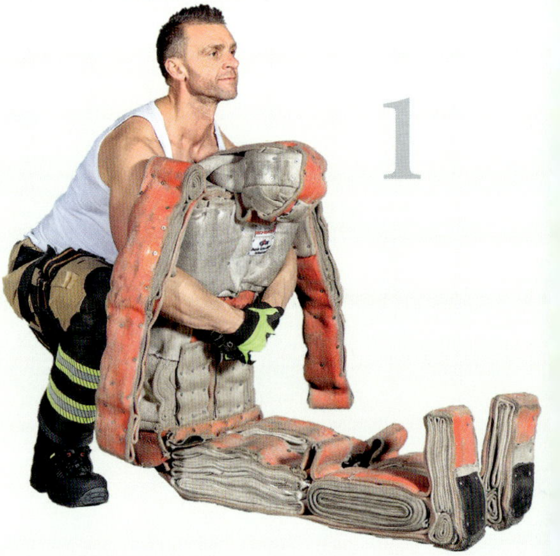

3

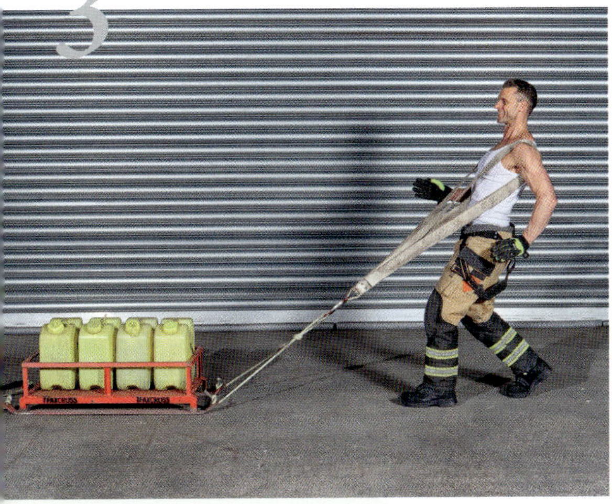

Variationen: Schlaufen über die Schultern legen, dabei die Arme seitlich mitschwingen. Gewichtsvariationen mit unterschiedlichen Kanistern oder, wenn vorhanden: einen Dummy Eigenbau wie hier abgebildet.

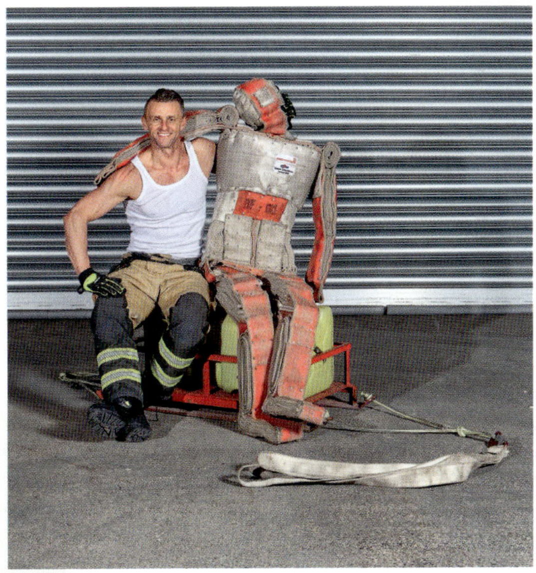

2

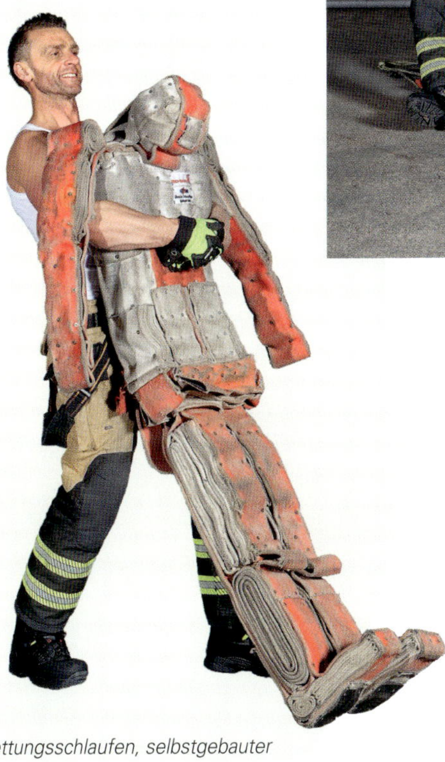

Geräte-Tipp:
Schaummittel-Kanister, Rettungsschlaufen, selbstgebauter Schlitten aus Flacheisen nach Maßen der Schaummittel-Kanister oder Traktorreifen, an dem Schlaufen befestigt werden.

Beanspruchte Muskelgruppen:
Beine, Gesäß, Oberkörper

14. Wild Hoses – »Wilde Schläuche«

1

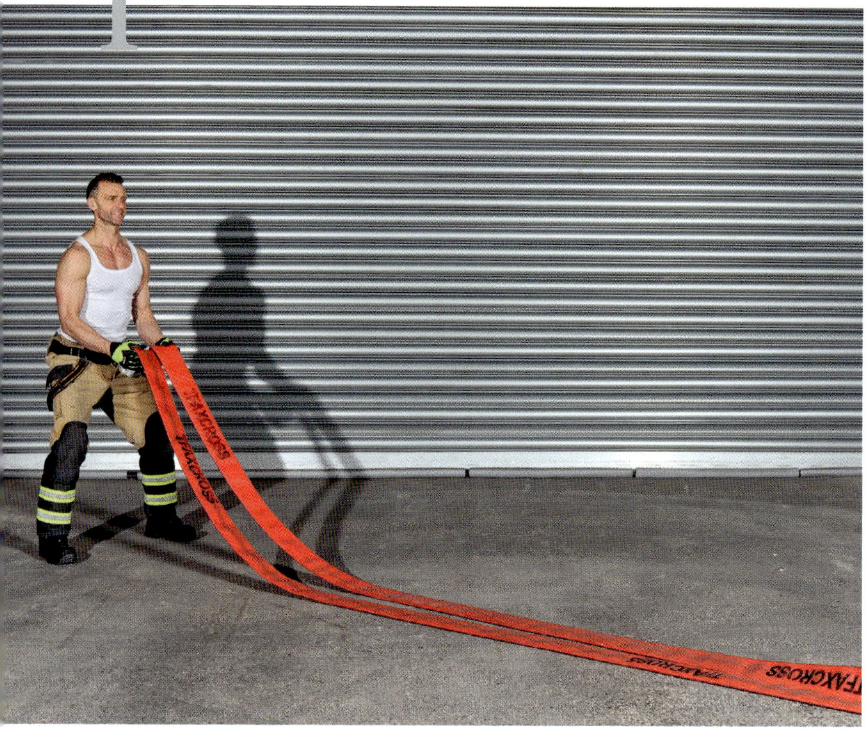

2

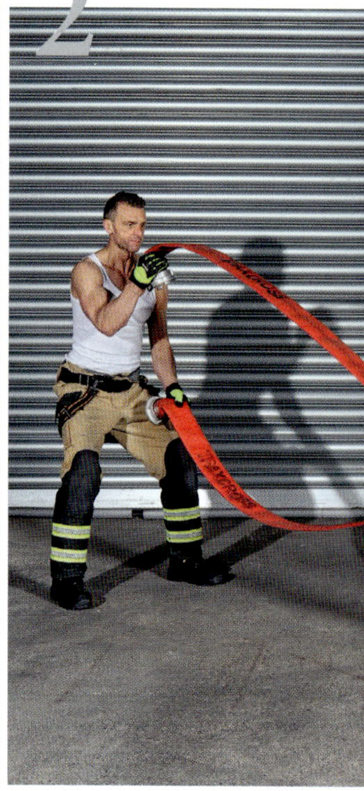

Ausgangsposition: Schulterbreiter fester Stand, Knie leicht gebeugt, gestreckter Rücken, Rumpf angespannt, Hände greifen die Schlauchenden.

Ausführung: Arme werden wechselseitig dynamisch ...

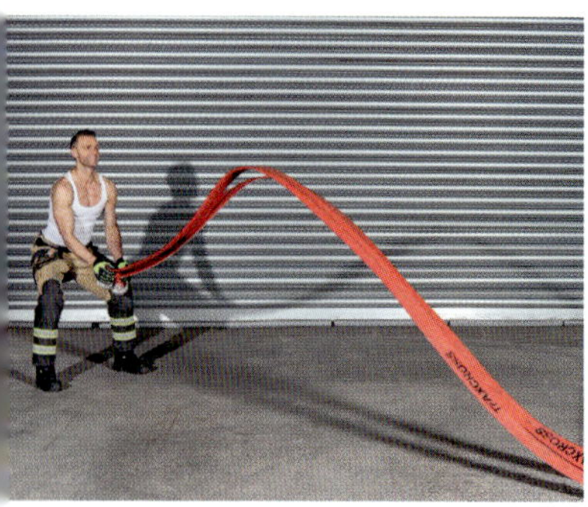

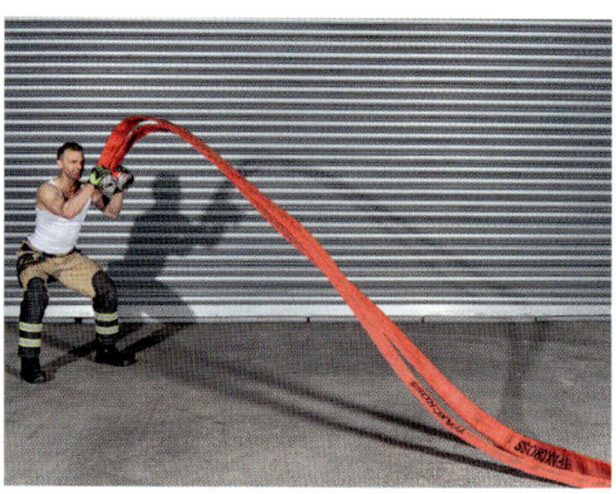

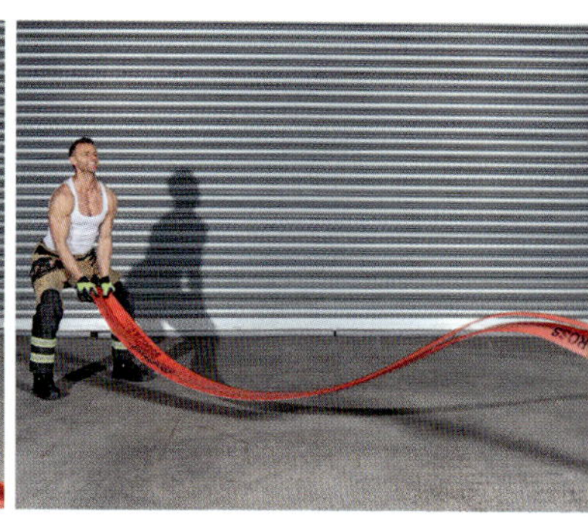

Variationen: Variante 1: Beide Arme werden gleichzeitig nach oben und unten bewegt.

3

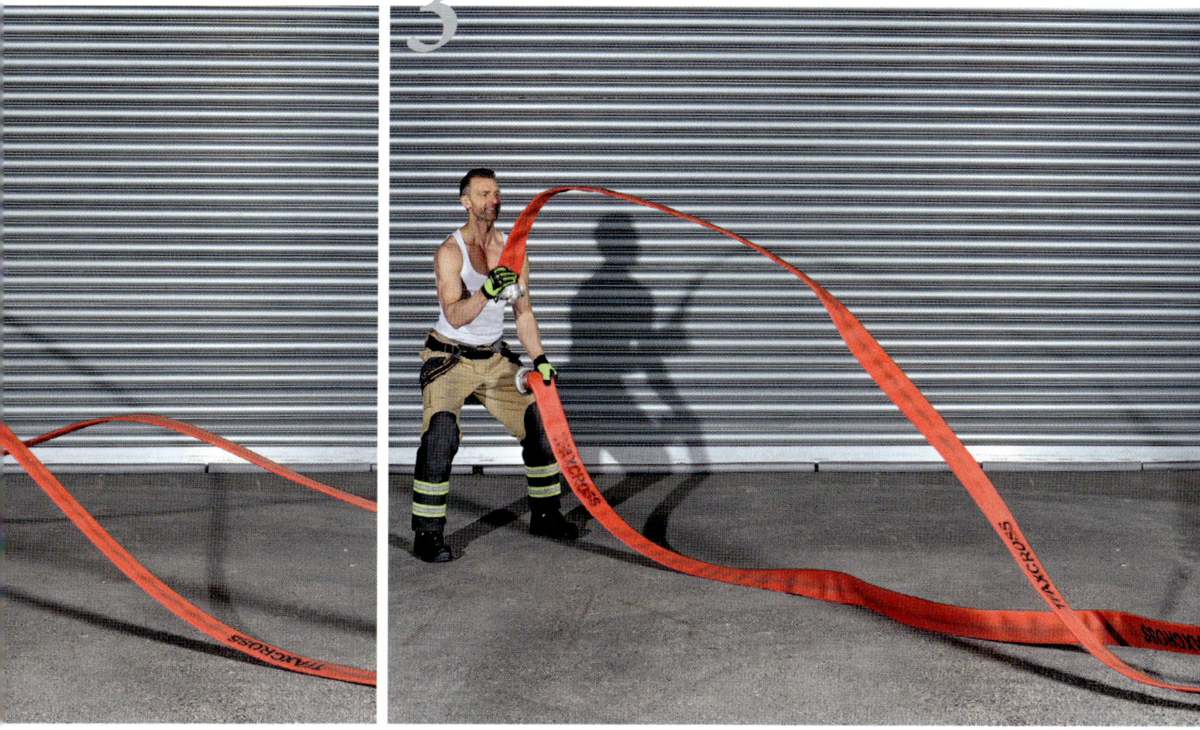

... nach oben und unten bewegt, sodass eine Wellenbewegung in den Schläuchen entsteht.

Achtung! Auf stabilen Rumpf achten. Bewegung erfolgt ausschließlich aus den Armen und Schultern.

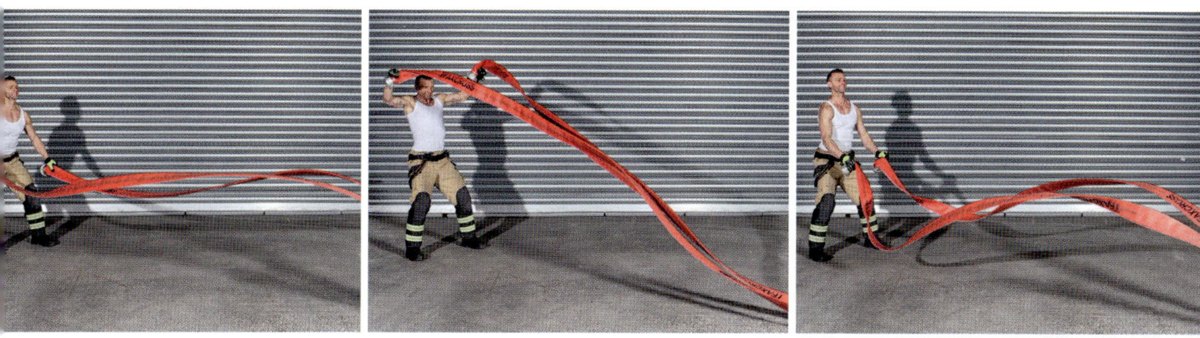

Variante 2: Arme führen gleichzeitig von innen nach außen eine große kreisförmige Bewegung aus.

Geräte-Tipp:
B-Schlauch, C-Schlauch

Beanspruchte Muskelgruppen:
Schulter, Arme, Hände

15. Sled Pull – Schlittenziehen (vorwärts)

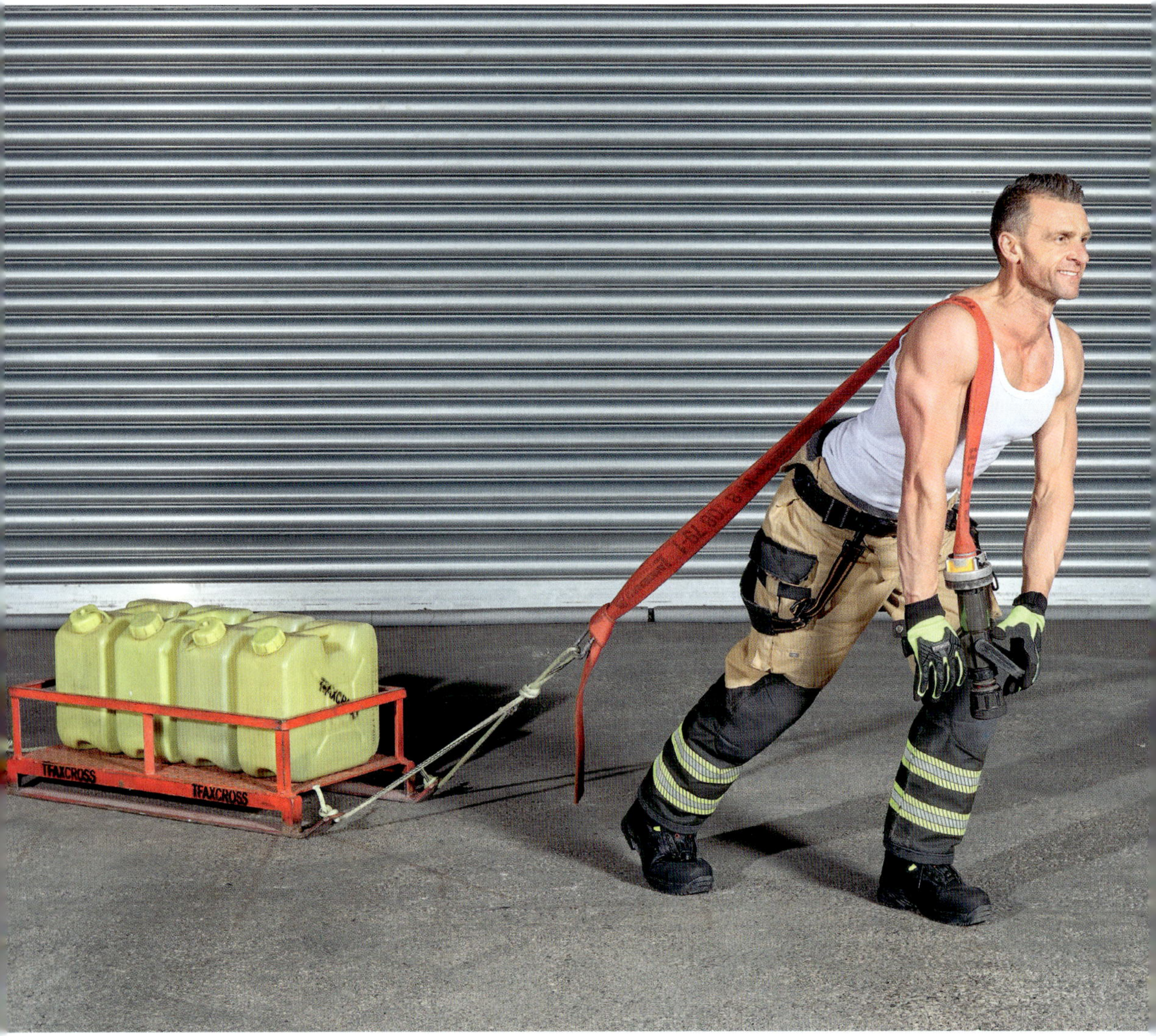

Ausgangsposition: Schlitten mit Schaummittel-Kanistern als Gewicht bestücken. C-Schlauch über eine Schulter legen, Strahlrohr mit durchgestrecken Arm am Griffstück halten.

Achtung! Auf Rumpfstabilität achten, nicht rotieren.

Ausführung: Mit vorgebeugtem Oberkörper vorwärts gehen. Die »freie Hand« geht zur Stabilisierung des Oberkörpers mit an das Strahlrohr. Beim nächsten Intervall Wechsel der Schulter und der Position der Arme/Hände.

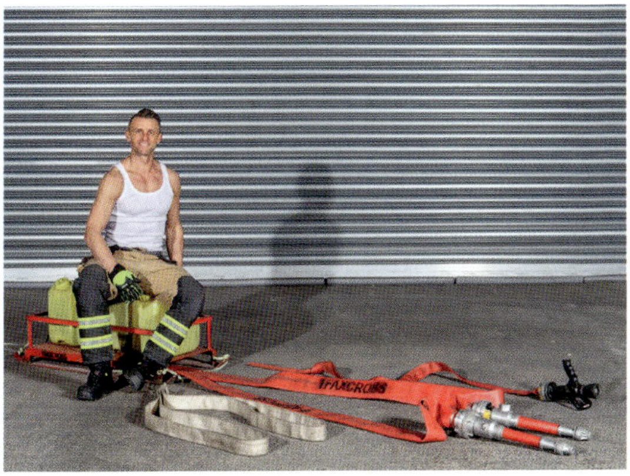

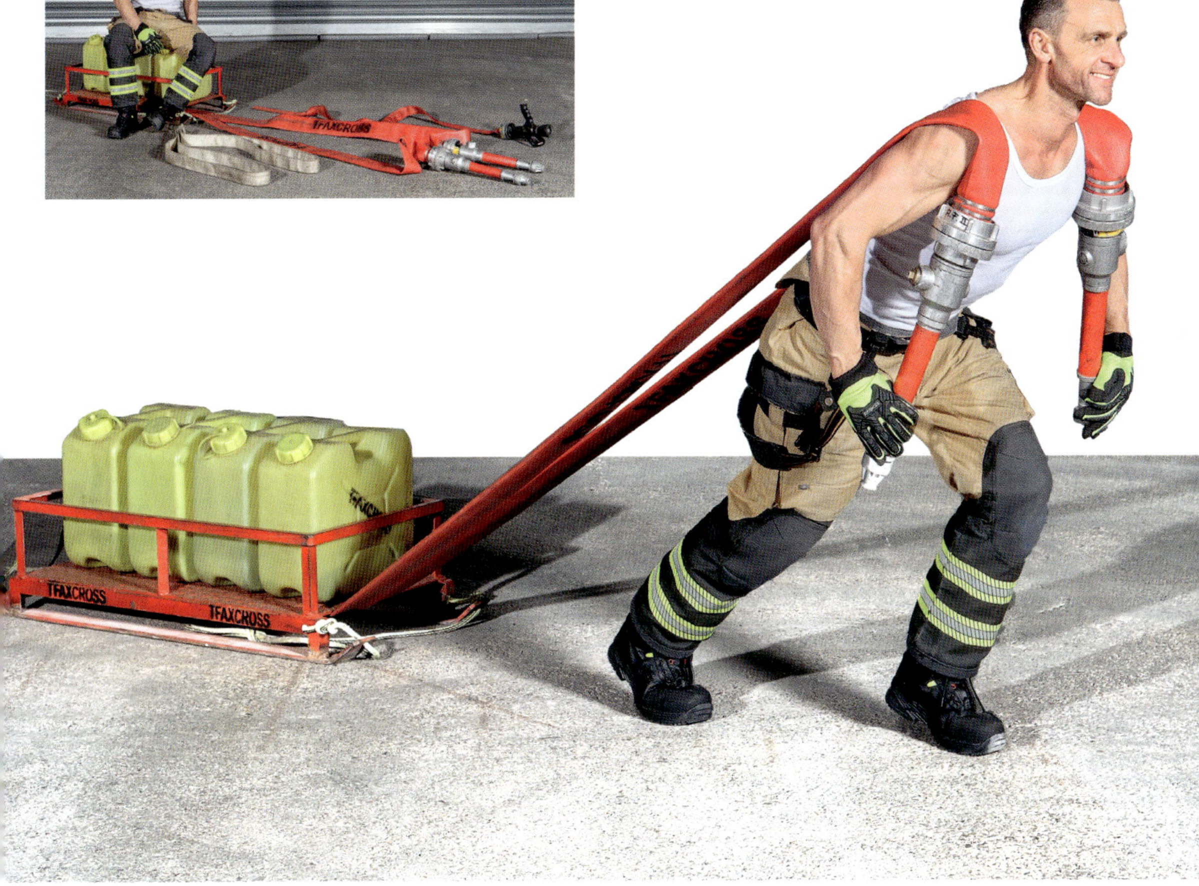

Variante 1: Gewichtsvariationen mit unterschiedlichen Kanistern.

Variante 2: Statt des C-Schlauches werden zwei Schlaufen oder ein B-Schlauch mit Strahlrohren über beide Schultern gelegt.

Geräte-Tipp:
Schaummittel-Kanister, Rettungsschlaufe, selbstgebauter Schlitten aus Flacheisen nach Maßen der Schaummittel-Kanister oder Traktorreifen, an dem Schlaufen befestigt werden.

Beanspruchte Muskelgruppen:
Beine, Gesäß, Oberkörper

16. Hose Sit-ups

1

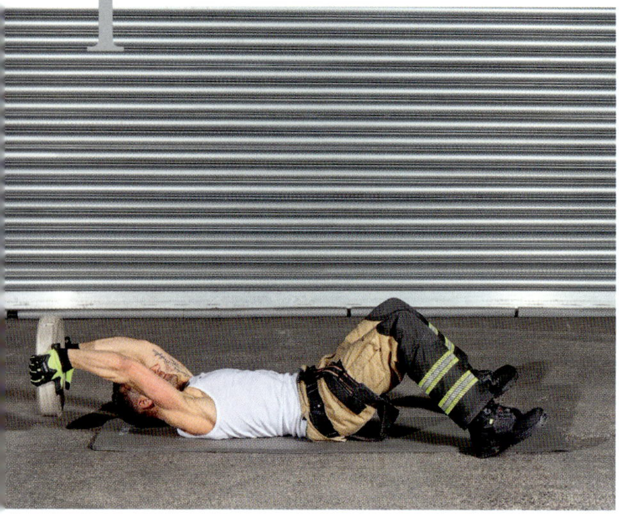

2

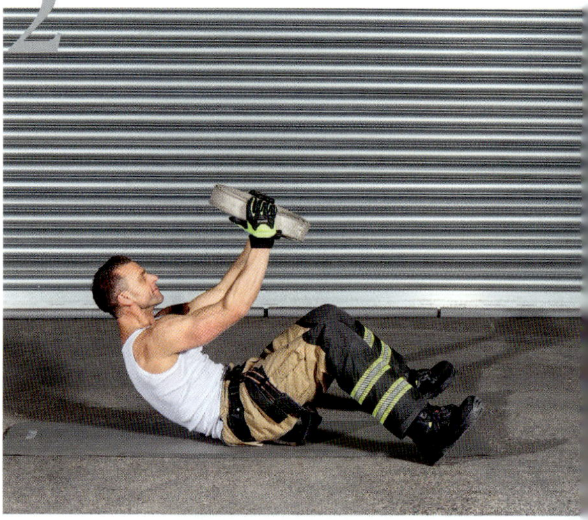

Ausgangsposition: Rückenlage, angewinkelte Beine, Füße aufgesetzt. Schlauchrolle über dem Kopf abgelegt, Hände fassen die Schlauchrolle. Füße mit den Hacken aufgesetzt.

Ausführung: Aufrichten des Oberkörpers, Schlauchrolle über den Kopf nach vorne (oberhalb der Knie) führen, dann dieselbe Bewegung zurück in Ausgangsposition.

Variationen: Beim Aufrichten die Schlauchrolle abwechselnd links und rechts an den Knien vorbeiführen.

1

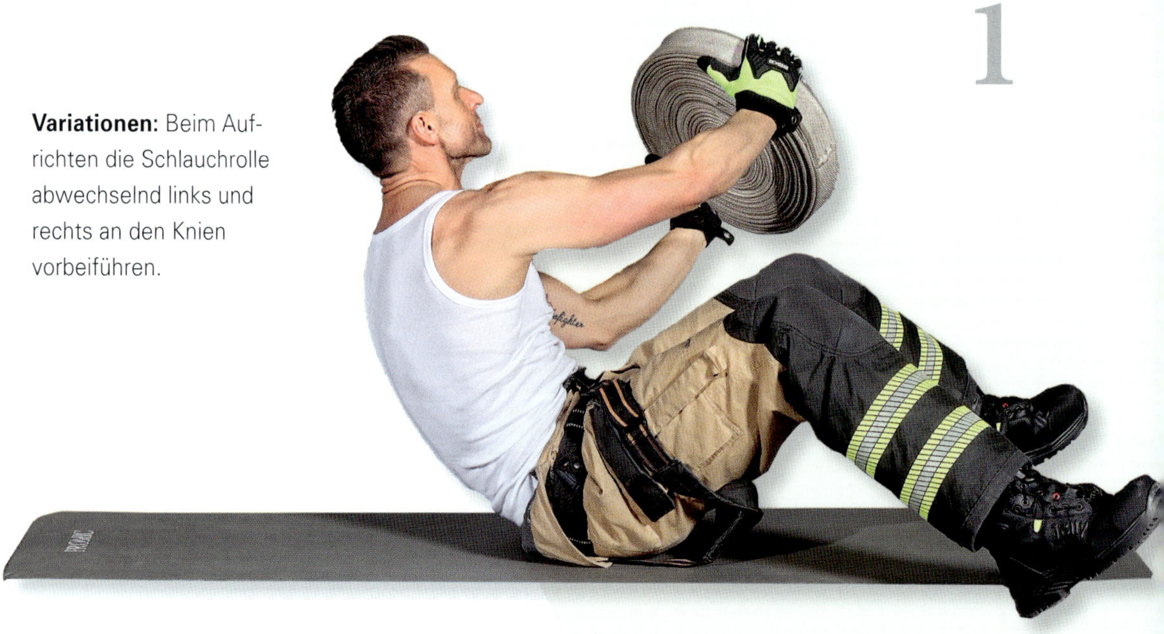

3

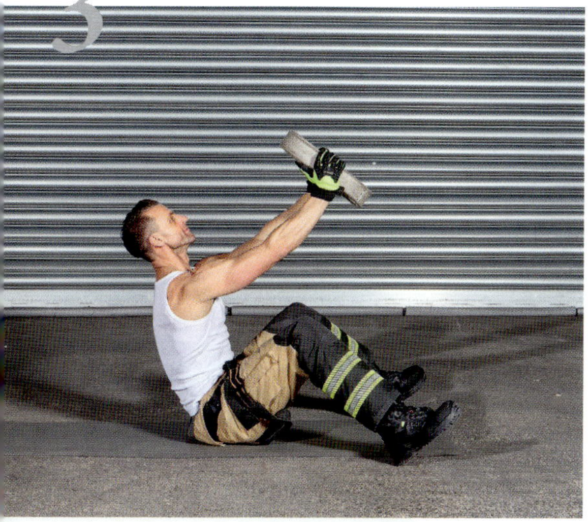

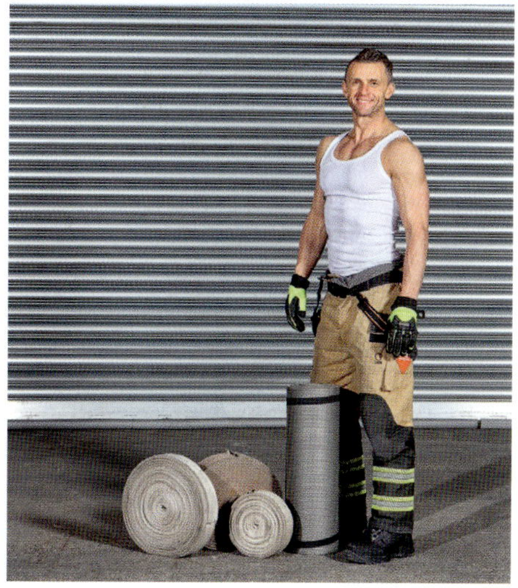

Achtung! Auf fließende Bewegung achten, keinen Schwung holen. Keine Beugung in der Lendenwirbelsäule.

2

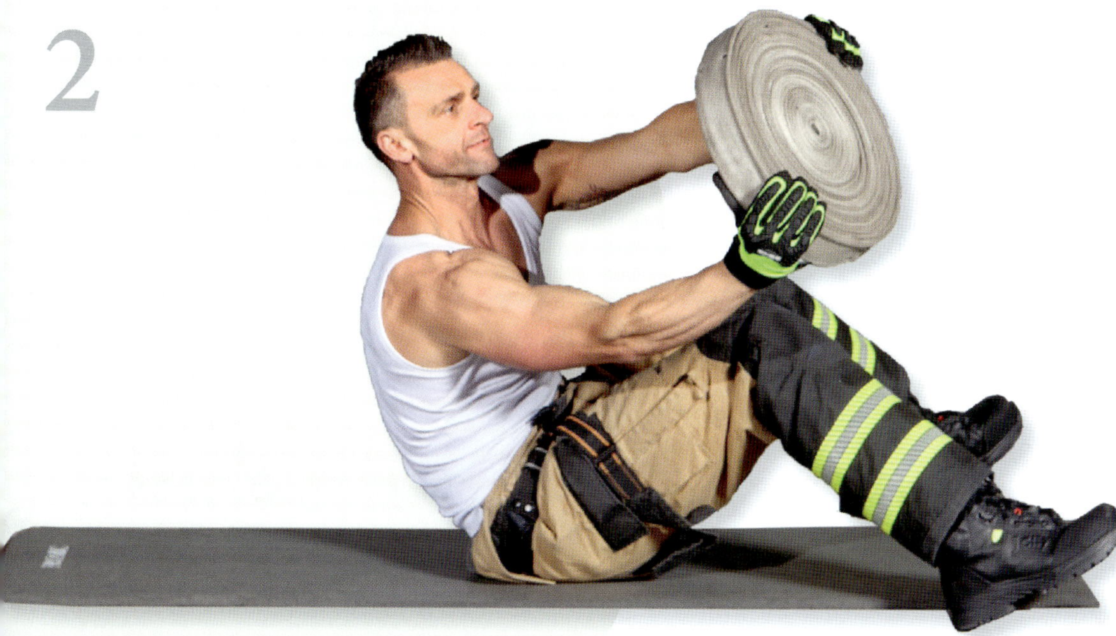

Geräte-Tipp:
Selbstgebaute Schlauchrollen (2,5/4/8 Kilo), Übergangsstück, Stützkrümmer etc.

Beanspruchte Muskelgruppen:
Bauch (gerade und schräg)

17. Canister Walk – Kanister-Lauf

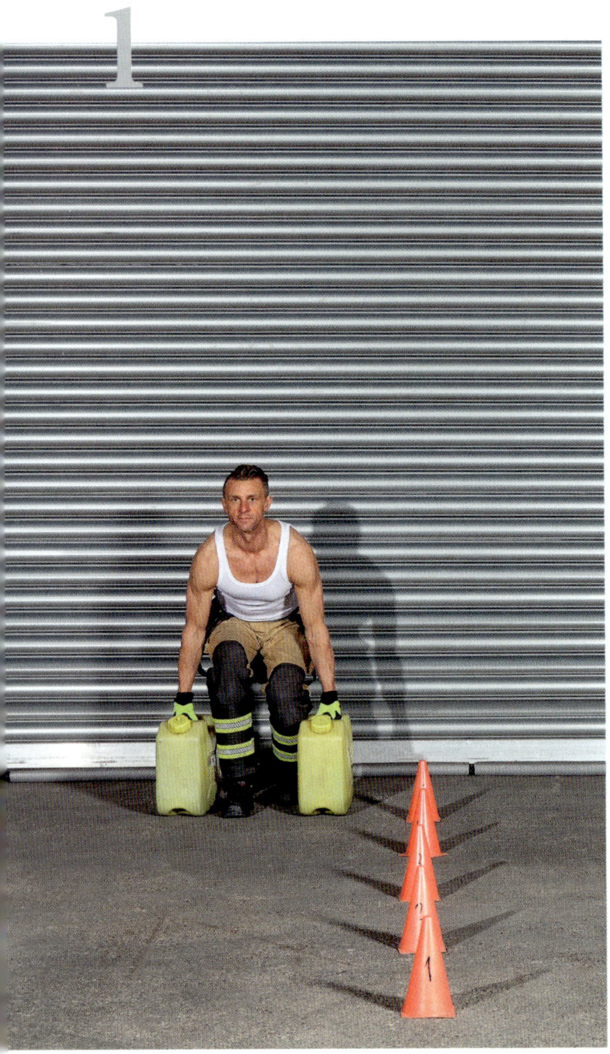

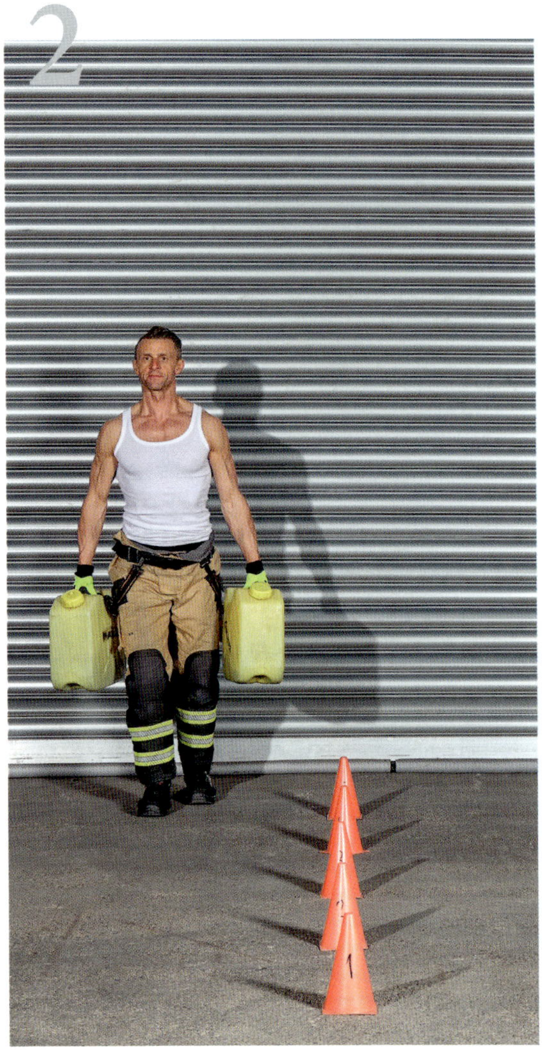

Ausgangsposition: Aufrechter Stand, jeweils ein Kanister (identisches Gewicht) in jeder Hand. Arme gestreckt, Schultern nach hinten.

Ausführung: Schnelles Gehen über eine vorher abgesteckte Distanz.

Achtung! Aufnahme der Kanister mit geradem aufrechtem Rücken. Keine Pendelbewegung der Kanister beim Gehen. Arme stets durchgestreckt lassen.

3

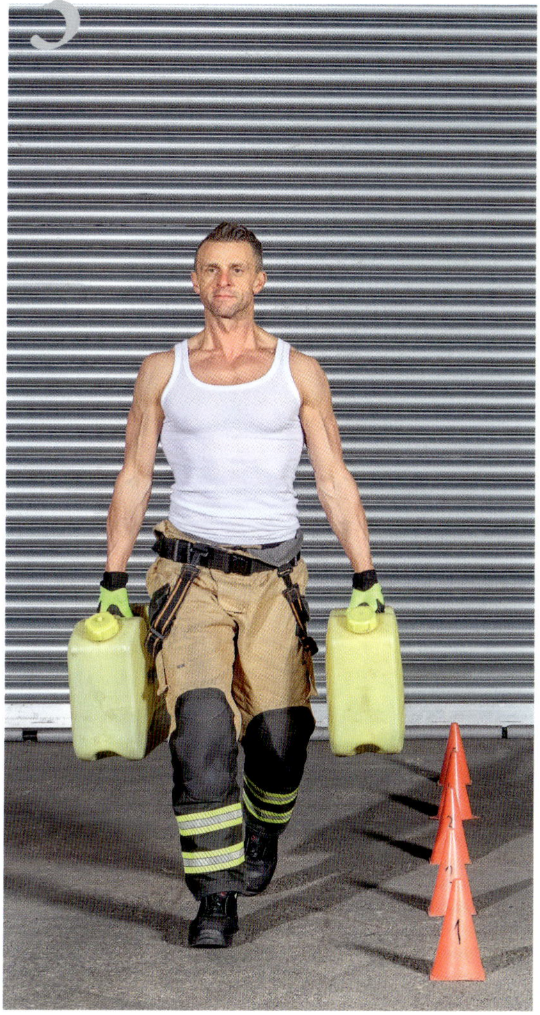

4

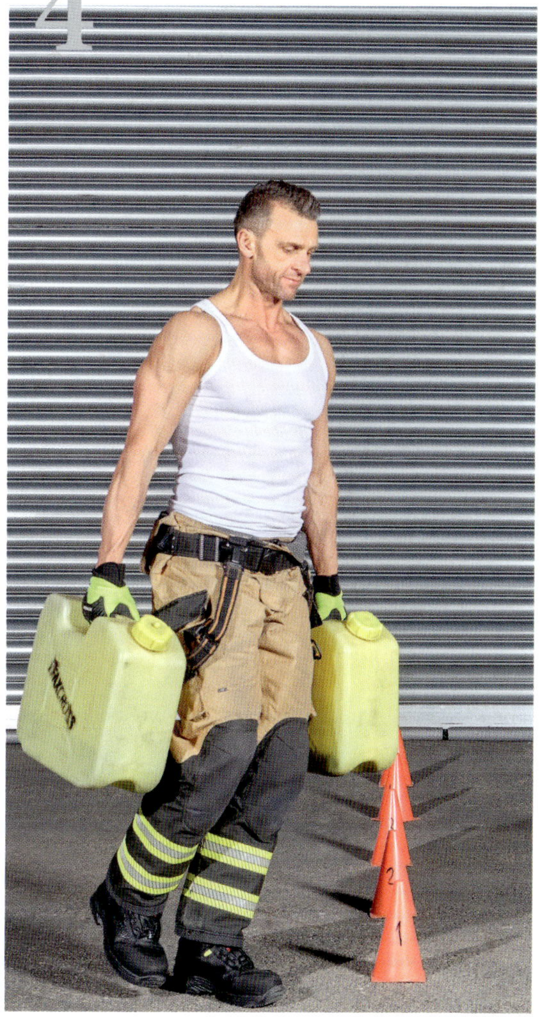

Variationen: Als Slalomlauf ausführen, Gewichtsvariationen durch unterschiedlich schwere Kanister.

Geräte-Tipp:
Ausrangierte Schaummittel-Kanister mit Kies gefüllt in verschiedenen Gewichtsvariationen, Verkehrsleitkegel.

Beanspruchte Muskelgruppen:
Ganzer Körper

18. Ladder lifting – Leiterheben

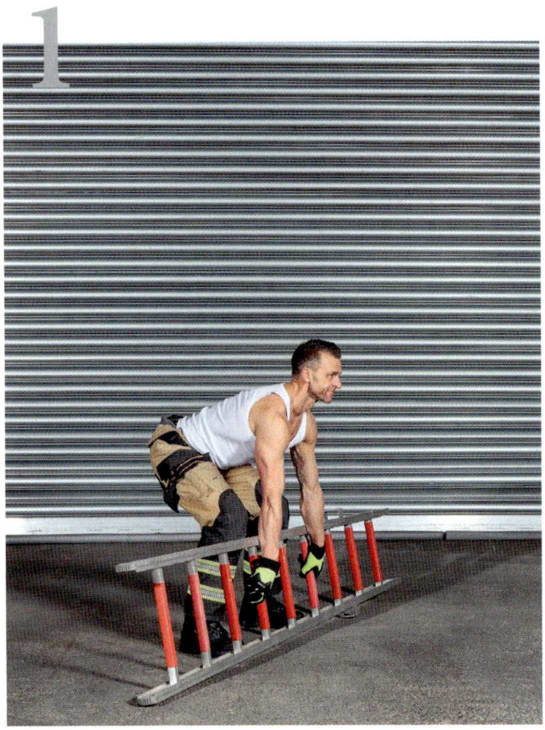

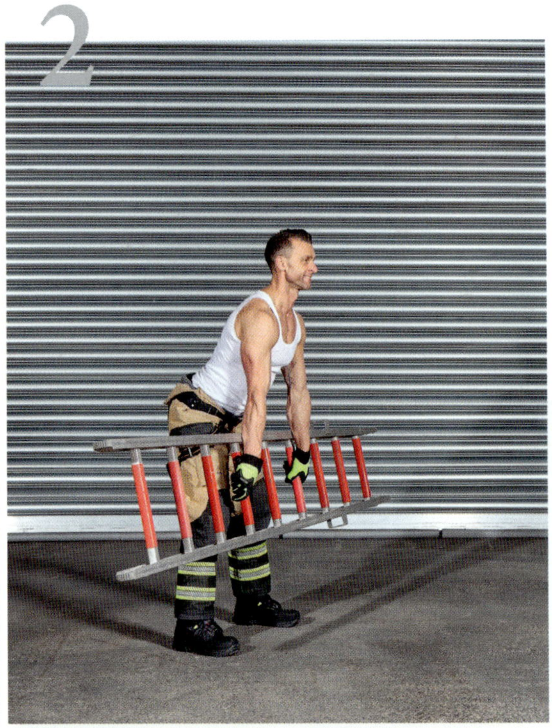

Ausgangsposition: Schulterbreiter Stand, Leiter ist vor den Füßen hochkant abgestellt. Über die Leiter hinweg Sprossen greifen (Leiter ist seitlich ausbalanciert). Arme gestreckt, Knie leicht gebeugt, Oberkörper mit neutraler Wirbelsäulenposition nach vorne gebeugt, Blick nach vorn.

Ausführung: Gleichzeitiges Strecken der Beine und Aufrichten des Oberkörpers. Arme anwinkeln und Leiter vor der Brust umsetzen.

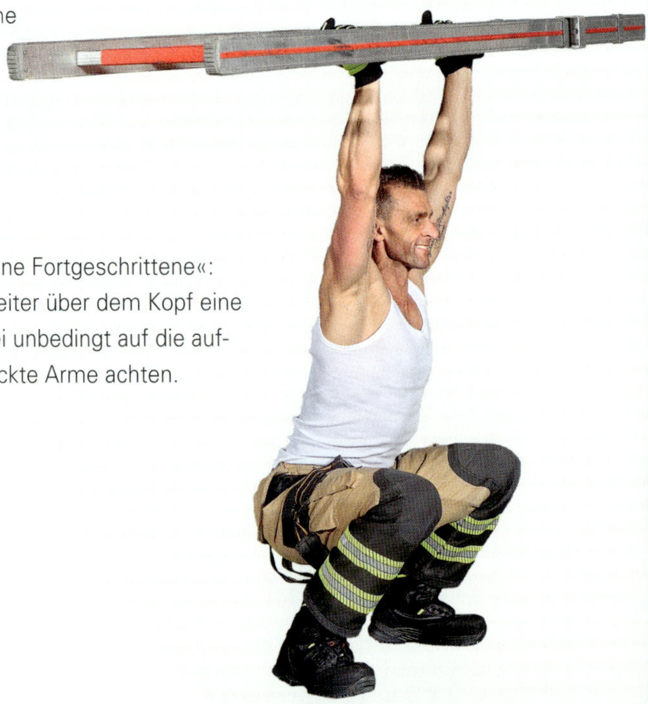

Variationen: Für »fortgeschrittene Fortgeschrittene«: Aus der Standposition mit der Leiter über dem Kopf eine tiefe Kniebeuge machen. Hierbei unbedingt auf die aufrechte Haltung und durchgestreckte Arme achten.

3

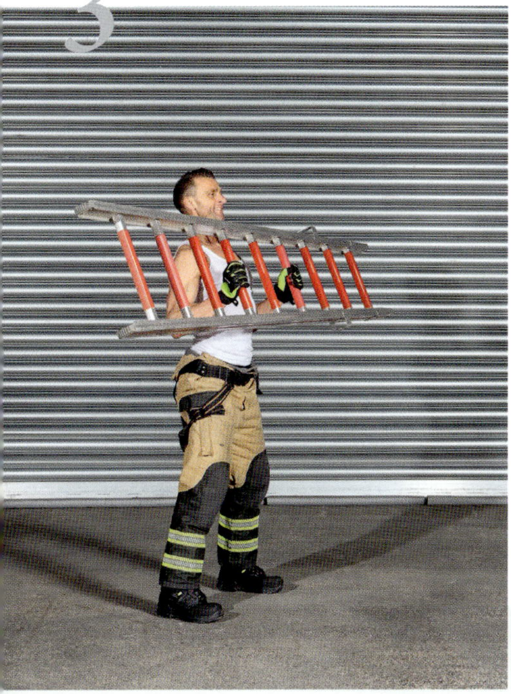

Arme mit Leiter nach oben über den Kopf ausstrecken.

4

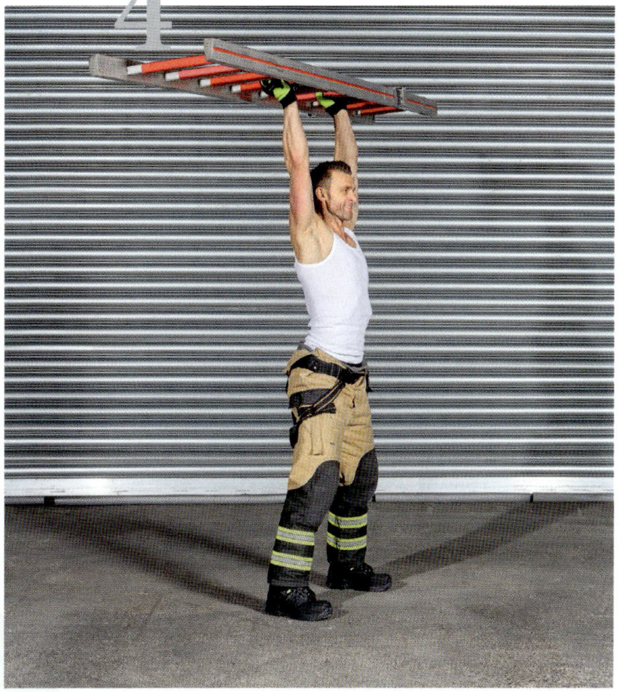

Nach kurzem Verharren geht es in umgekehrter Bewegungsfolge zurück in die Ausgangsposition; die ganze Übung erfolgt in einer fließenden Bewegung.

Gewichtsvariationen durch das Zusammenstecken mehrerer Steckleiterteile.

Achtung! Fuß bleibt immer komplett aufgesetzt. Blick immer nach vorne richten (festen Punkt suchen) als Hilfsmittel, damit eine neutrale Wirbelsäule beibehalten wird.

Geräte-Tipp:
Steckleiterteile

Beanspruchte Muskelgruppen:
Ganzer Körper

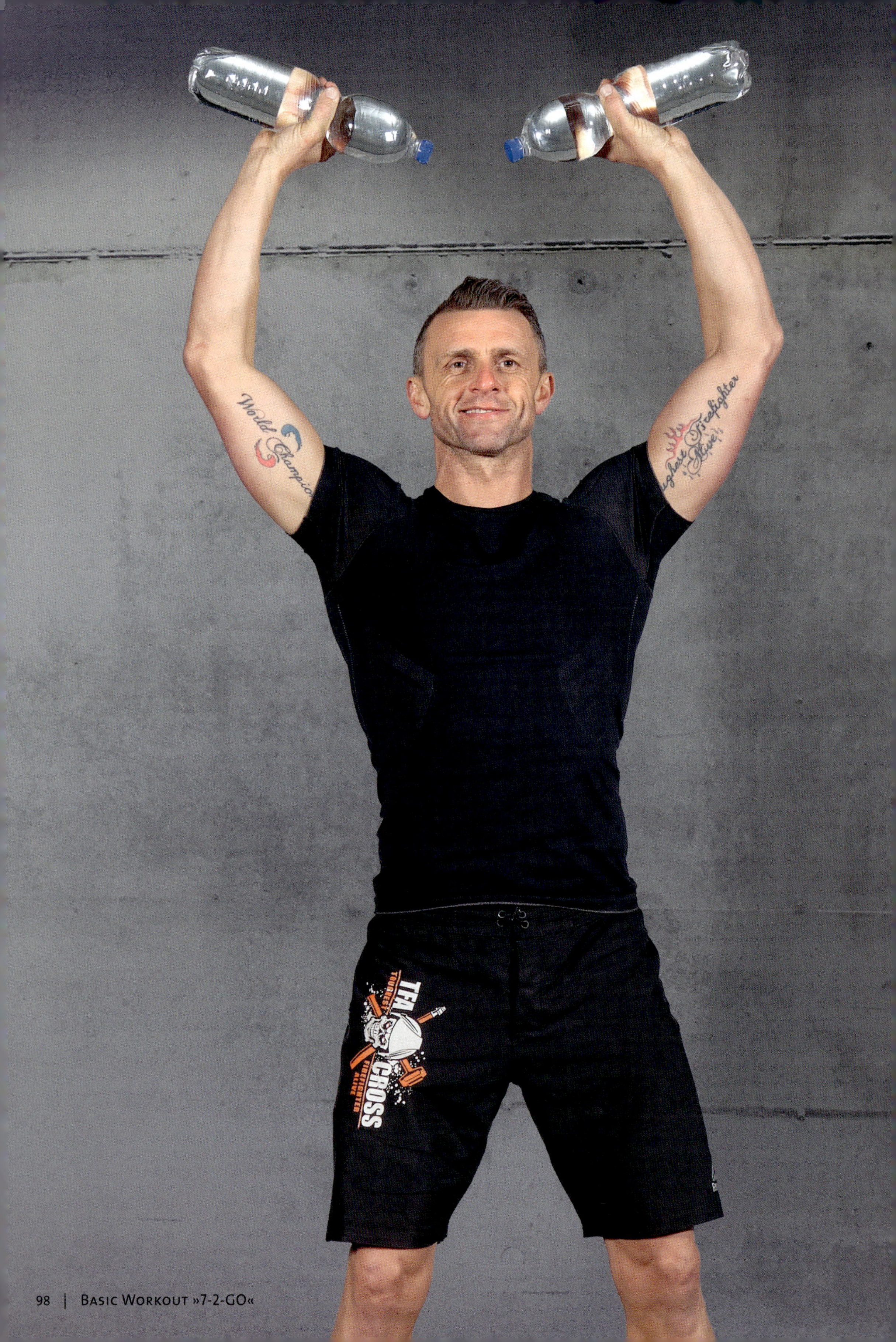
TFA
CROSS

Basic Workout »7-2-GO«

Ihr als Feuerwehrleute kennt natürlich den Begriff »7-2-GO«. Er bezeichnet eine Technik unseres Schlauchmanagements: eine für den Innenangriff schnell hergestellte, 45 Meter lange Schlauchreserve. Ab heute hat »7-2-GO« (lies: »Seven to Go«) für euch noch eine weitere Bedeutung: meine TOP 7-Grundübungen für ein ausgeglichenes Ganzkörpertraining.

Was ist der große Vorteil dieser sieben Grundübungen? Es gibt gleich mehrere: Ihr könnt die Übungen überall und jederzeit durchführen. Das ist wichtig, um sportlich immer am Ball zu bleiben – sei es zu Hause, bei einem mehrtägigen beruflichen Seminar oder im Urlaub. Je länger ihr »raus« seid, umso mehr baut ihr körperlich ab und umso schwieriger ist es, den Rückstand wieder aufzuholen – wir aber wollen durchgängig fit bleiben! Ihr benötigt keine Hilfsmittel oder Geräte, nur euer eigenes Körpergewicht. Optional könnt ihr noch Wasserflaschen (0,5 bis 1,5 Liter) hinzunehmen, um die Intensität zu erhöhen, das ist aber auch schon alles.

»7-2-GO« besteht ganz bewusst aus Übungen, die ihr alle kennt und die ihr mit Sicherheit auch schon einmal selbst ausgeführt habt. Sicher, im Laufe der Jahre gab es immer wieder Varianten davon bzw. neue Übungen, aber diese Klassiker haben bis heute »überlebt«, und das aus gutem Grund: Sie sind leicht zu erlernen und für die entsprechenden Muskelgruppen die effektivsten, die ich kenne. Und dank dieser Klassiker braucht ihr keine »Mach dich krass«-Workouts oder »I make you sexy«-Videos: »7-2-GO« machen euren Körper mindestens genauso »krass« und »sexy« – versprochen!

Ich stelle euch nun »7-2-GO« vor, die so aufeinander aufgebaut sind, dass ihr »von unten nach oben« keine wichtige Muskelkette vergesst. Wichtig: Ich empfehle, diese Übungen nicht mit einer bestimmten Anzahl an Wiederholungen durchzuführen, sondern, wie die Einheiten beim »großen« TFAXCROSS WORKOUT, innerhalb von Zeitintervallen nach der Tabata-Methode – dazu später mehr. Arbeitet ihr beispielsweise mit vier Intervall-Einheiten, kostet euch dieses effektive Ganzkörpertraining nur 15 Minuten Zeit.

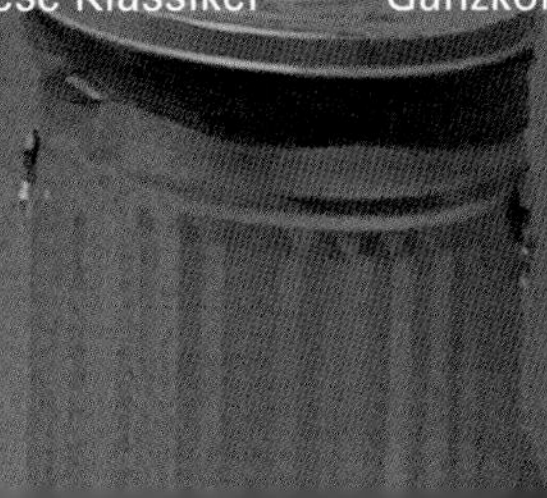

1. Jumping Jacks

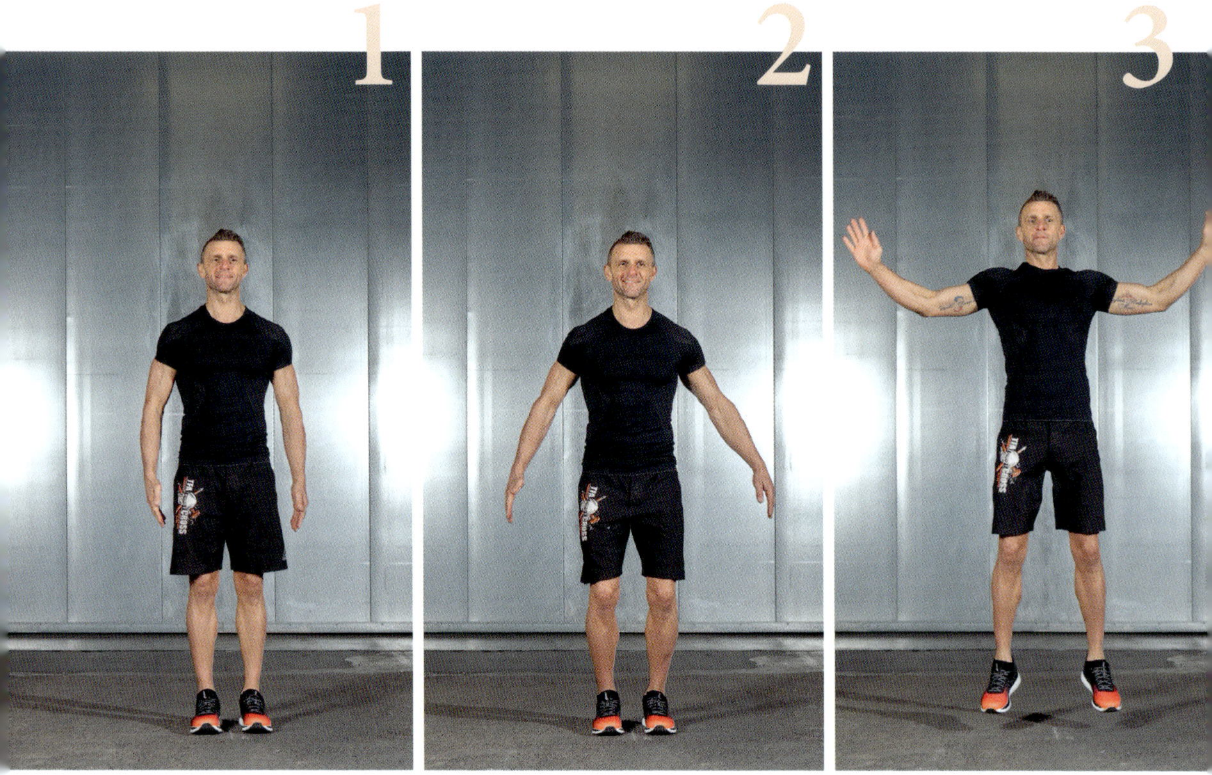

Ausgangsposition: Aufrechter Stand, Blick geradeaus, Füße stehen zusammen, Arme liegen seitlich an Körper an.

Ausführung: Mit leicht gebeugten Knien hochspringen und dabei gleichzeitig die Füße nach außen und die Hände (die sich berühren dürfen) über den Kopf führen, Oberkörper bleibt gerade, Blick geradeaus.

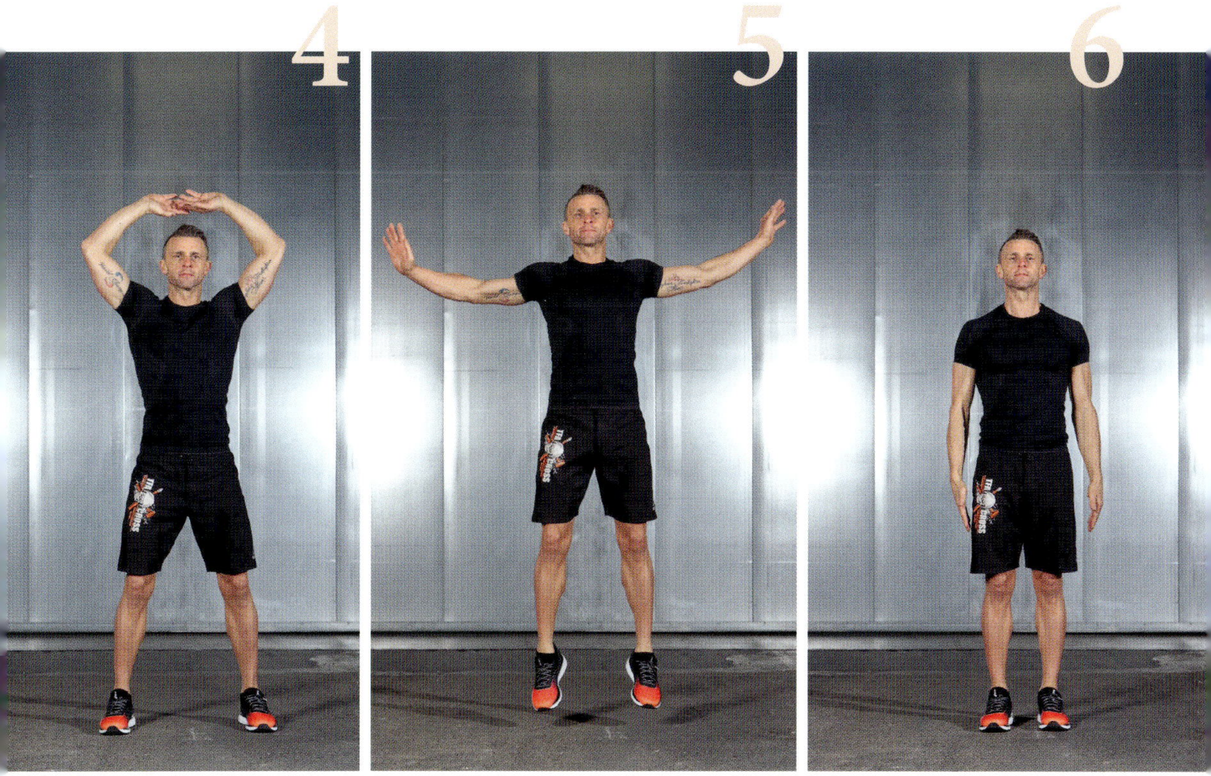

Danach Sprung in die Ausgangsposition: Füße zu- sammen, Arme am Körper. Diese Vorgehensweise kontinuierlich und bei einheitlichem Tempo innerhalb des 20-Sekunden-Intervalls wiederholen.

Achtung! Jumping Jacks dienen gleichzeitig als Aufwärmübung, deswegen sind sie auch die erste Einheit beim Basic Workout.

→ 1. Jumping Jacks

1

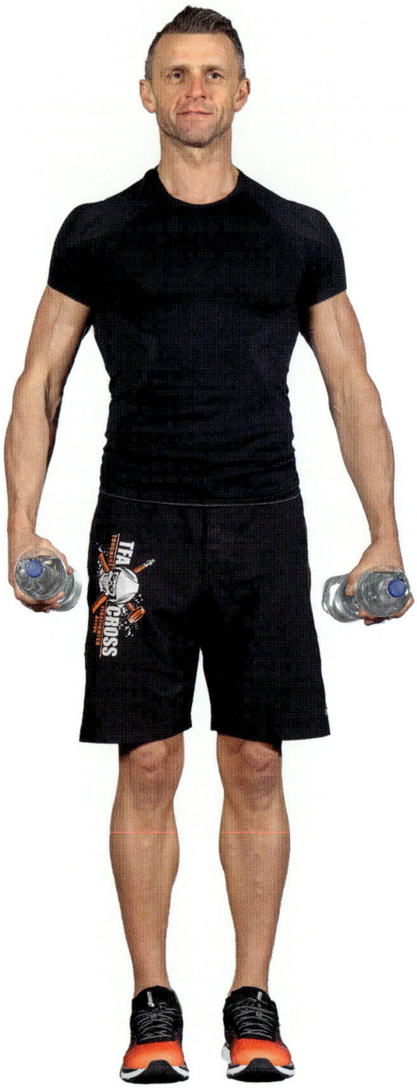

Variation: Die Belastung steigern, indem mit jeder Hand eine Wasserflasche identischen Gewichts (0,5–1,5 Liter) gehalten wird.

2

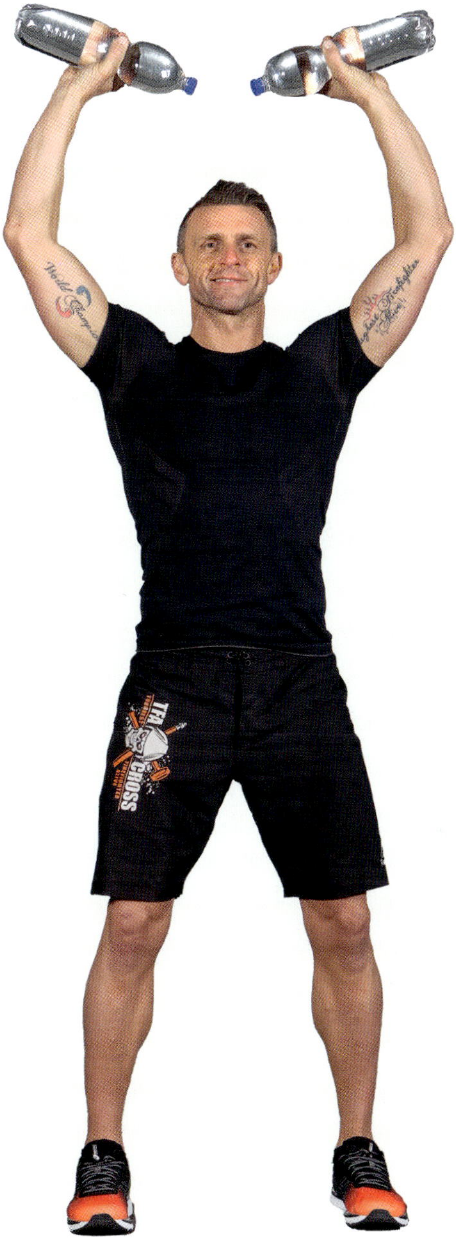

Beanspruchte Muskelgruppen:
Beine, Rumpf, Schulter

2. Squats

1

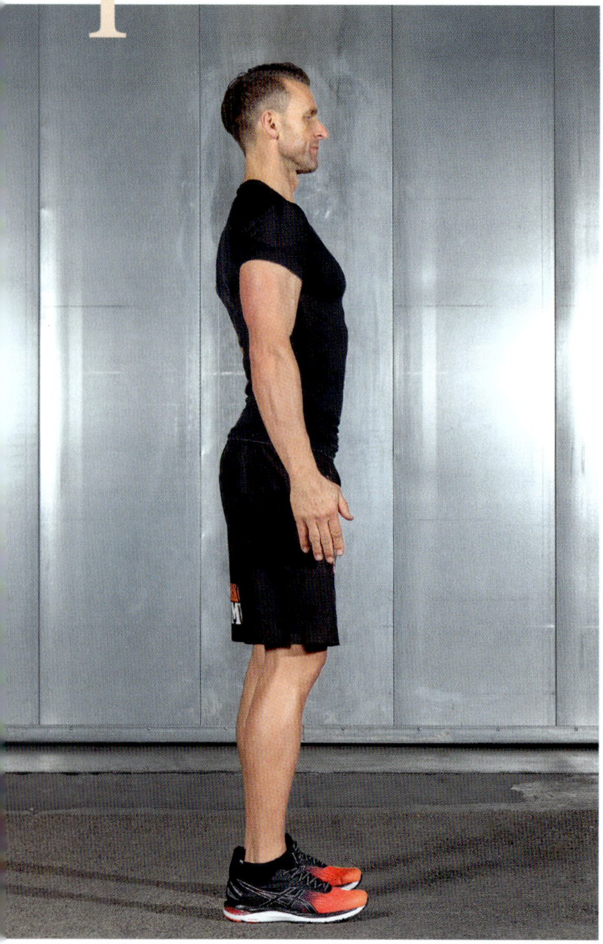

2

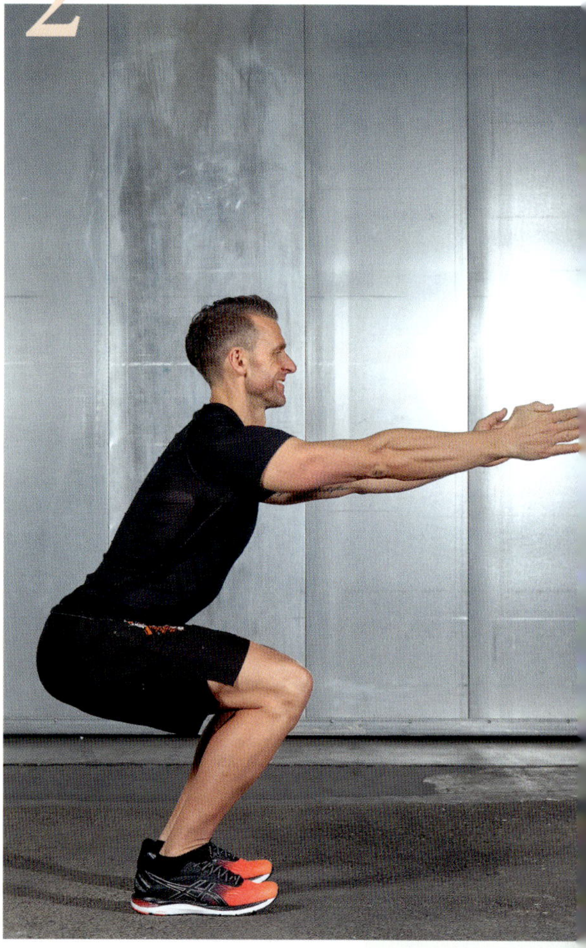

Ausgangsposition: Aufrechter Stand, Blick geradeaus, »Brust raus« – der ganze Körper ist angespannt, speziell die Bauchmuskulatur.

Ausführung: Beide Arme nach vorne bis auf Schulterhöhe führen, gleichzeitig die Kniebeuge ausführen. Ober- und Unterschenkel bilden dabei mindestens einen 90-Grad-Winkel. Anschließend zurück in die Ausgangsposition, der Rücken bleibt zu jeder Zeit gerade.

Achtung! Die Knie bleiben konstant in einer gedachten Linie über den Fußspitzen und fallen nicht nach innen; die Belastung ist auf dem ganzen Fuß. Kleiner Tipp: Stellt euch vor, ihr wollt euch auf einen Stuhl setzen; dadurch führt ihr das Gesäß automatisch in der richtigen Position nach hinten.

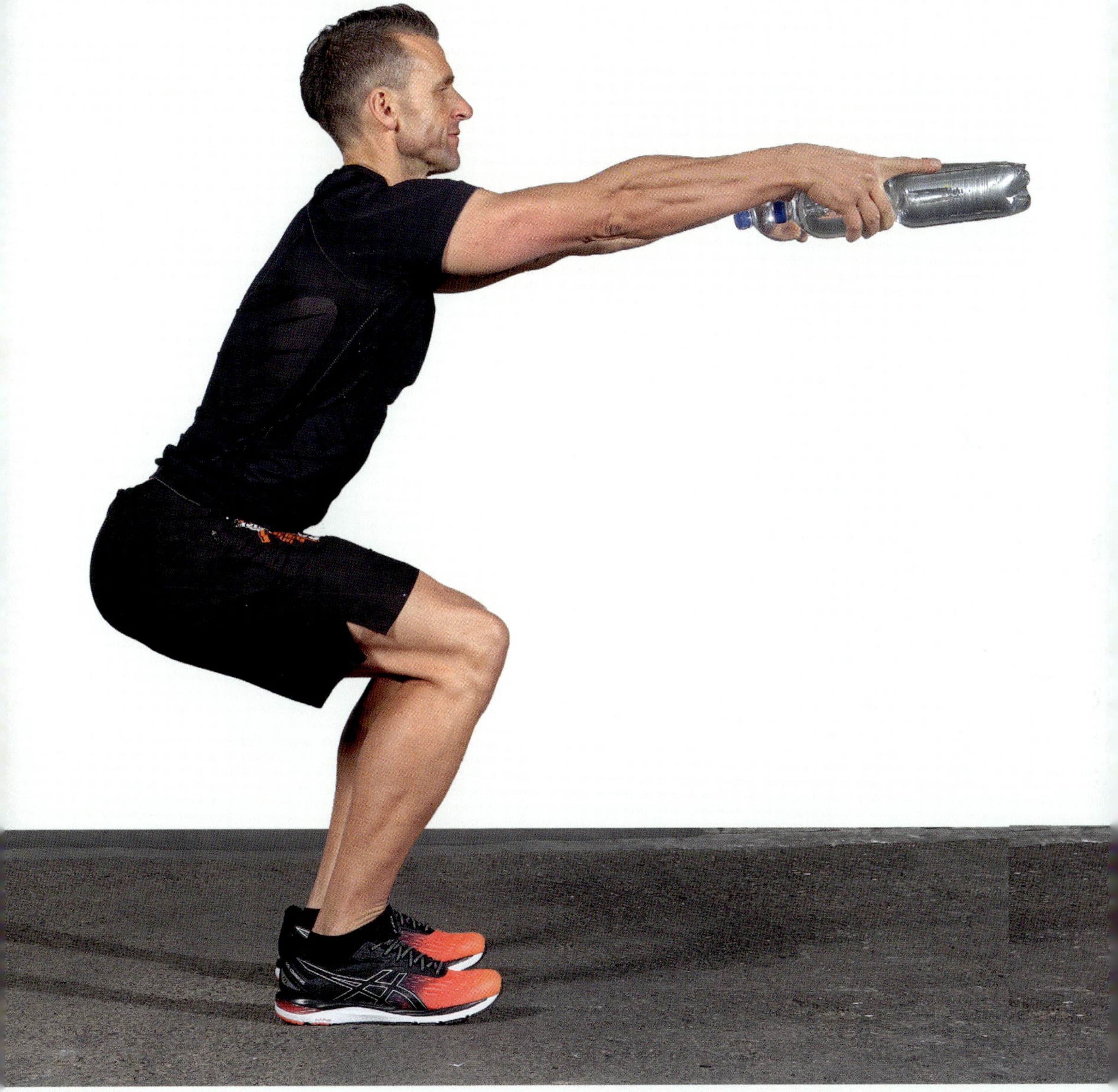

Variation: Die Belastung steigern, indem mit jeder Hand eine Wasserflasche identischen Gewichts (0,5–1,5 Liter) gehalten wird.

Beanspruchte Muskelgruppen:
Vordere Beinmuskulatur, Gesäß

3. Good Mornings

1

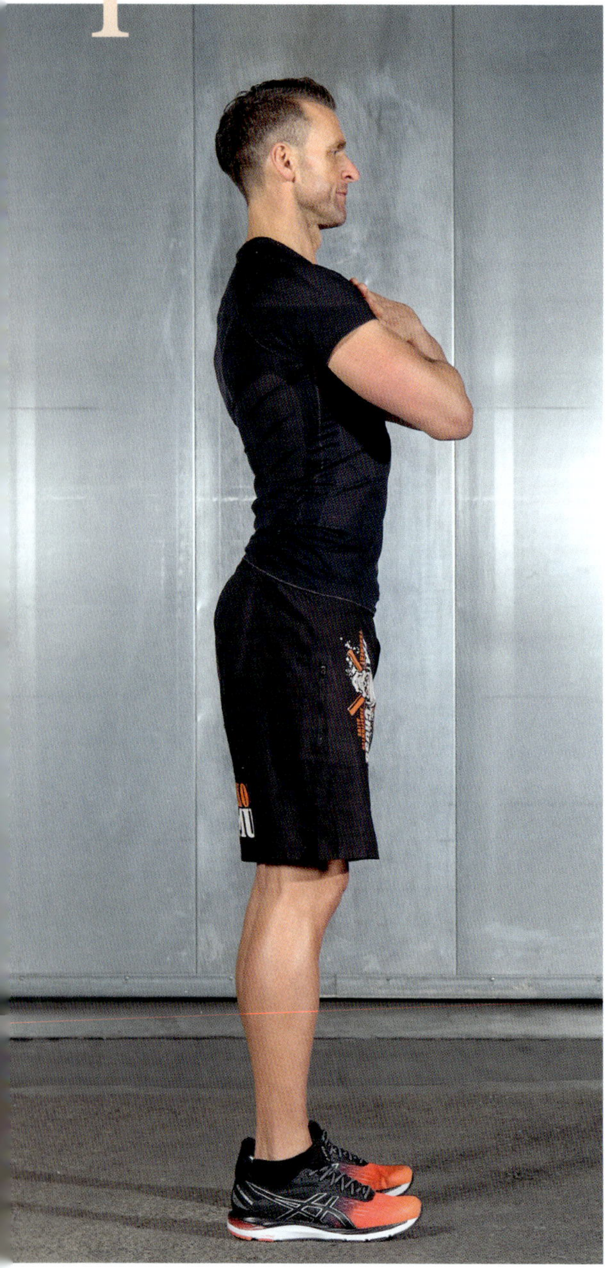

2

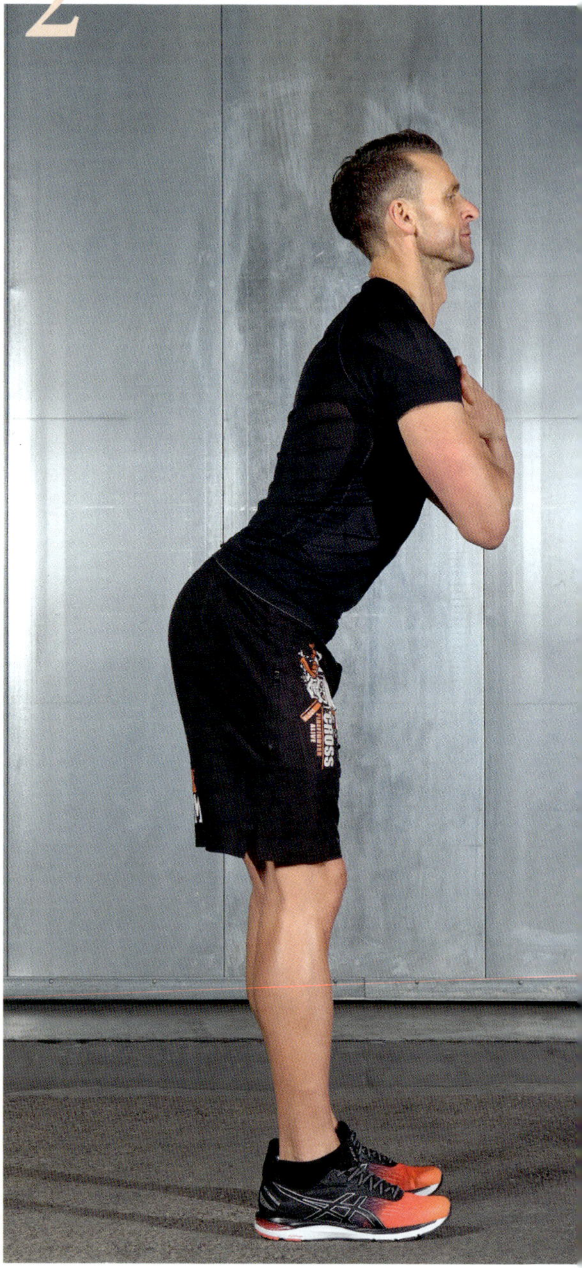

Ausgangsposition: Stabiler, schulterbreiter Stand, Blick geradeaus, Rücken ist »gefühlt« leicht im Hohlkreuz. Die Hände werden verschränkt vor der Brust gehalten.

Ausführung: Die Hüfte wird durch ein Nachhintenschieben des Gesäßes bei neutraler Wirbelsäulenhaltung gebeugt, ...

3

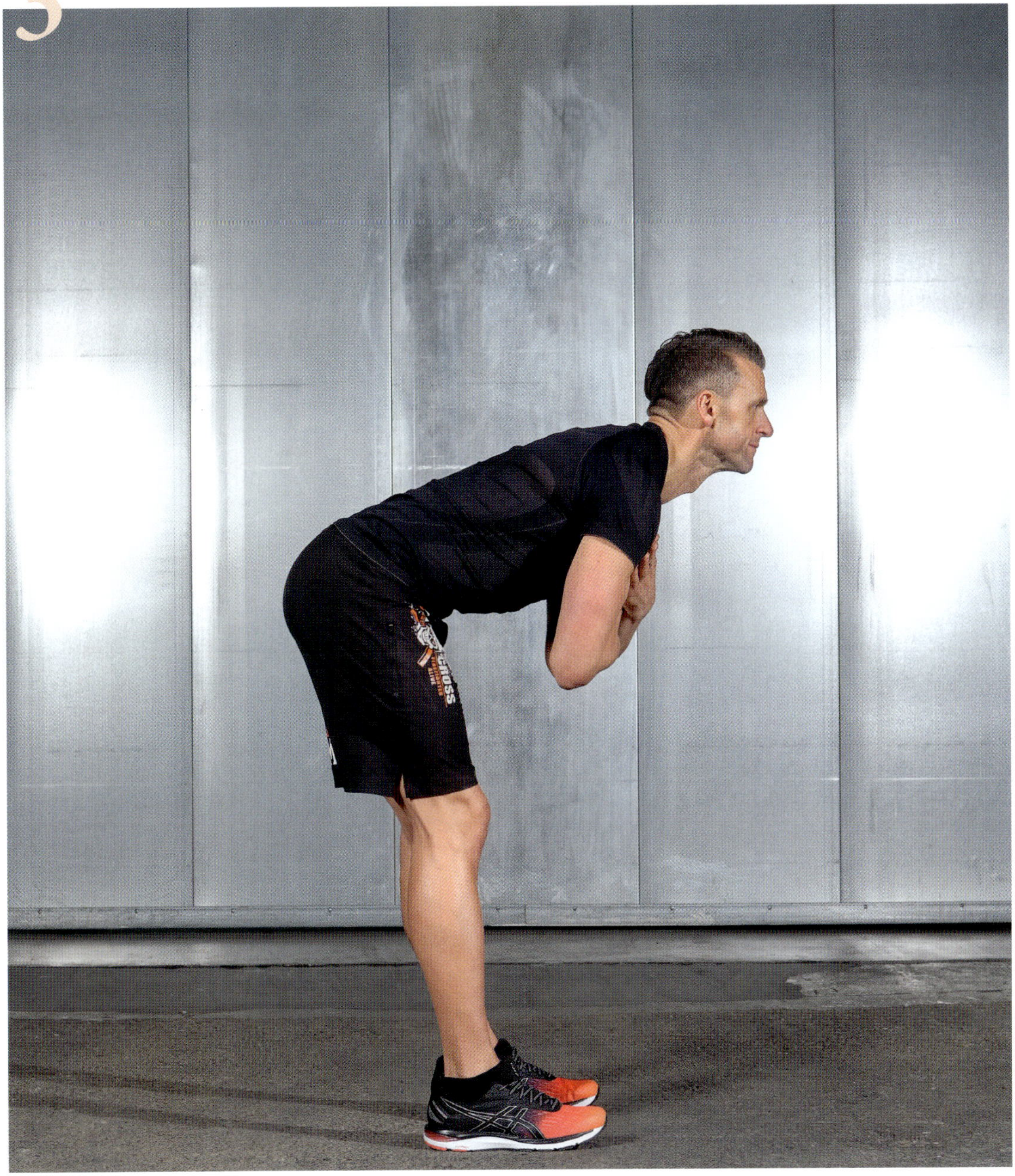

... bis der Oberkörper so in eine annähernd waagerechte Position gebracht wird. Die Knie sind dabei gestreckt oder leicht gebeugt. Anschließend zurück in die Ausgangsposition.

Achtung! Die Bewegungsaktivierung erfolgt ausschließlich aus der Hüfte, eine durchgängig angespannte Rumpfmuskulatur ist dafür unumgänglich.

3. Good Mornings

1

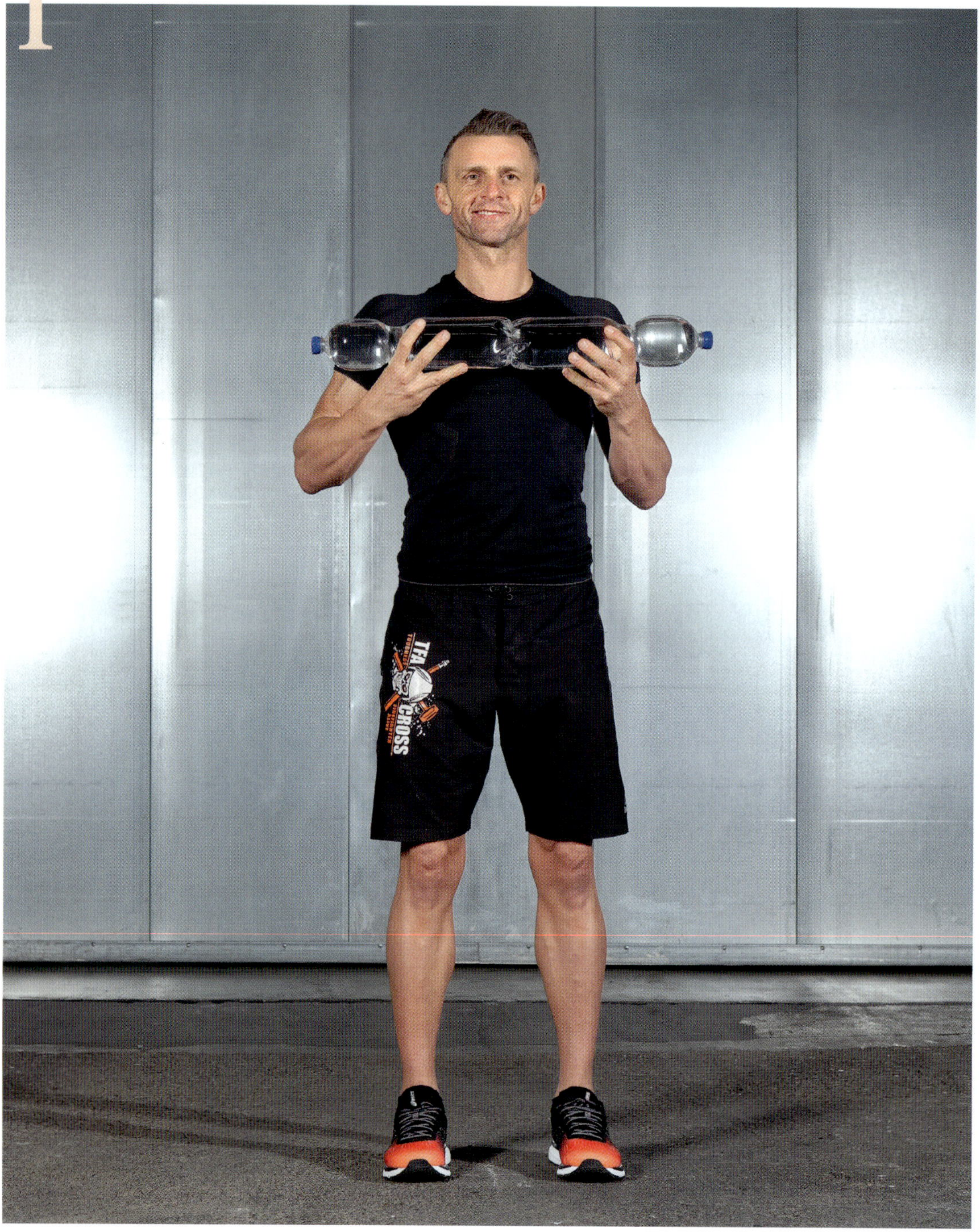

Variation: Auch bei dieser Übung können zur Verstärkung des Trainingseffekts Wasserflaschen in die Hände genommen werden.

2

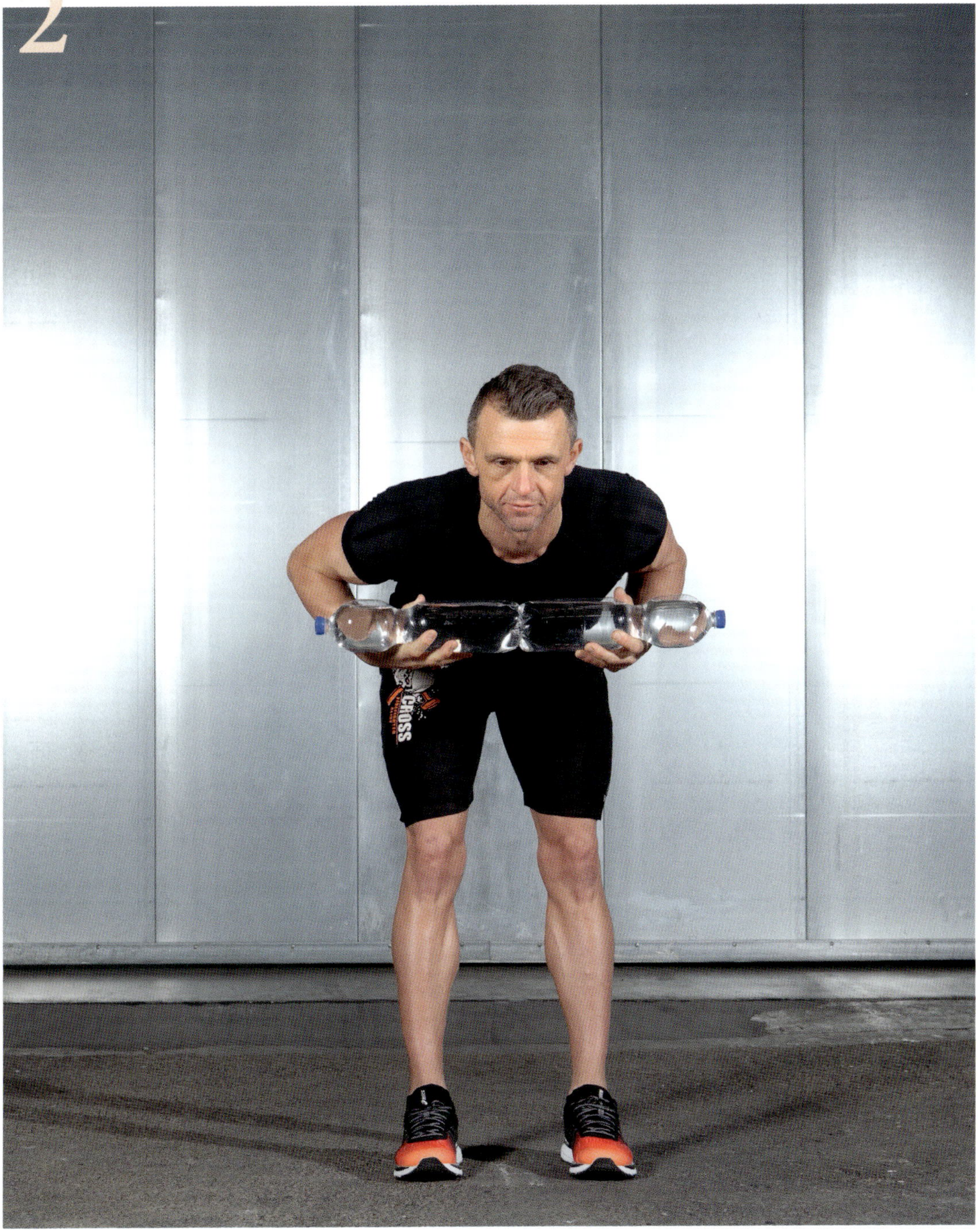

Beanspruchte Muskelgruppen:
Vordere Beinmuskulatur, Gesäß

4. Quadruped Exercise

Ausgangsposition: Vierfüßlerstand: Hände und Knie auf dem Boden, die Handgelenke befinden sich in einer Linie unter den Schultern, die Knie unter der Hüfte. Rücken gerade, Ober- und Unterschenkel bilden einen 90-Grad-Winkel.

Ausführung: Rechten Arm auf Schulterhöhe nach vorne strecken, linkes Bein auf Hüfthöhe nach hinten strecken.

1

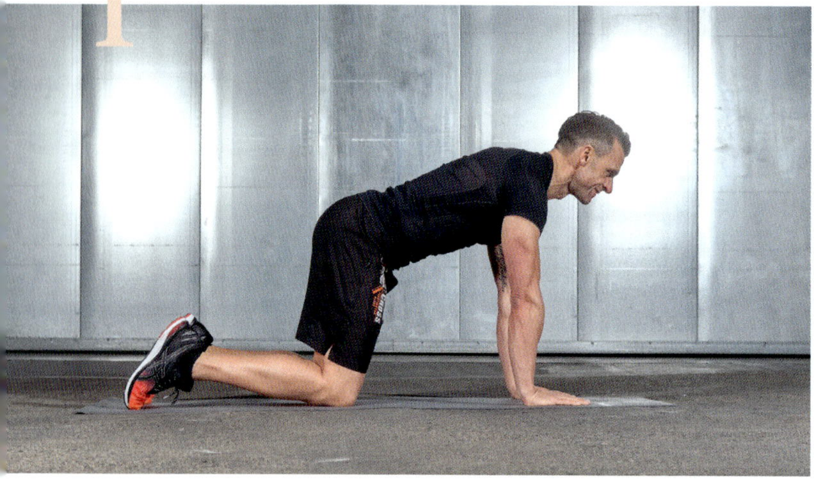

2

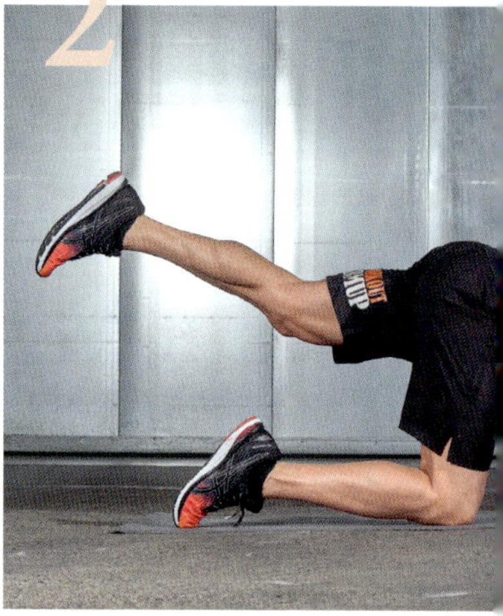

Achtung! Wenn Arm und Bein gestreckt sind, bildet sich idealerweise von vorne bis hinten eine gerade Linie. Wichtig: Becken stabil in der »Waage« halten, der Rumpf ist zu jeder Zeit komplett angespannt.

Variation: Zur Steigerung der Intensität kann mit der Hand des »arbeitenden« Arms eine Wasserflasche gehalten werden.

1

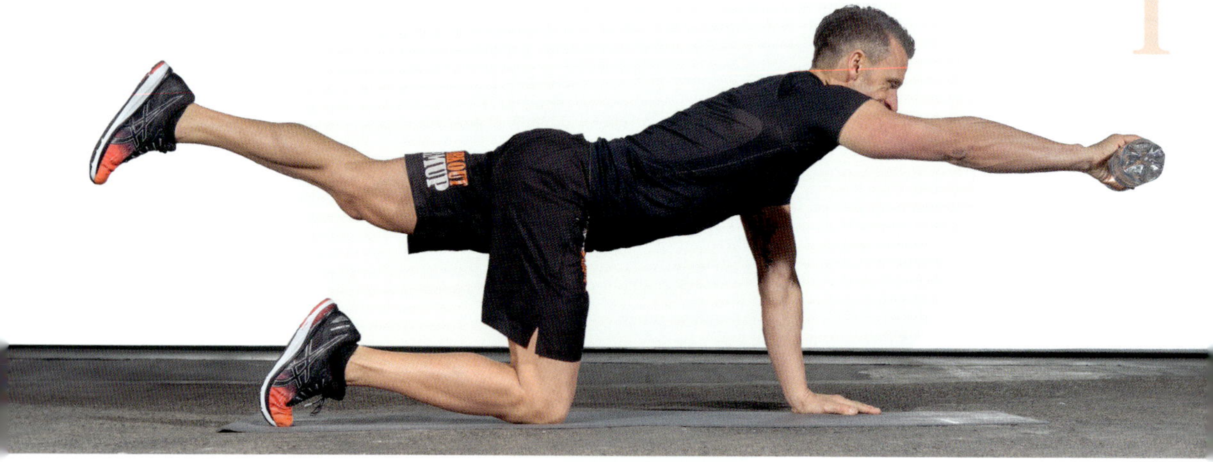

Anschließend rechten Arm und linkes Bein unter dem Körper zusammenführen, bis sich rechter Ellbogen und linkes Knie berühren.

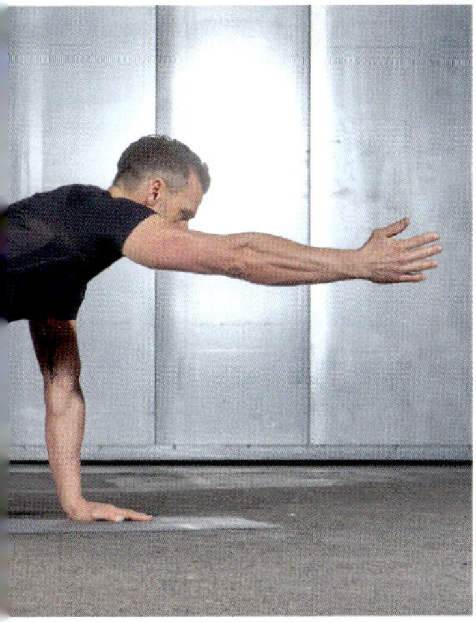

3

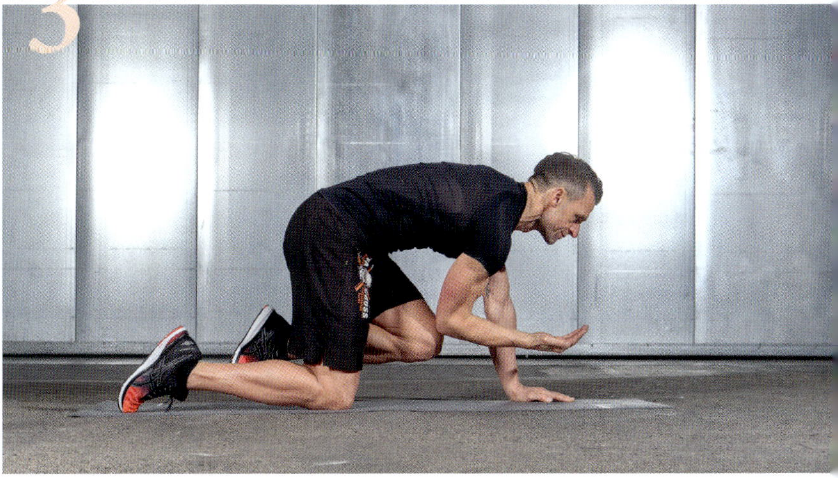

Die Übung in einem Intervall wiederholen, beim nächsten Intervall werden die Seiten gewechselt.

2

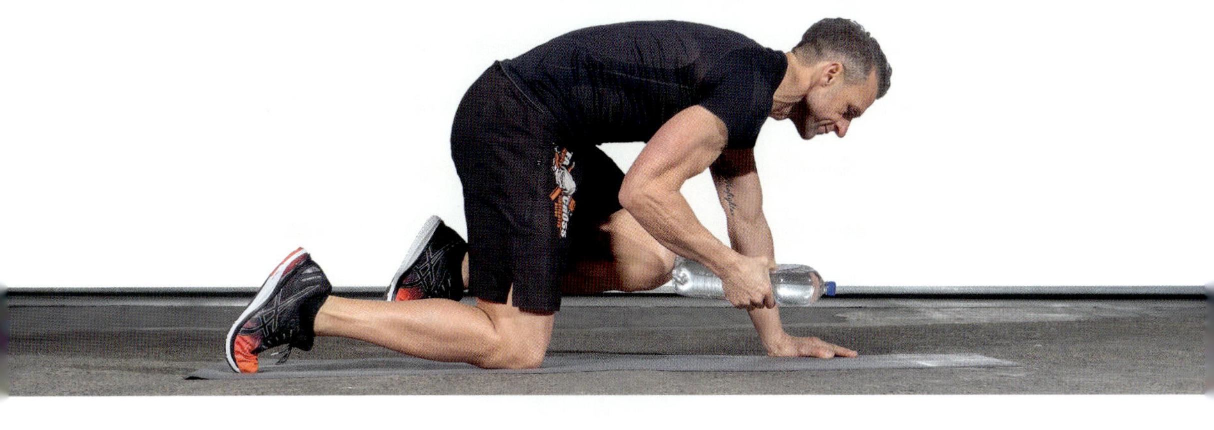

Beanspruchte Muskelgruppen: Rumpf, Gesäß, Schulter

5. Beetle Crunches

Ausgangsposition: Rückenlage, Körperspannung wird hergestellt. Schultern und Beine heben so leicht vom Boden ab. Die Hände werden jeweils seitlich vom Kopf gehalten, der Blick ist gen Decke gerichtet. Zu jeder Zeit sollte eine Faust zwischen Kinn und Brust passen.

1

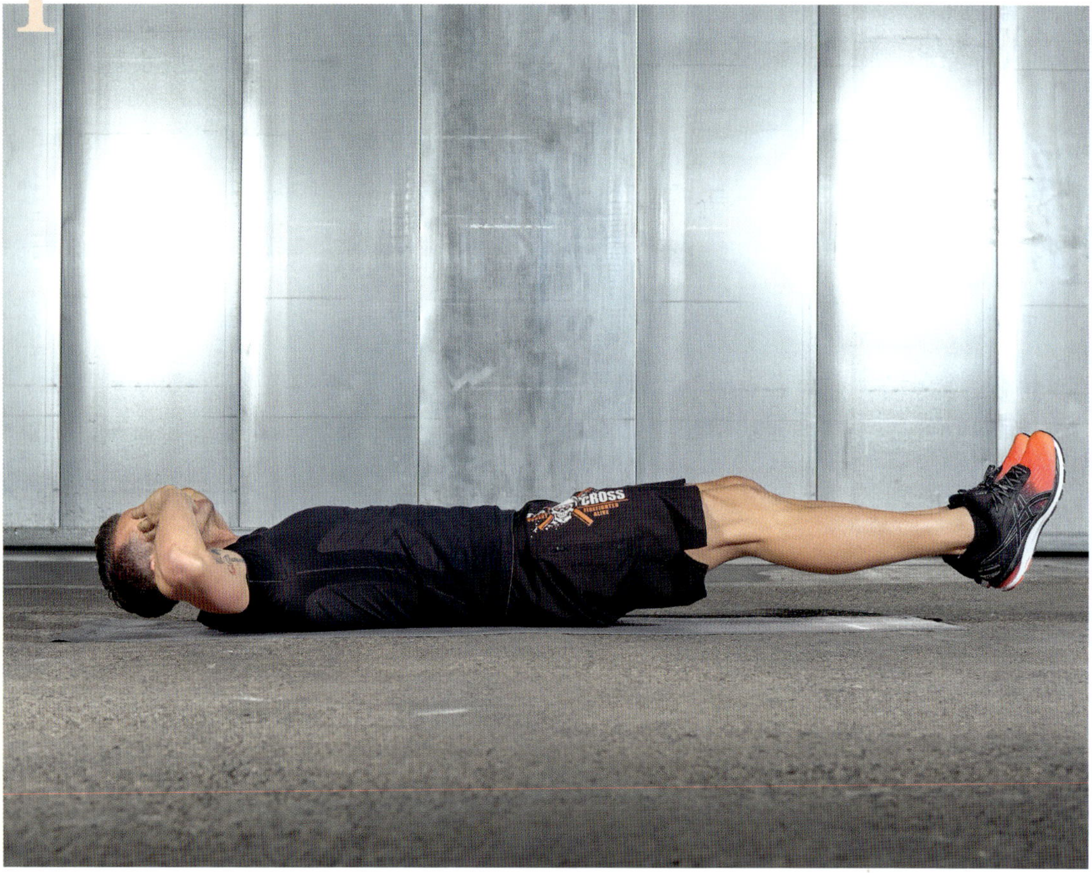

Achtung! Bei dieser Übung wird die komplette Bauchmuskulatur beansprucht. Die Hände befinden sich nicht hinter, sondern neben dem Kopf. Die Beine jedes Mal in komplette Streckung bringen. Nicht mit Schwung arbeiten, sondern sauber in die jeweiligen Positionen kommen und durch die Rotation des Oberkörpers die komplette Bauchmuskulatur arbeiten lassen.

2

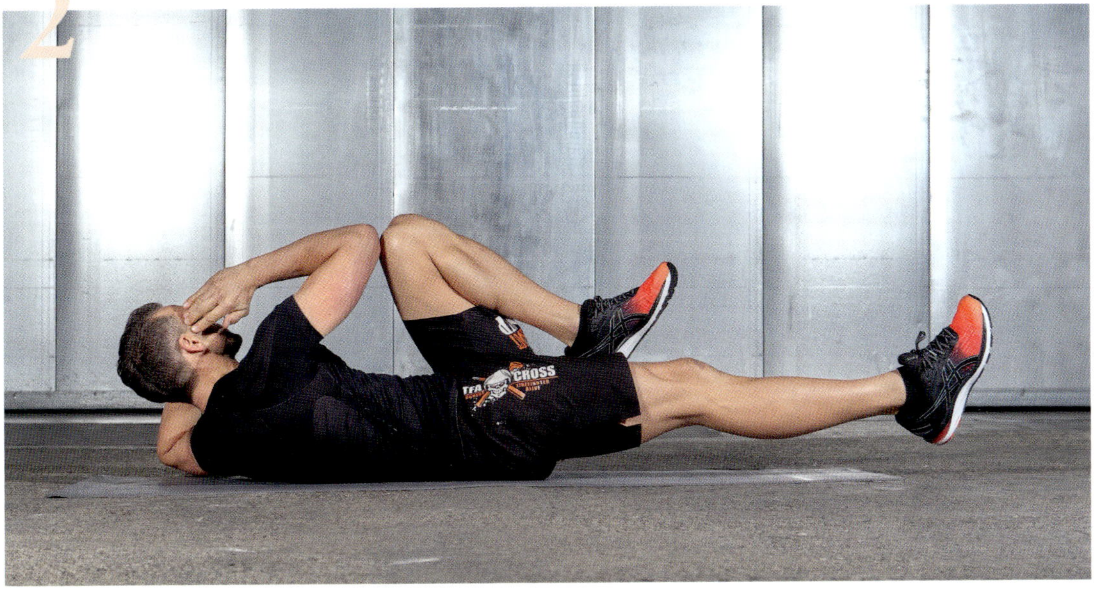

Ausführung: Linker Arm und rechtes Bein werden über der Körpermitte zusammengeführt, sodass sich Ellbogen und Knie leicht berühren.

3

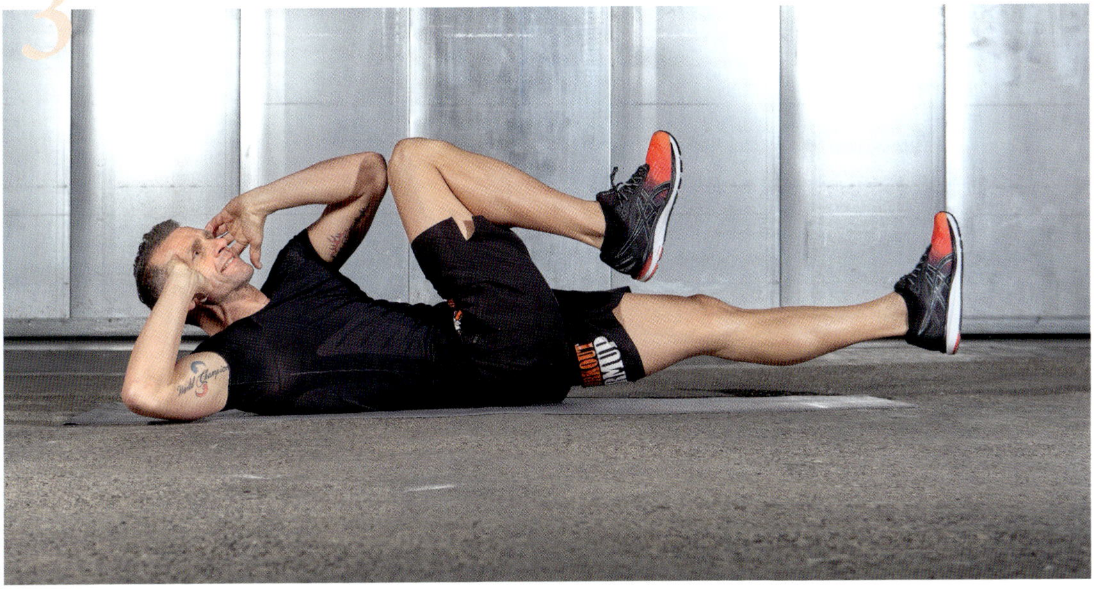

Danach zurück in die Ausgangsposition und dabei gleichzeitig rechten Arm und linkes Bein zusammenführen.

Beanspruchte Muskelgruppen:
Bauch

6. Push-Ups

1

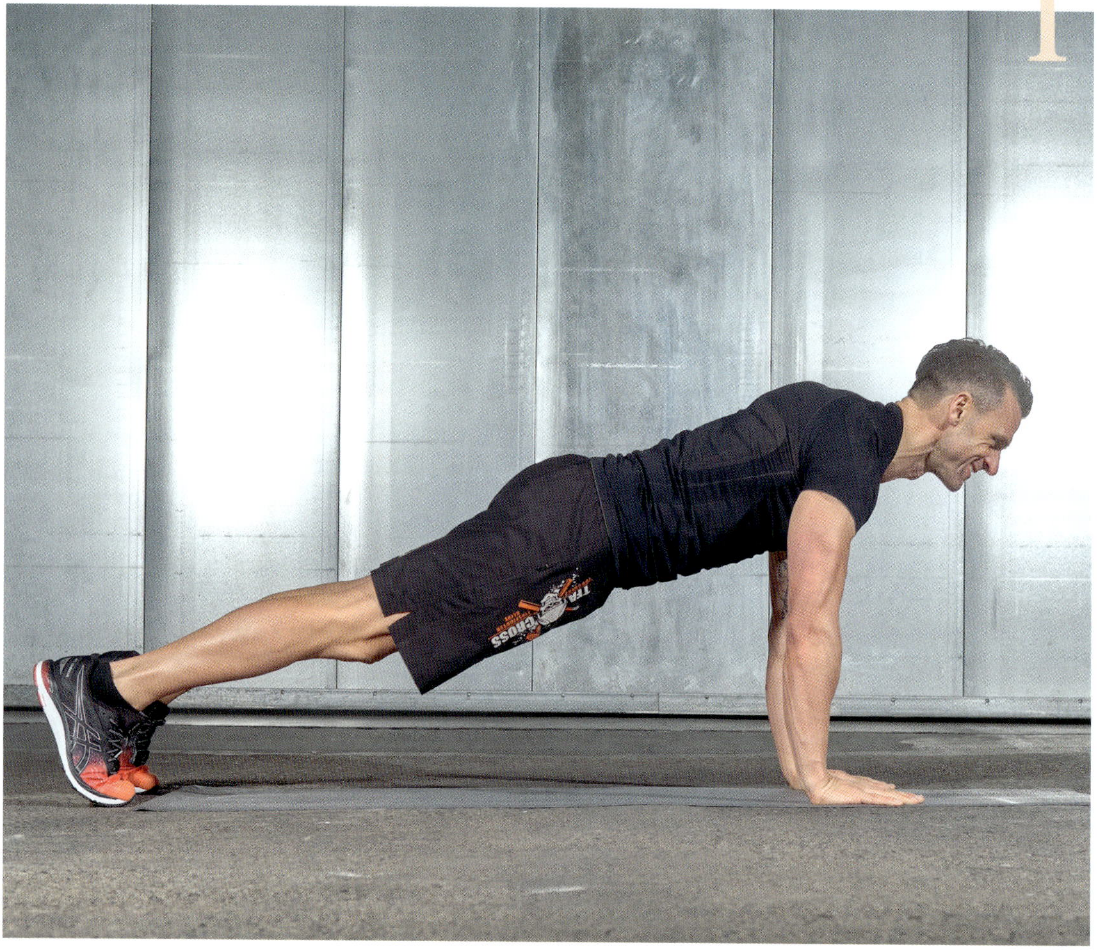

Ausgangsposition: Komplette Körperspannung, gestreckte Arme, Hände und Füßen am Boden, Blick geradeaus. Hände befinden sich in gedachter Linie unter den Schultern, Fingerspitzen zeigen nach vorne, Füße sind etwas mehr als schulterbreit aufgestellt, Gesäß und Hüfte weichen nicht nach oben oder unten aus.

2

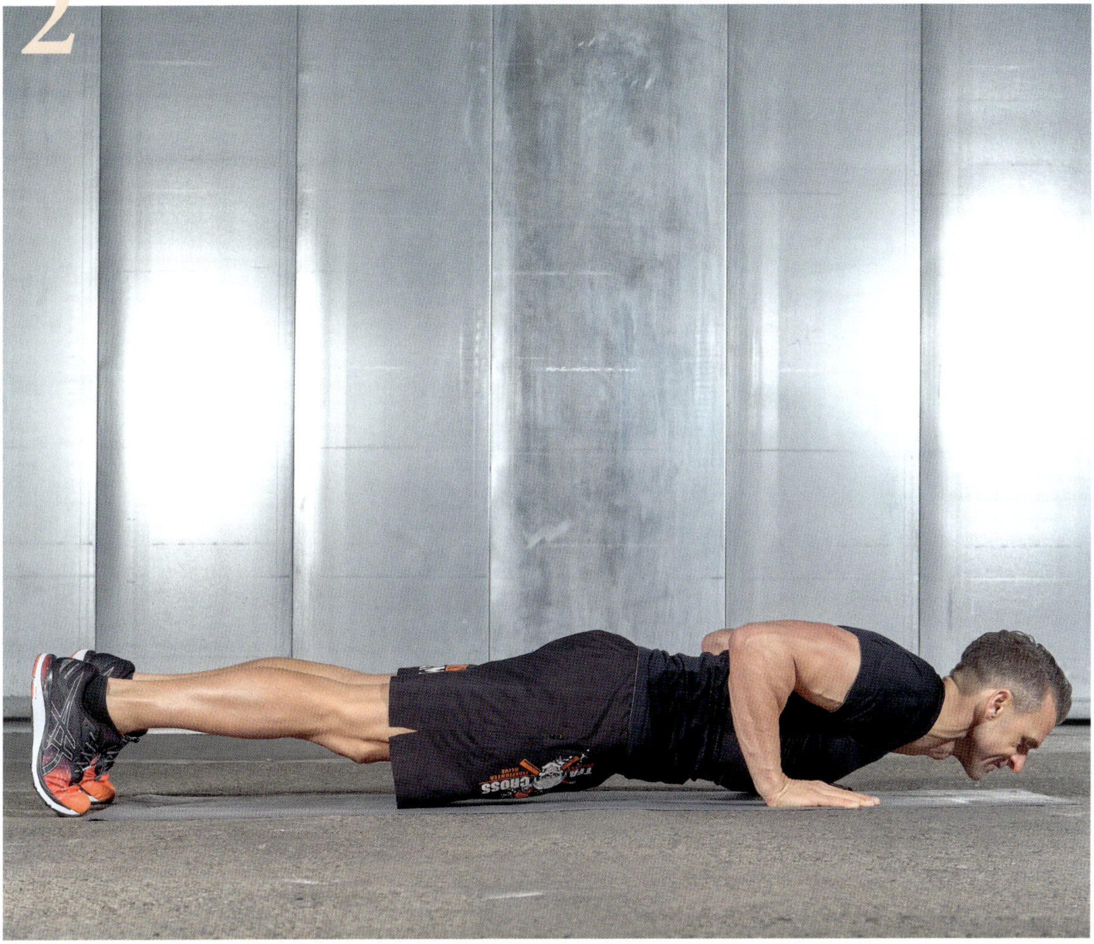

Ausführung: Der gesamte Körper wird abgesenkt, indem die Arme »einknicken«. Die Ellbogen werden eng am Körper vorbeigeführt, bis die Brust kurz vor dem Kontakt zum Boden steht. Anschließend Arme wieder durchstrecken und in die Ausgangsposition kommen. Übung nicht hastig, sondern langsam und kontrolliert ausführen.

Achtung! Absoluter Klassiker und immer noch die Top-Übung für ein effektives Brustmuskeltraining. Während der gesamten Übung bleibt der Körper in kompletter Körperspannung und in einer geraden Linie. Stellt euch vor, ihr seid ein Brett … ;-)

6. Push-ups

1

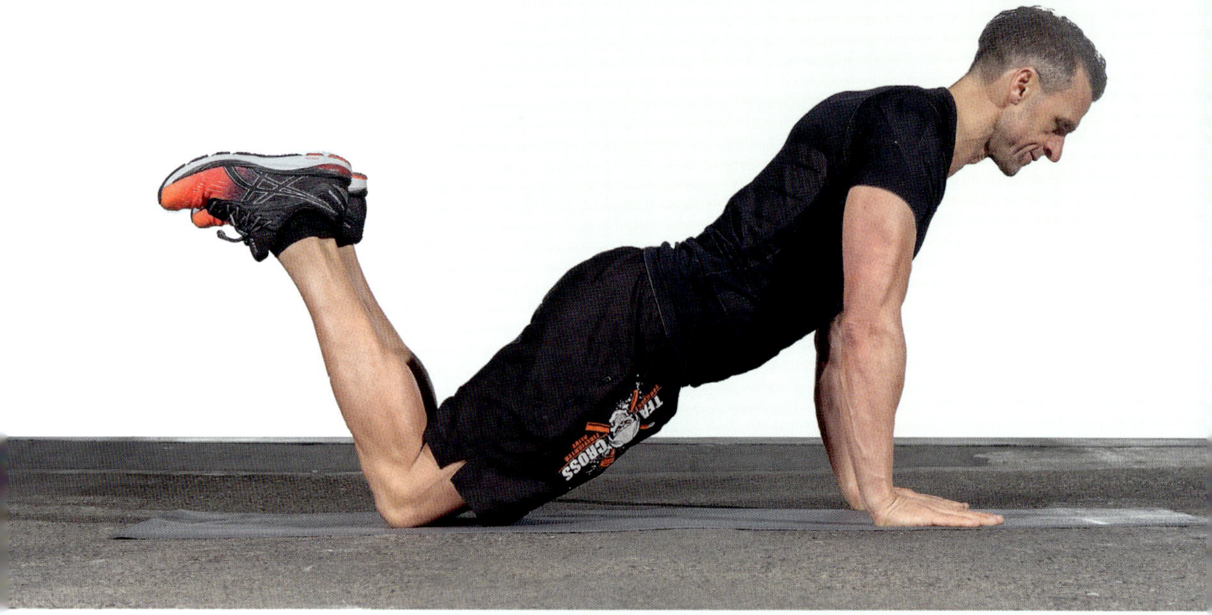

2

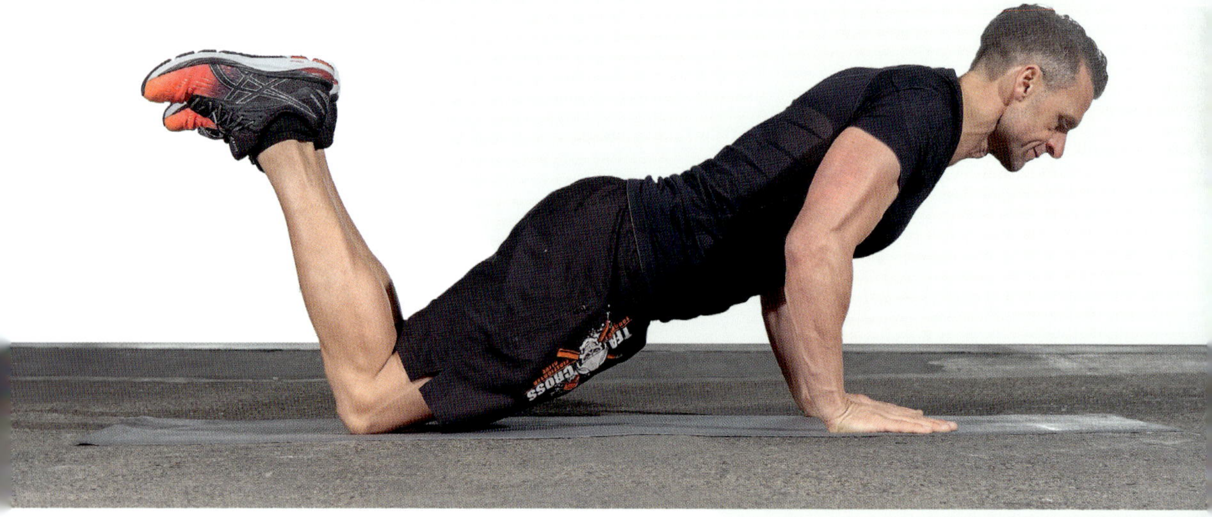

Variation: Einsteiger nutzen die Easy Push-ups: Statt der Füße werden die Knie auf den Boden aufgesetzt, der Rest der Ausführung bleibt gleich.

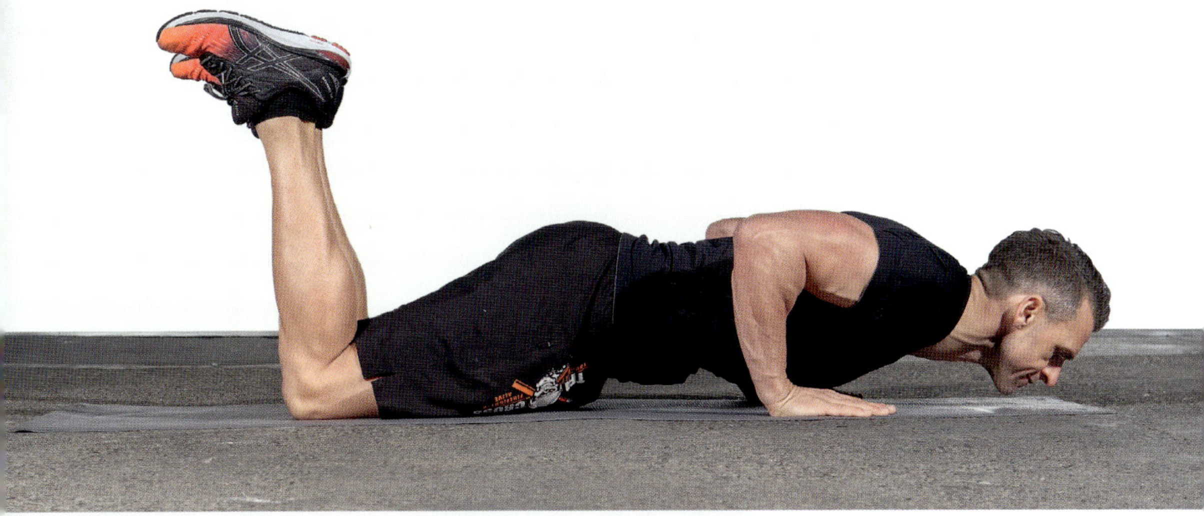

Beanspruchte Muskelgruppen:
Brust, Armstrecker, Rumpf

7. Swimmer

1

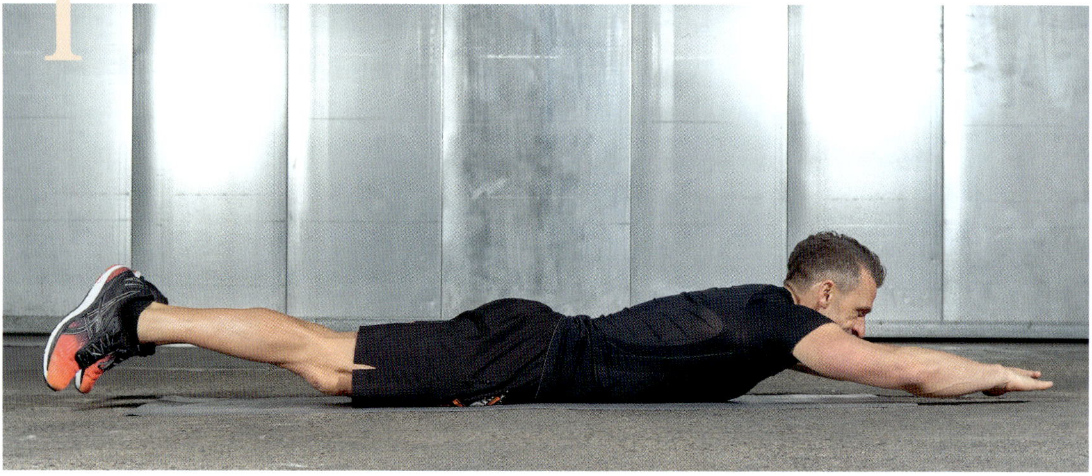

Ausgangsposition: Bauchlage, komplette Körperspannung, Unterschenkel und Knie sowie Arme heben leicht vom Boden ab. Der Blick ist leicht nach vorne-unten gerichtet, die Hände sind vor dem Kopf zusammengeführt, Ellbogen leicht angewinkelt, Arme annähernd gestreckt.

2

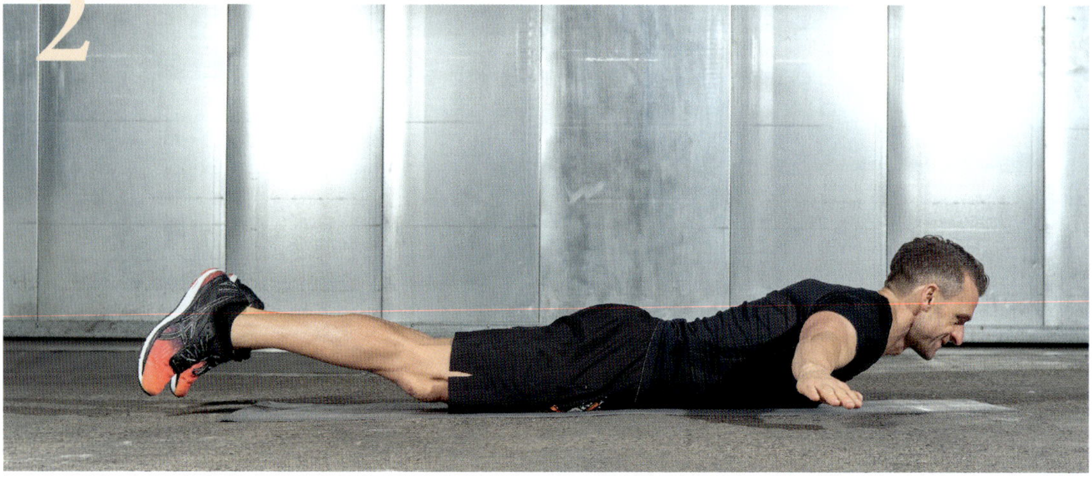

Ausführung: Aus dieser Position die Hände nach hinten über dem Gesäß zusammenführen, sodass sie sich berühren; ein Gegenstand in der Hand, der übergeben wird, erleichtert hier die richtige Durchführung.

3

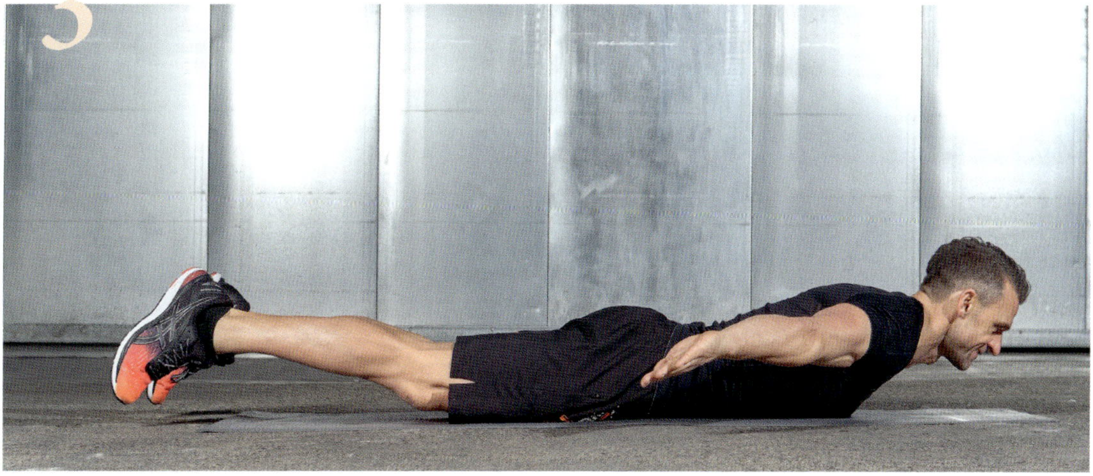

Anschließend werden die Arme im großen Bogen wieder nach vorne geführt, wo sich die Hände erneut berühren.

4

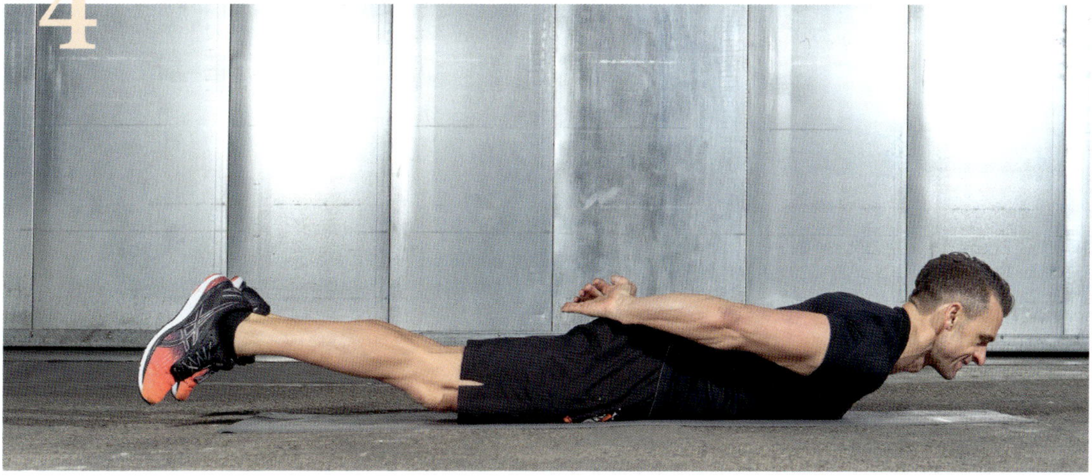

Achtung! Wichtig ist hier, wie bei allen anderen Übungen auch, die komplette Körperanspannung, insbesondere der Bauchmuskulatur.

7. Swimmer

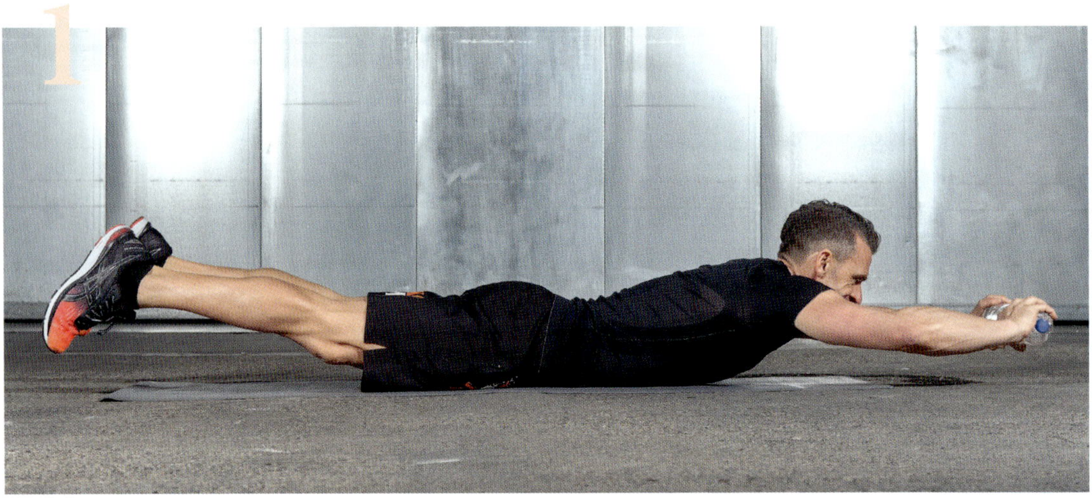

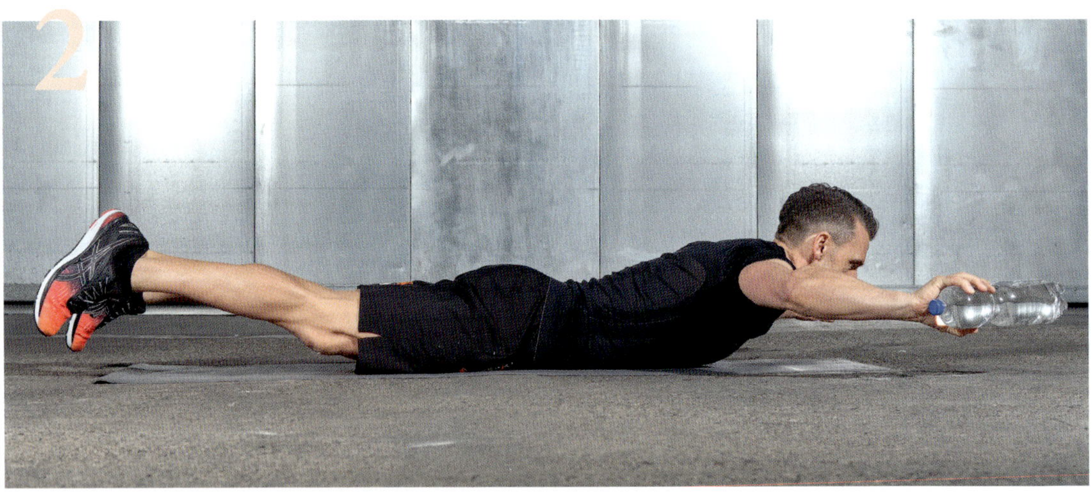

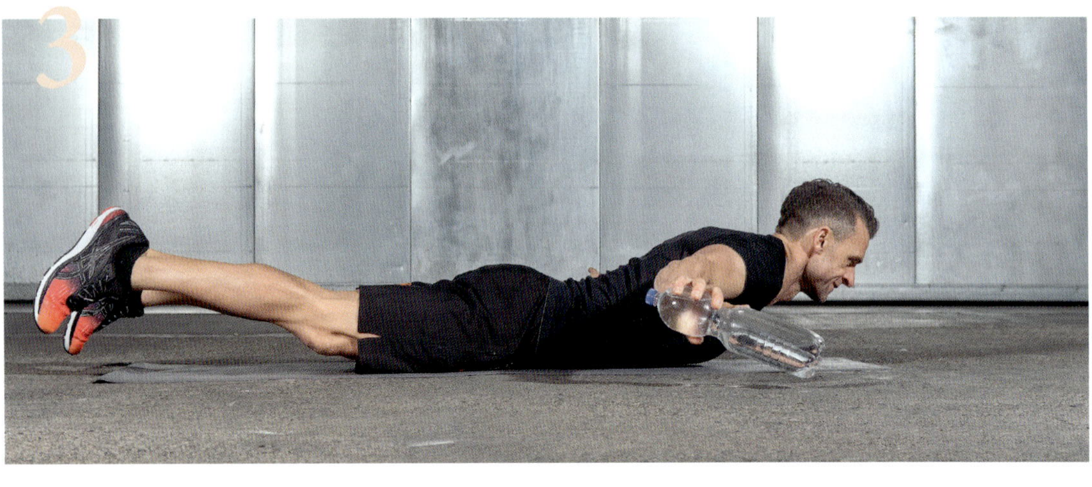

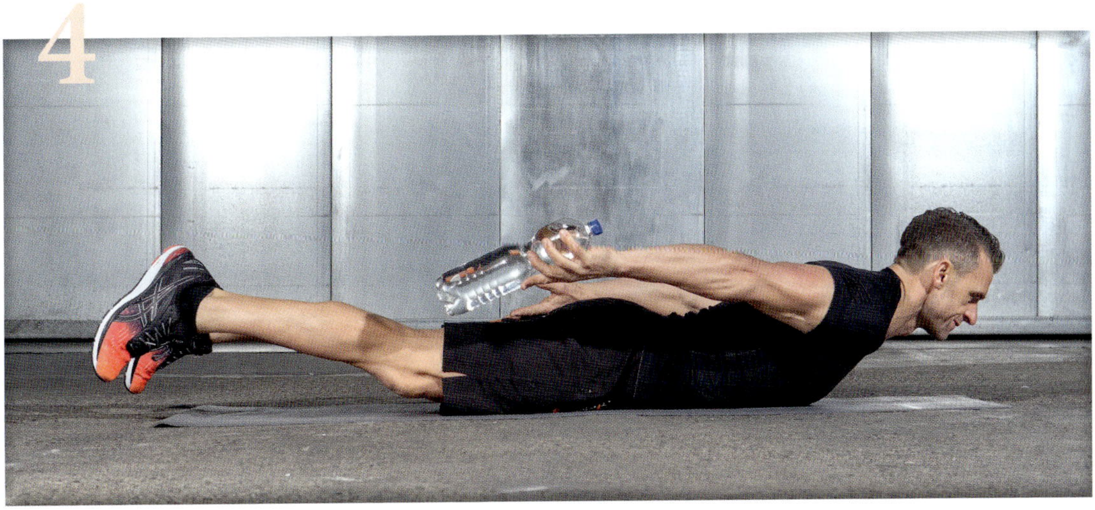

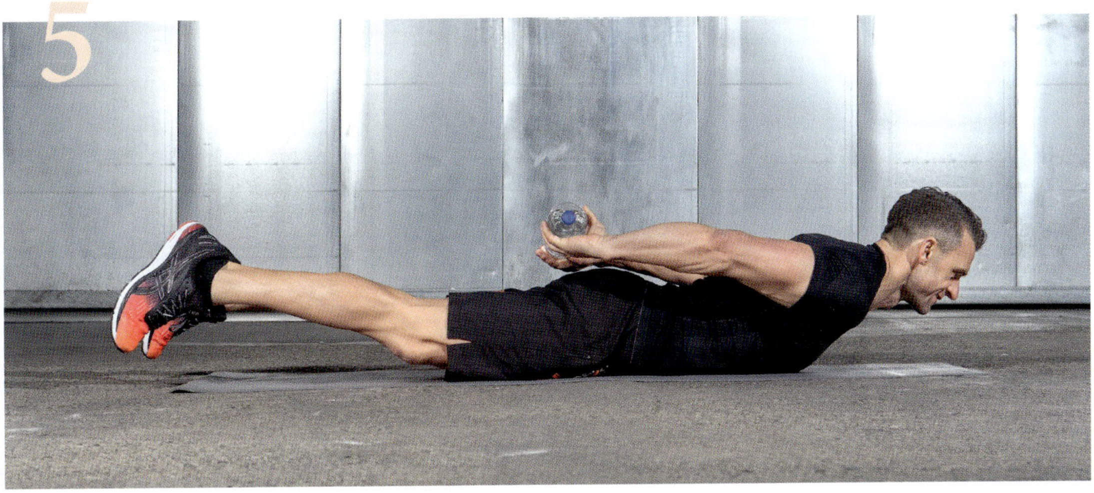

Beanspruchte Muskelgruppen:
Hintere Schultergürtelmuskulatur, unterer Rücken

Intervalle statt Wiederholungen

Nachdem ihr nun alle Übungen kennengelernt habt, zum Abschluss noch ein paar generelle Anmerkungen von mir. Ich empfehle, dieses Basic Workout immer mit allen sieben Übungen durchzuführen. Ich kenne viele, die sich nur auf Liegestütze oder nur auf Sit-ups beschränken; dies hat aber nichts mit einem Ganzkörpertraining zu tun. Ist die Belastung über längere Zeit einseitig, kann es zu muskulären Disbalancen kommen.

Wie eben schon angedeutet, trainiert ihr mit der Intervall-Methode nach Tabata deutlich effektiver als mit stumpfen Wiederholungen. Gerade in der Gruppe – auf die im Grunde sämtliche Aspekte meines Workouts ausgelegt sind – wird so jeder Teilnehmer individuell und entsprechend seines Leistungsniveaus gefordert.

Zu Anfang empfehle ich für jede Übung das Intervall 4 x 20/10:

Raus aus der Komfortzone!
Mit dieser Einstellung werden die Intervalle Workout/Erholung viermal durchgeführt, die Vorbereitung nur einmal. Fortgeschrittene werden die Belastungsintervalle vollständig durchführen und gegebenenfalls noch Gewichte dazu nehmen, Anfänger machen die Übungen langsamer und eventuell mit Pausen – aber immer mit dem Ehrgeiz, im 20/10-Rhythmus zu bleiben! Mit der Zeit könnt ihr die Anzahl der Intervalle auf bis zu acht erhöhen, und dann wisst ihr, was ihr getan habt; ich weiß es aus eigener Erfahrung – Muskelkater lässt grüßen!

Ganz wichtig: Will ich langfristig einen Trainingseffekt erreichen, MUSS ich meine Komfortzone verlassen. Es darf bzw. muss wehtun, aber natürlich nur im Sinne der muskulären Erschöpfung. Habt ihr Schmerzen bei der Bewegungsausführung oder der körperlichen Belastung, brecht die Übung oder das Training ab. Habt ihr generell körperliche Einschränkungen, sprecht vorher mit eurem Arzt oder Physiotherapeuten.

Vier Intervalle,	**20 Sekunden Belastung,**	**zehn Sekunden Erholung**

Der Ablauf beim Gruppentraining könnte wie folgt aussehen:

Einstellung des Timers:		
Vorbereitung	00:15 SEK	(ich habe 15 Sekunden, bevor es losgeht)
Workout	00:20 SEK	(Belastungsdauer 20 Sekunden)
Erholung	00:10 SEK	(Pausenzeit in dem Intervall)
Wiederholung	1	
Sets	4	

Also: Immer schön besonnen bleiben, denn wir wollen etwas für unsere Gesundheit tun, nicht dagegen!

Letzter Tipp: Habt immer eure Atmung im Blick. Normalerweise wird im Training bei der Belastungsphase ein- und bei der Erholungsphase ausgeatmet. Speziell im Krafttraining wird das geradezu zelebriert, teilweise sogar mit Pressatmung und Luftanhalten (um z. B. den Rumpf zu stabilisieren). Wir aber wollen unsere Kraftausdauer schulen und verbessern, das heißt unser konstantes Leistungsniveau verlängern. Habt hier wieder die Parallele zu unseren Einsätzen unter Atemschutz im Hinterkopf: Beherzigt also auch bei diesem Workout das konstante – und bei steigender Belastung das tiefe – Ein- und Ausatmen. Das muss euch in Fleisch und Blut übergehen, damit ihr diese Atemtechnik abrufen könnt, wenn es im Einsatz drauf ankommt.

Lange Rede, kurzer Sinn: Jetzt hoch vom Sofa und ab zum Workout – sei hart zu Dir und Deinem inneren Schweinehund!

LOS GEHT'S

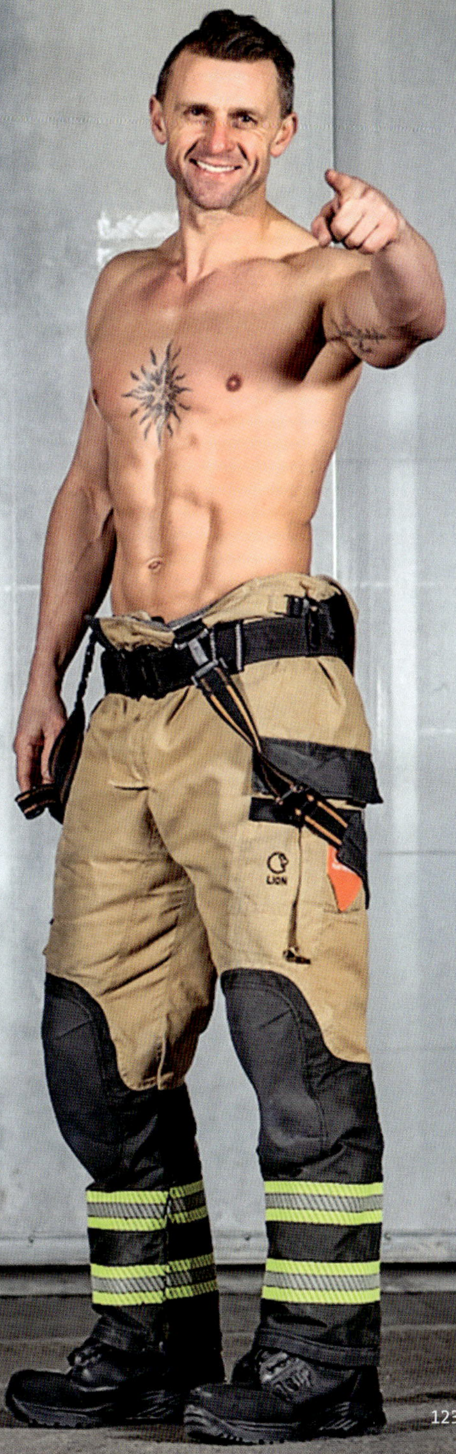

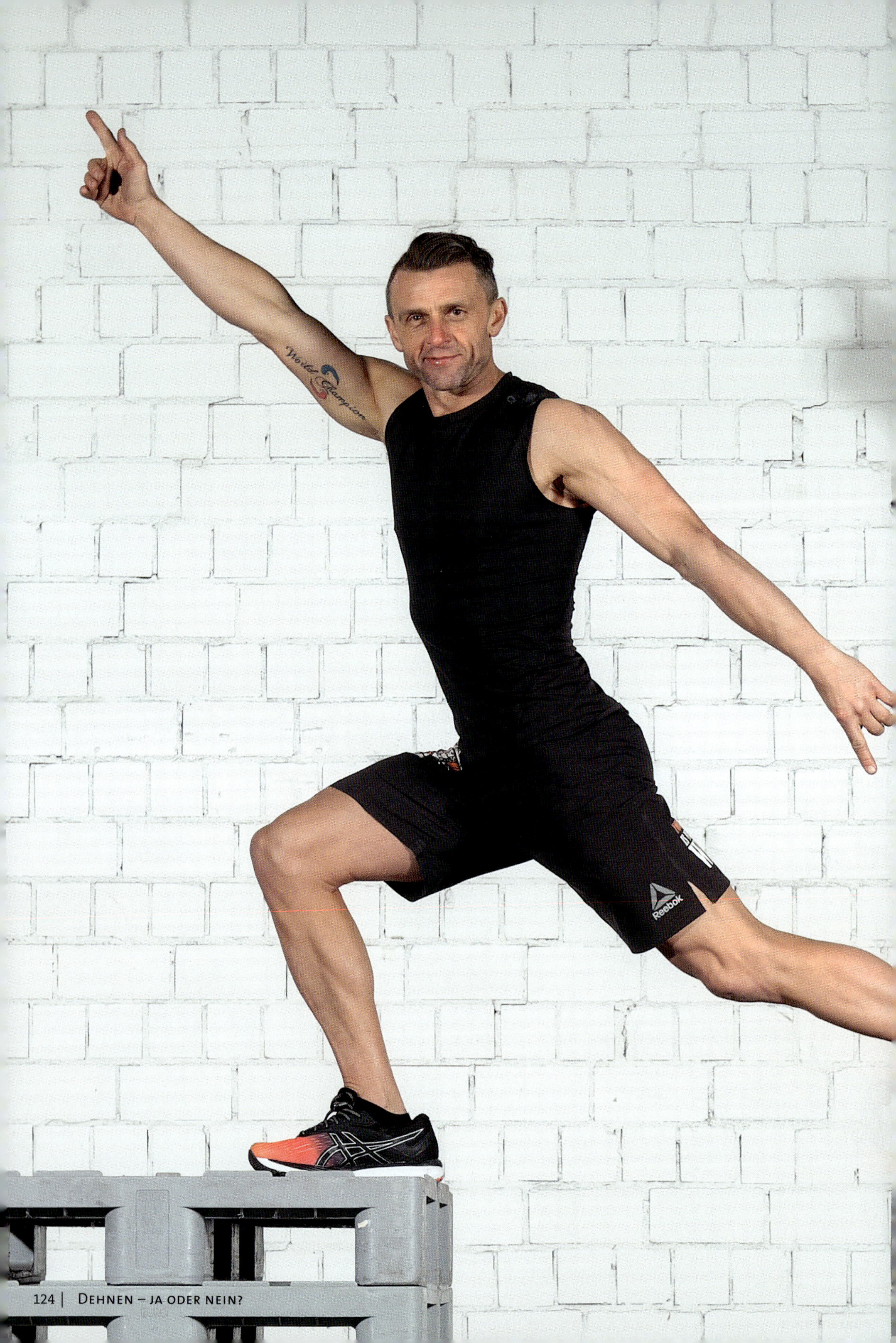
World Champion
Reebok

Dehnen – ja oder nein?

Es gibt wohl kaum ein Thema unter Profi- wie Freizeitsportlern, bei dem die Meinungen so weit auseinandergehen wie beim guten alten Dehnen, neudeutsch Stretching (ich bin »old-school«, daher bleibe ich im Folgenden beim Begriff Dehnen – seht es mir nach …). Wann soll ich dehnen, vor dem Sport oder danach? Wie lange soll ich dehnen? Soll ich statisch oder dynamisch dehnen? Oder, besonders beliebt bei den Gemütlichen unter uns: Soll ich überhaupt noch dehnen?

Zu beachten bei jeder Dehnübung:

- Atmet während des Dehnens regelmäßig ein und aus.
- Nach jeder Dehnübung locker ausschütteln.
- »Hört auf euren Körper«: Ein leichtes Ziehen ist nach dem Training ausreichend, ein starker Dehnschmerz sollte vermieden werden.
- Nehmt euch Zeit für die richtige Ausführung.

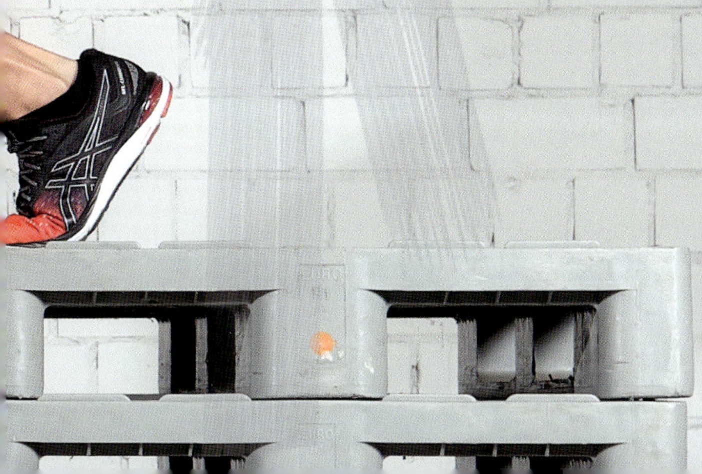

1. Die Waden

Früher galt die klassische Reihenfolge Aufwärmen/ Dehnen/Wettkampf. Heutzutage wird insbesondere vor schnellkräftigen Bewegungen auf ein alleinstehendes statisches Dehnen verzichtet, da zahlreiche wissenschaftliche Untersuchungen einen negativen Einfluss auf die Leistungsfähigkeit belegen. Im Kontext von Beweglichkeit und Wohlbefinden haben verschiedene Formen des Dehnens aber weiterhin einen hohen Stellenwert. Wie in so vielen Bereichen des Sports muss letztendlich jeder die Frage »Dehnen oder nicht?« für sich selbst beantworten und schauen, welche Art und Weise zum Wohlbefinden und der Leistungsfähigkeit beiträgt. Ich habe diese Frage vor vielen Jahren für mich beantwortet und dehne mich daher regelmäßig kurz am Ende jeder Sporteinheit. Das abschließende Durchbewegen hilft mir beim »Runterkommen« und verschafft mir ein gutes Körpergefühl am Ende des Trainings, weswegen ich es euch ebenfalls ans Herz lege. Vorher belastete Muskelgruppen werden mit sieben Übungen aufgegriffen und jeweils 10–15 Sekunden bei moderater Intensität gedehnt. Viele Übungen werden euch bekannt vorkommen und sind einfach durchzuführen, womit wir wieder bei meiner Maxime »Keep it simple« sind: Man muss das Rad nicht neu erfinden, wenn es bereits effektive und vor allem einfache Übungen gibt! Aufgebaut ist das Programm von unten nach oben, spricht mit Übungen von den unteren Extremitäten bis zum Kopf, und somit auch leicht zu behalten.

1

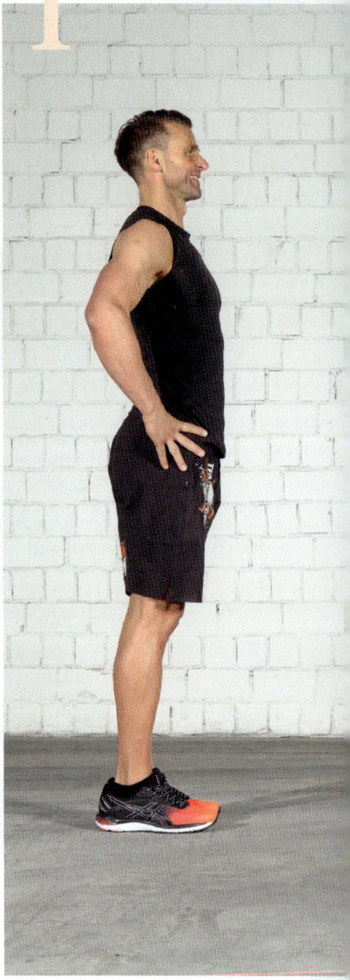

Inklusive eines fünfminütigen Auslaufens vor dem Dehnprogramm ist der Zeitaufwand sehr übersichtlich. Das ist meist auch ein wichtiges Argument für alle Dehnmuffel, die von vermeintlich langen Dehneinheiten schon vorher abgeschreckt werden. Man kann diesen Abschluss eines Trainings auch prima dazu nutzen, in der Gruppe noch einmal die zurückliegende Einheit zu besprechen, den nächsten Trainingstermin zu vereinbaren oder einfach nur ein bisschen zu quatschen. Also: Ran ans Dehnen, es tut nicht weh … ;-)

2

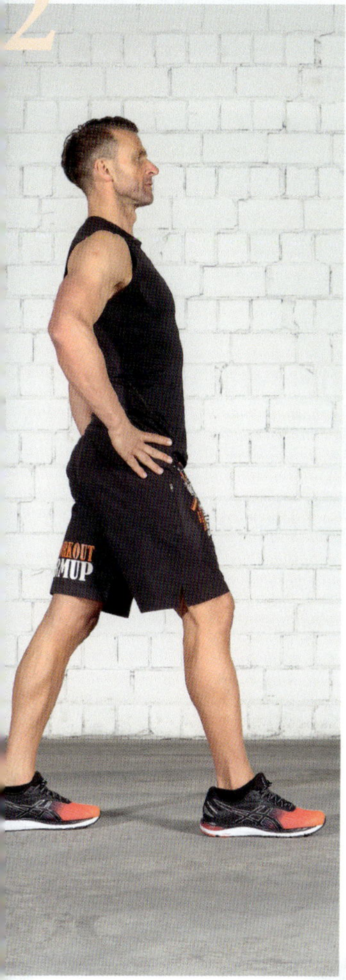

3

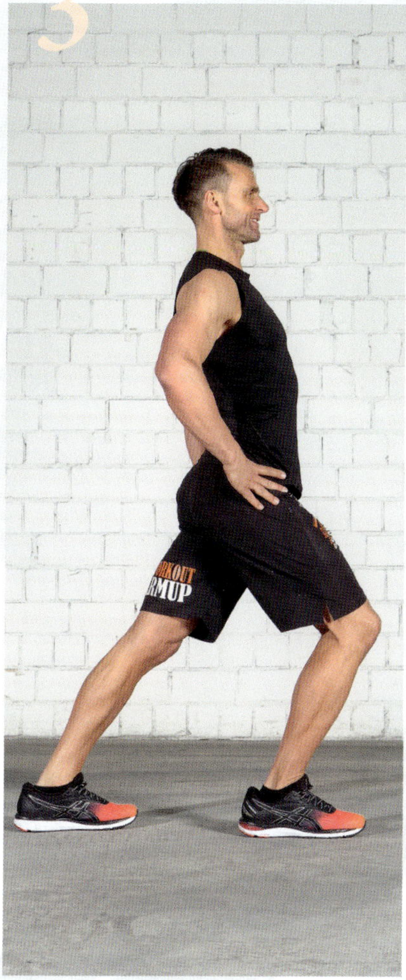

4

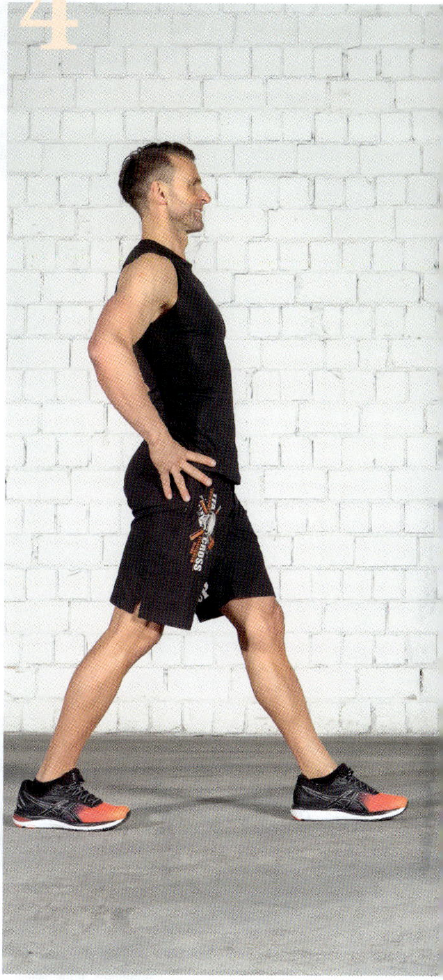

Ausgangsposition: Ausfallschritt, Füße zeigen nach vorne, vorderes Bein leicht gebeugt, hinteres Bein gestreckt, aufrechter Stand.

Becken und vorderes Knie leicht nach vorne schieben, hintere Ferse bleibt auf dem Boden.

Sobald leichte Spannung in der hinteren Wade zu spüren ist, Spannung halten, ...

... nach zehn bis 15 Sekunden Bein wechseln.

2. Hintere Beinmuskulatur

Ausgangsposition: Rechten Fuß überkreuz neben den linken Fuß stellen, Beine gestreckt, …

1

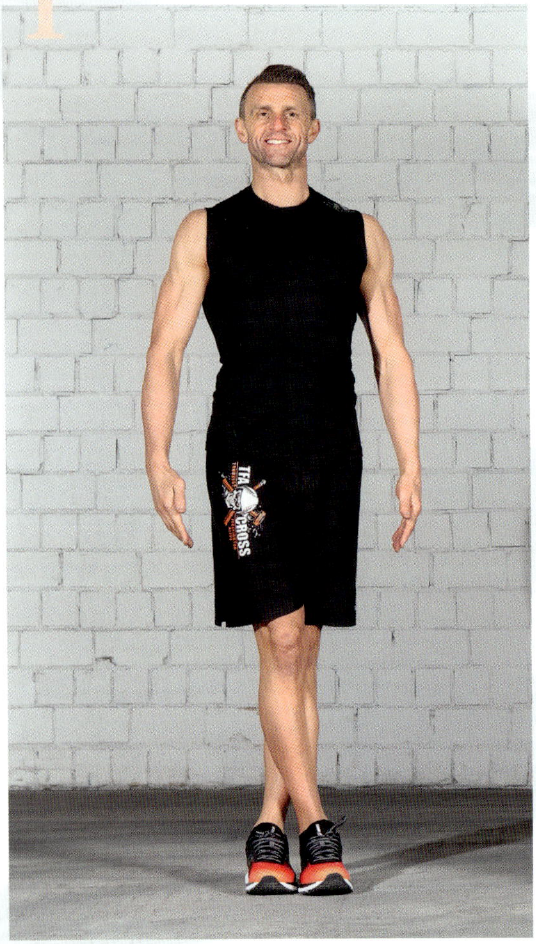

2

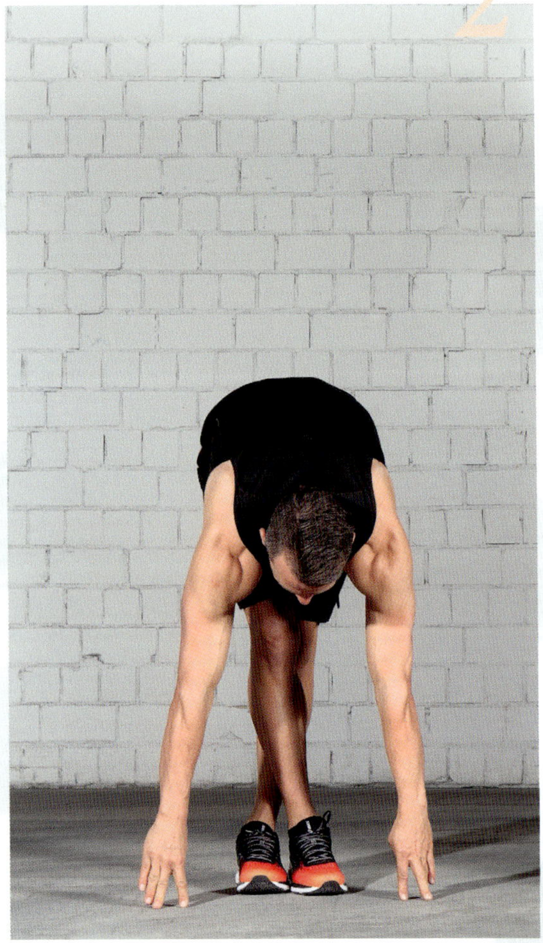

… langsam mit dem Oberkörper nach unten, bis idealerweise die Finger/Hände den Boden berühren. Spannung im hinteren Bein (Wade, Kniekehle, Rückseite Oberschenkel) halten, …

3

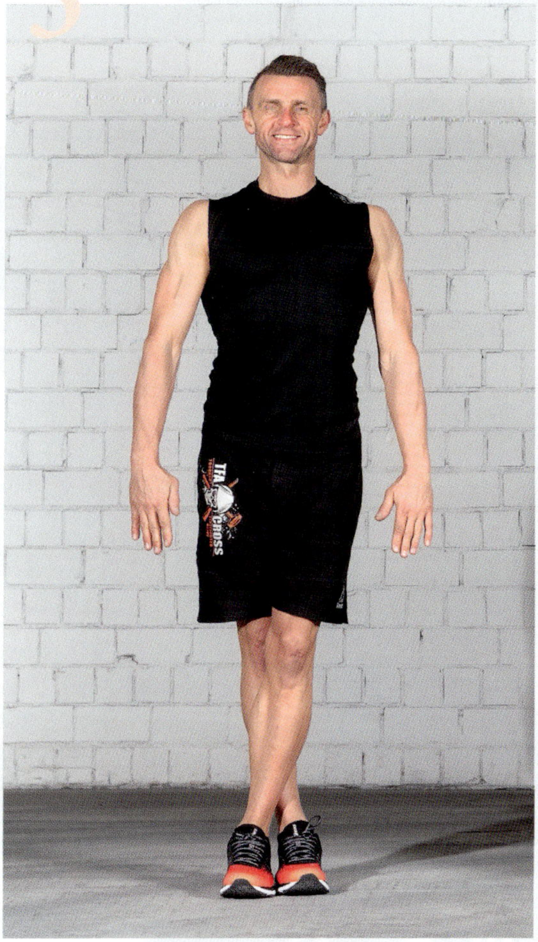

4

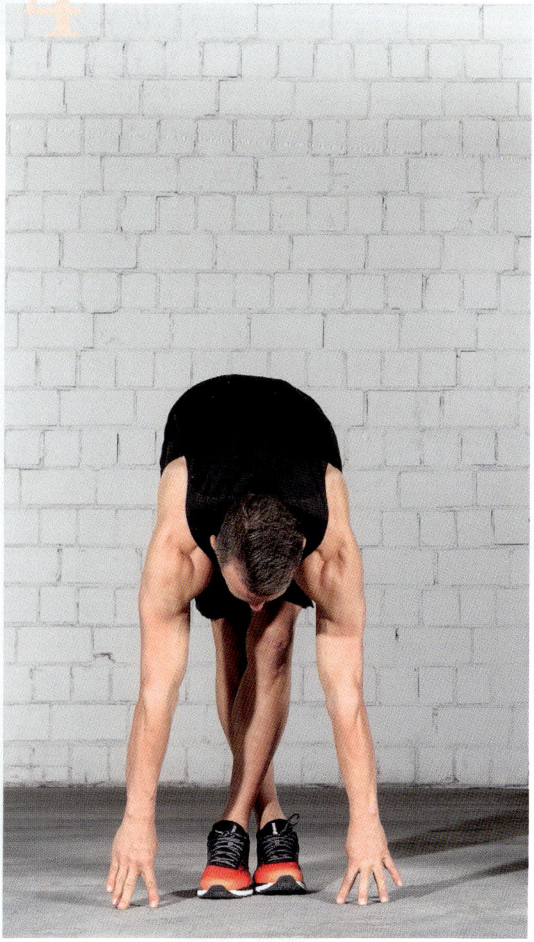

... nach 10 bis 15 Sekunden Bein wechseln.

3. Vordere Beinmuskulatur

1

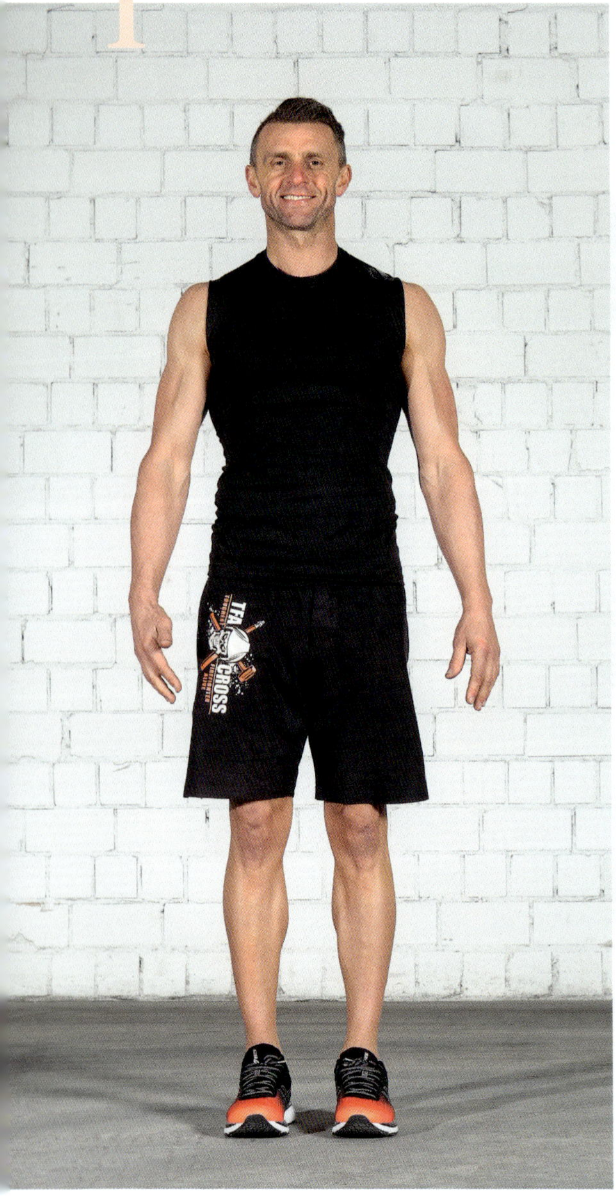

Ausgangsposition:

2

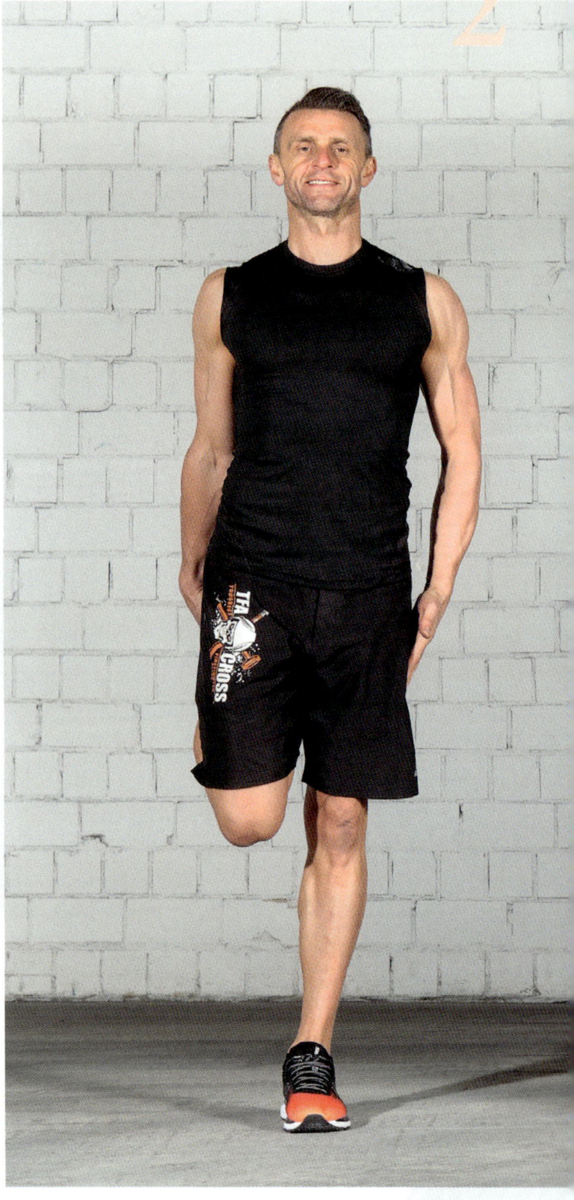

Einbeinstand, linker Unterschenkel wird mit der linken Hand Richtung Gesäß geführt, die Hand umfasst den Knöchel. Linkes Knie zeigt Richtung Boden, der Stand ist aufrecht, die Augen fixieren einen Punkt in vier bis fünf Meter Entfernung (hilft, das Gleichgewicht zu halten).

3

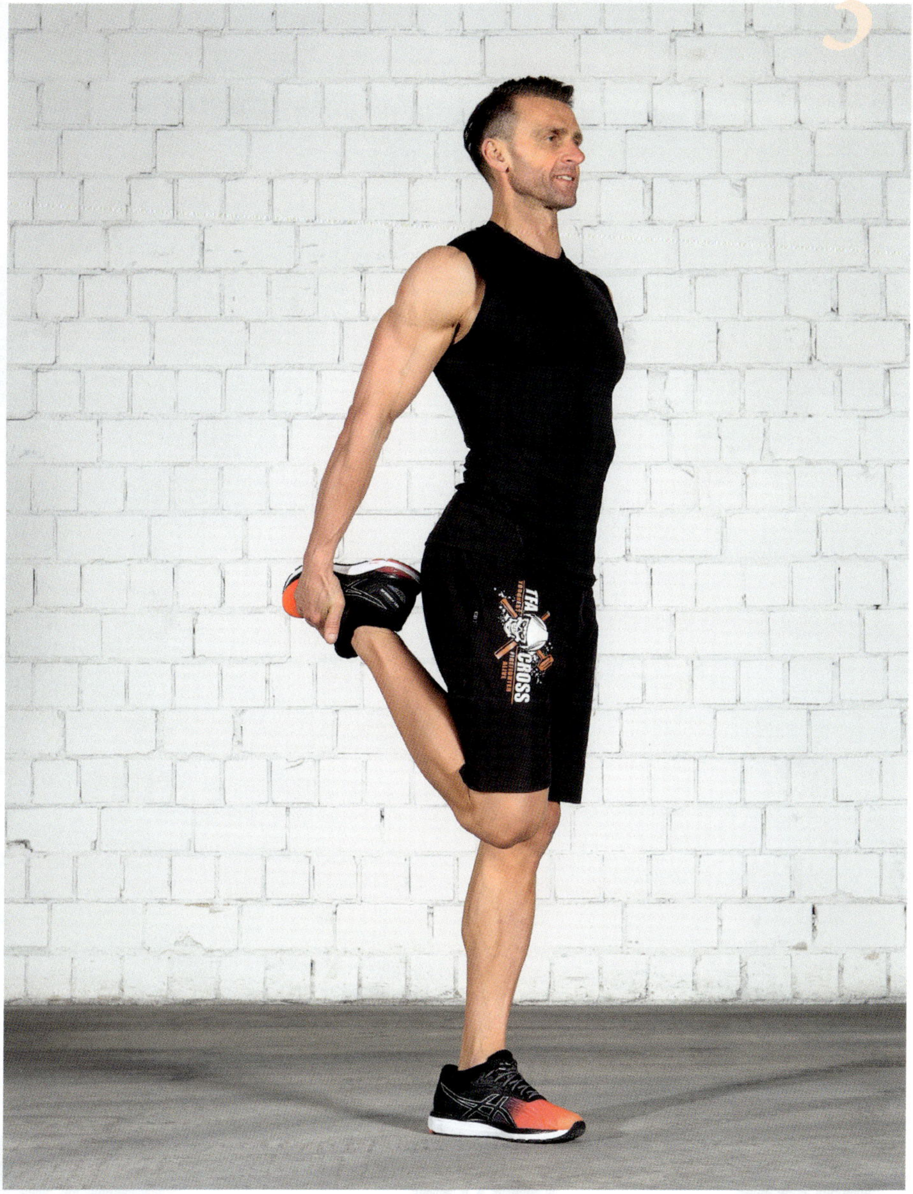

Die Dehnung der vorderen Oberschenkelmuskulatur kann noch intensiviert werden, je enger der Unterschenkel Richtung Gesäß geführt wird, ...

... zehn bis 15 Sekunden diese Position halten, anschließend Bein wechseln.

4. Beininnenseite

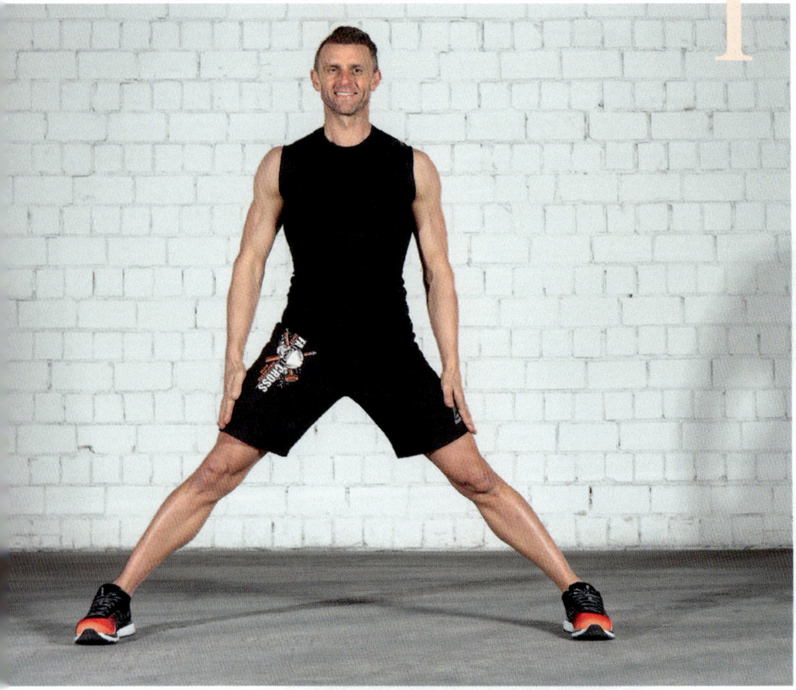

1

Ausgangsposition: Grätschstand mit durchgestreckten Beinen, Füße sind ganz aufgesetzt und zeigen nach vorne.

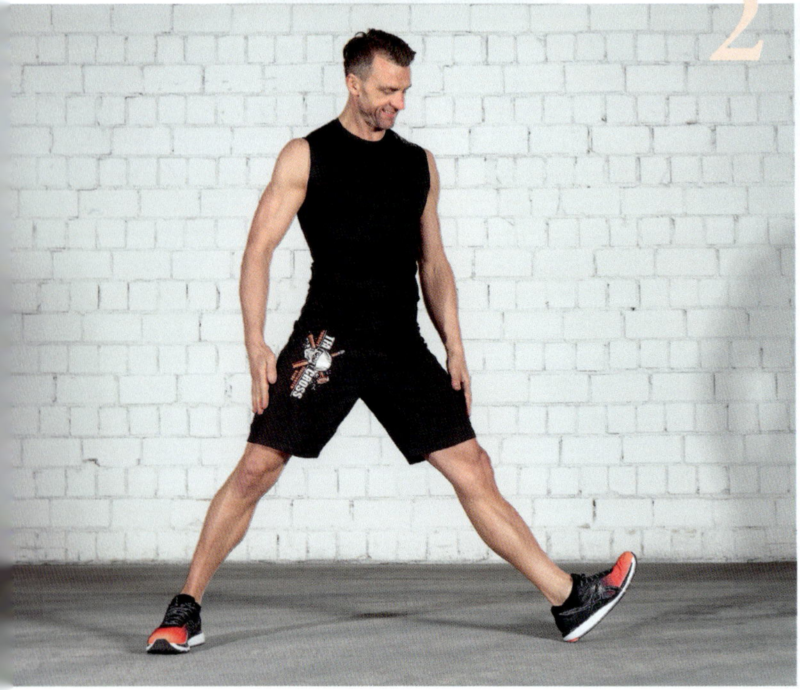

2

Linker Fuß wird auf dem Hacken nach außen gedreht, so dass sich der Fuß in der Verlängerung des Schienbeins befindet und nach oben zeigt.

3

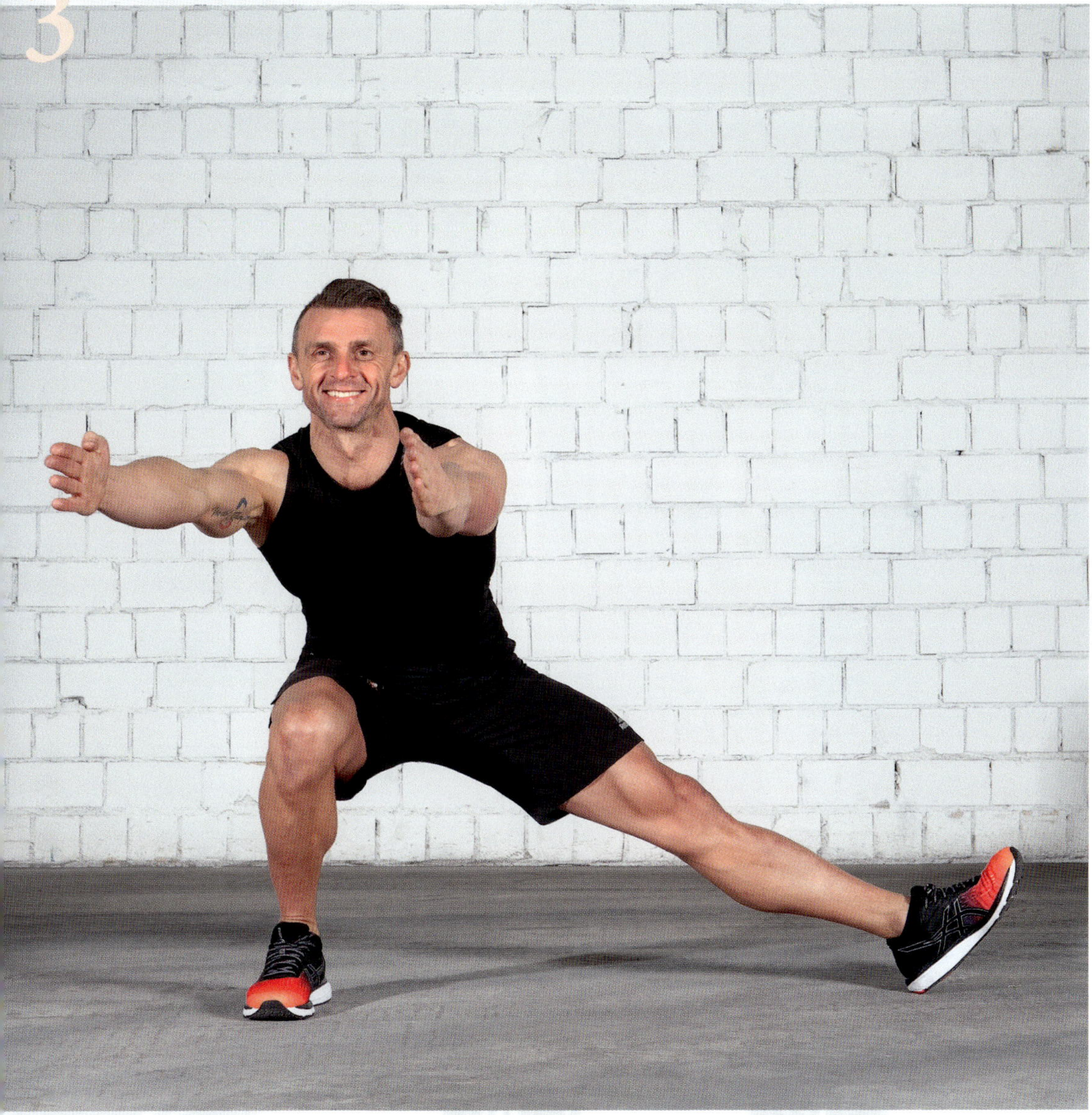

Beugen des rechten Beines bis zu einem 90-Grad-Winkel. Beide Arme zeigen in Verlängerung der Schulter gerade nach vorne, Handflächen senkrecht (hilft, das Gleichgewicht zu halten). Die Dehnung der Oberschenkelinnenseite kann noch gesteigert werden, indem ich das Gesäß weiter nach unten bewege, ...

... 10 bis 15 Sekunden diese Position halten, anschließend Bein wechseln.

5. Brustmuskulatur

Ausgangsposition: schulterbreiter seitlicher Stand, linker Arm lehnt an einen Pfeiler o. Ä., Ober- und Unterarm stehen im 90-Grad-Winkel zueinander, Oberarm waagerecht zur Schulter.

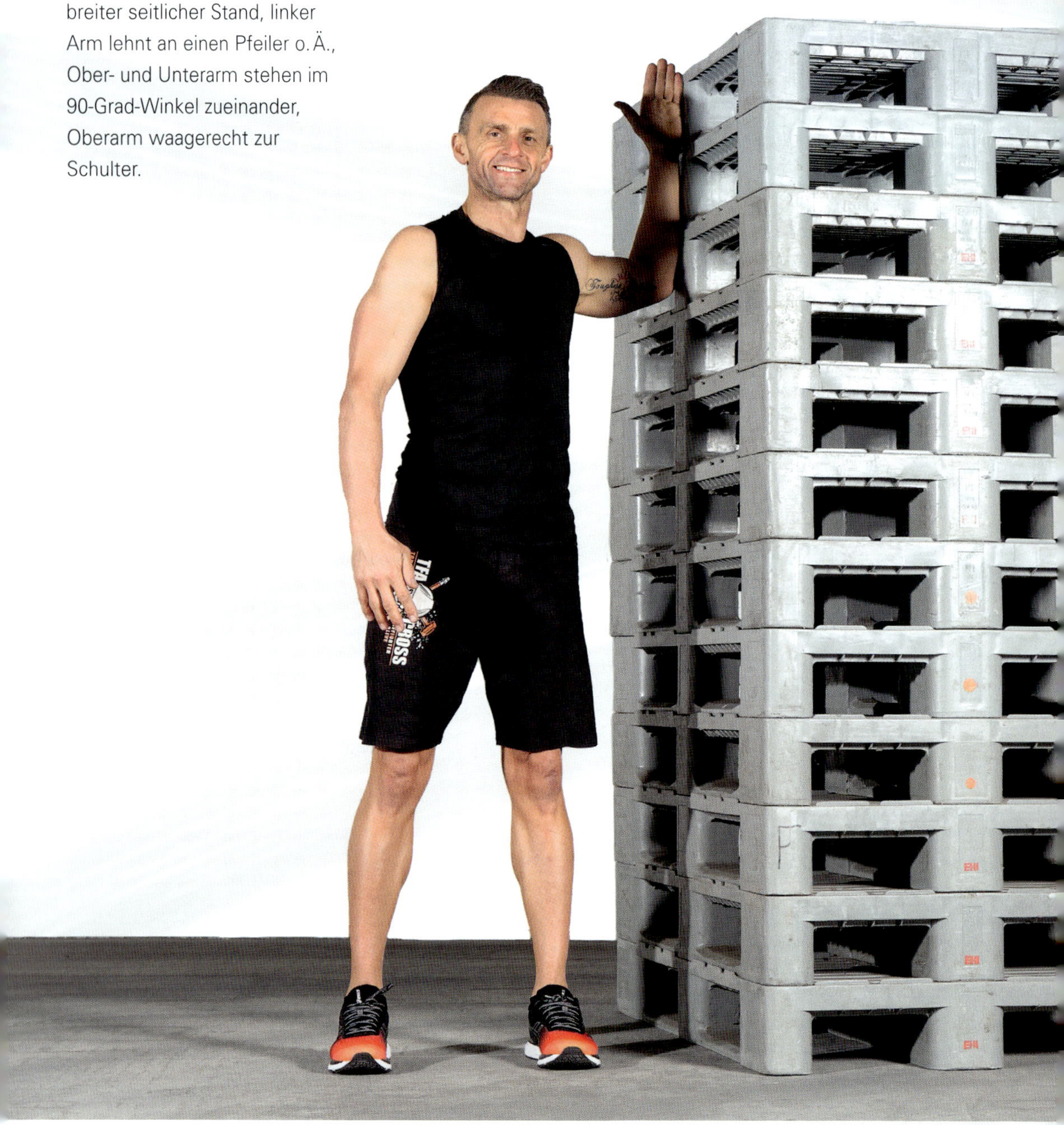

Oberkörper in der Achse dosiert zur Gegenseite »drehen«, um so Spannung in der linken Brustmuskulatur aufzubauen; Arm bleibt als Gegenspieler weiter angelehnt. Rechter Arm unterstützt bei der Einleitung der Bewegung.

1

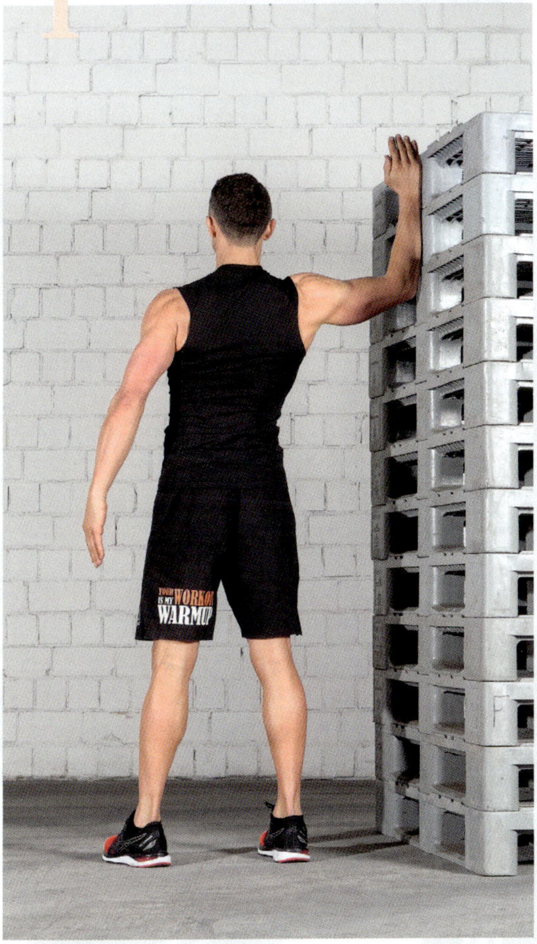

2

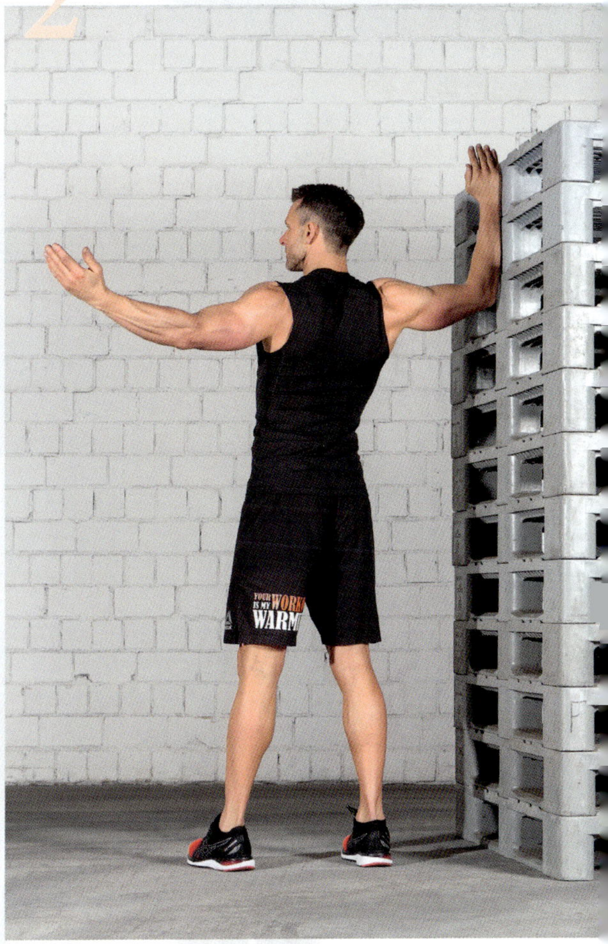

Bei ausreichender Spannung Position zehn bis 15 Sekunden halten, anschließend Schrittstellung und Arm wechseln.

6. Rückenmuskulatur

1

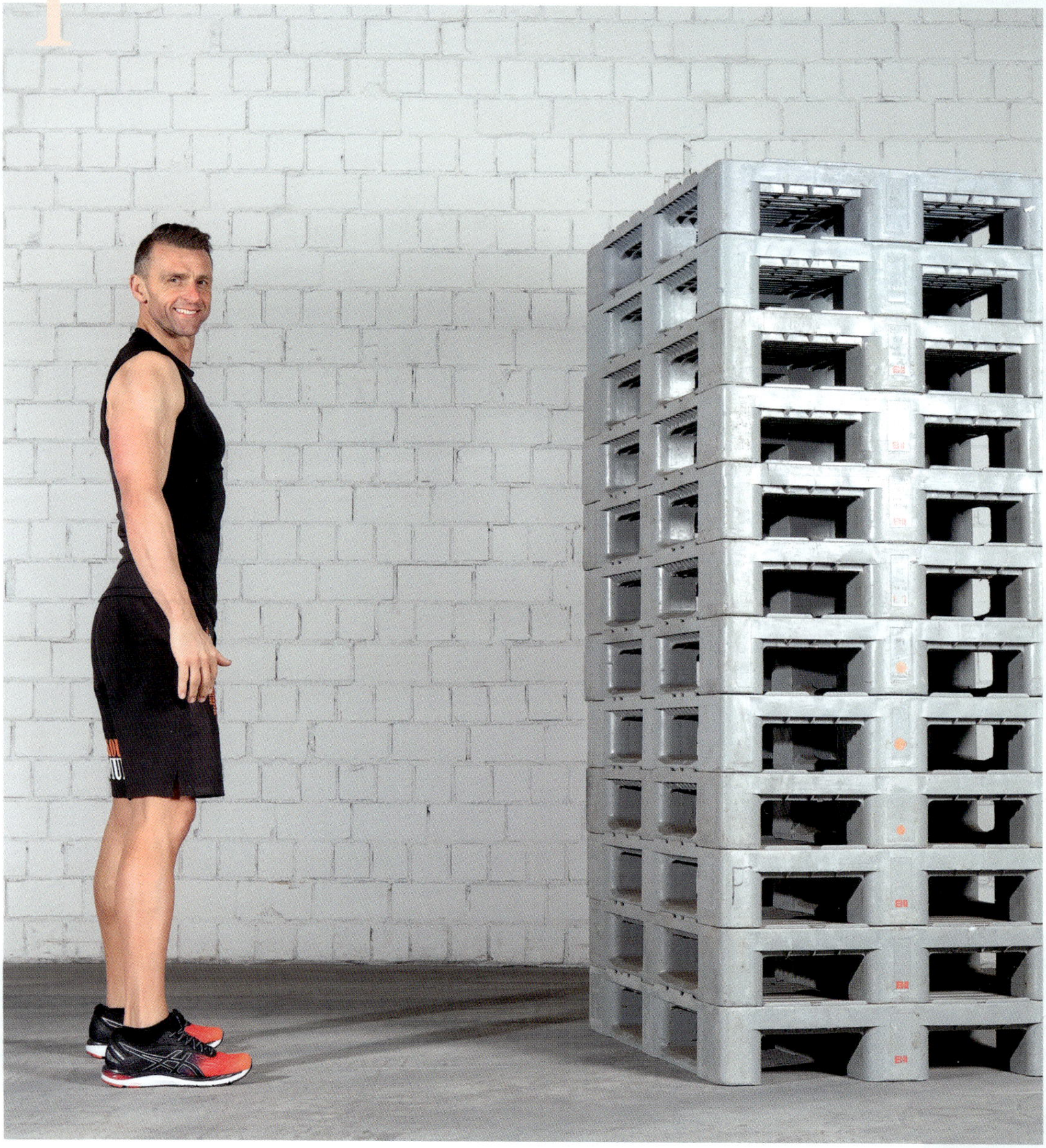

Ausgangsposition: Beine gestreckt und etwas über schulterbreit auseinander,

2

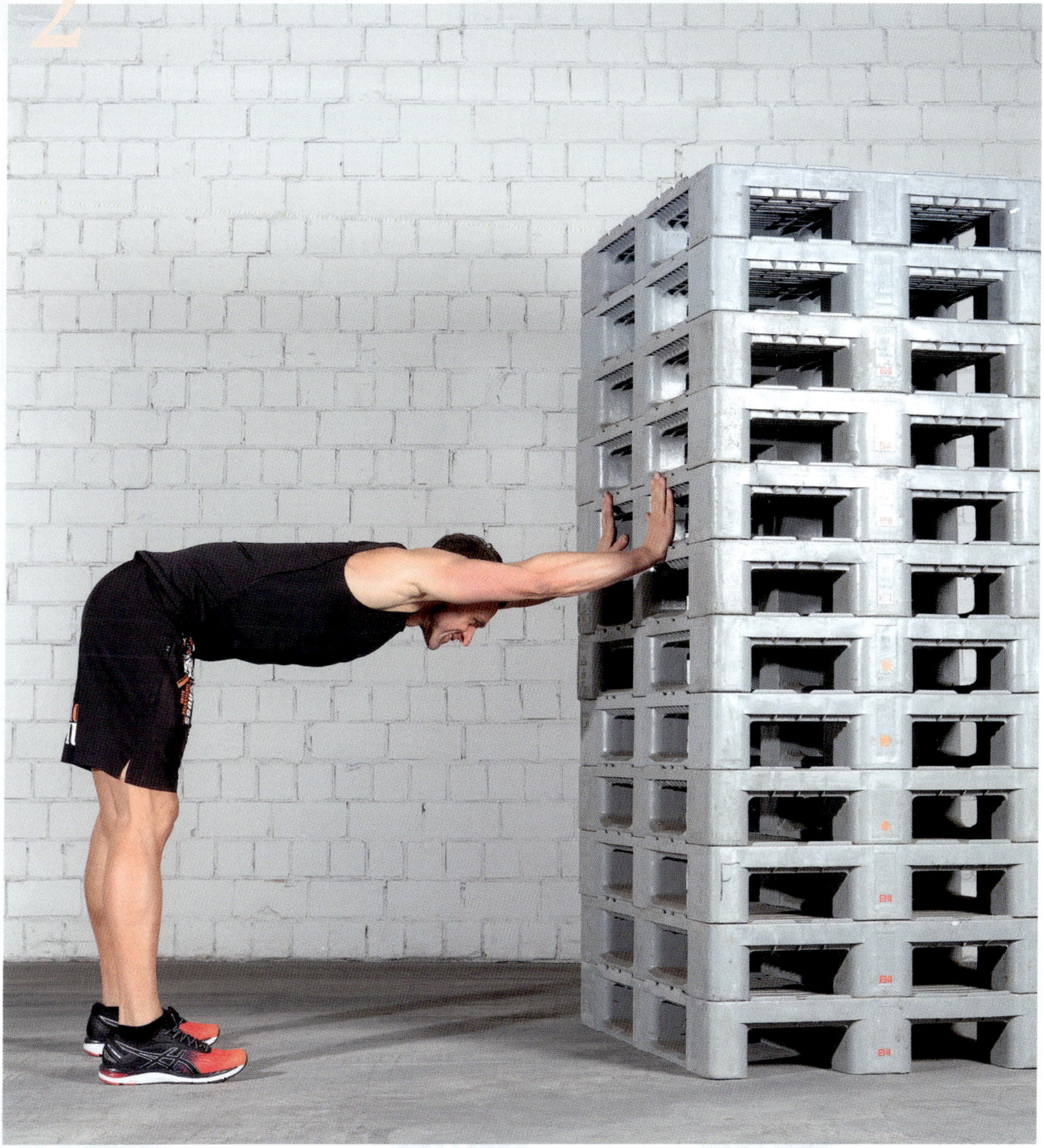

Oberkörper knickt im 90-Grad-Winkel nach vorne ab, Rücken ist gerade, Hände sind gegen einen Pfeiler oder eine Wand gestützt.

Den Rücken bewusst Richtung Boden »drücken«, Beine bleiben gestreckt (auch hier kann sich ein leichtes Ziehen in den Kniekehlen bemerkbar machen), die Dehnung im unteren Rückenbereich 10–15 Sekunden halten.

7. Nackenmuskulatur

1

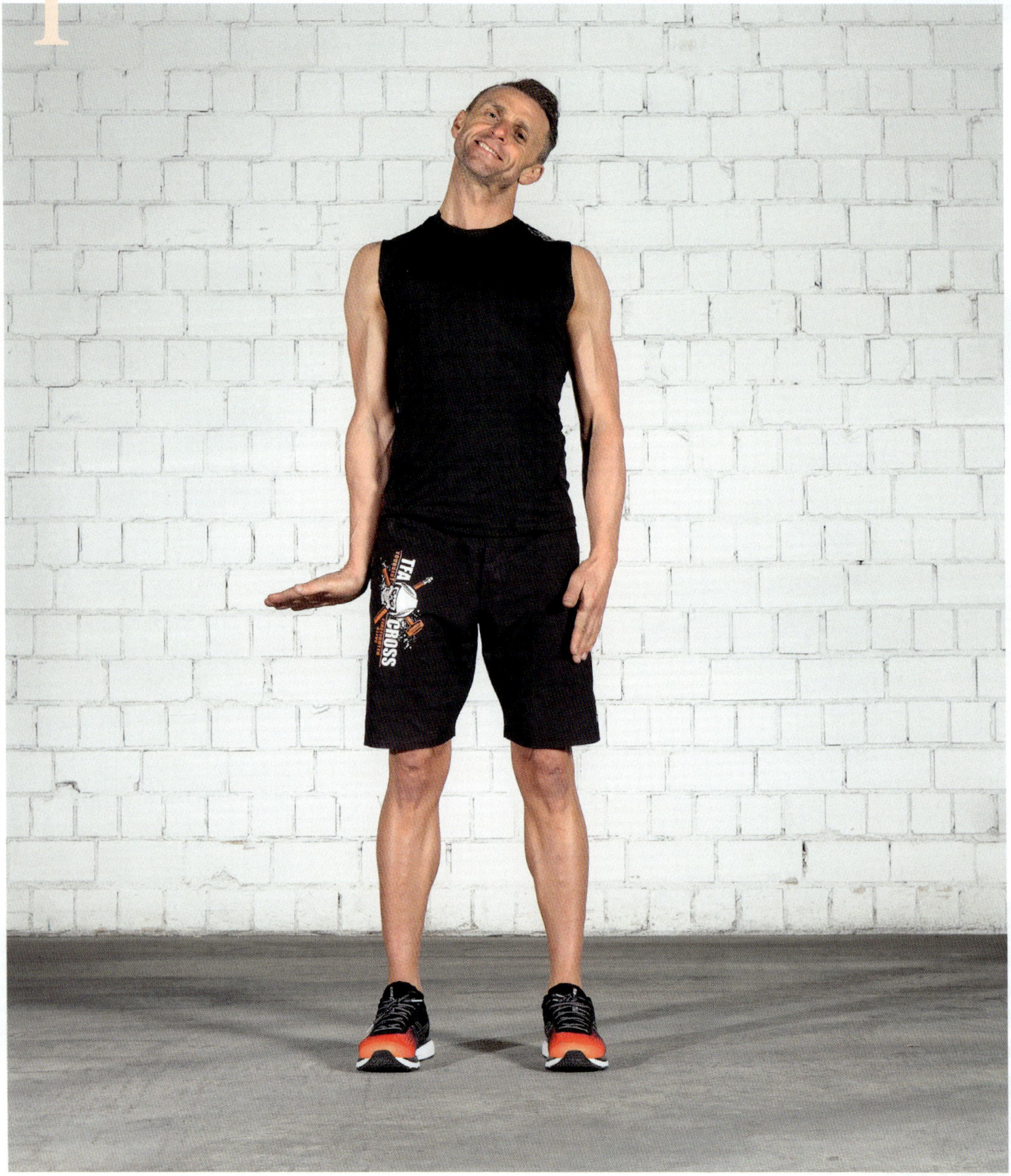

Ausgangsposition: schulterbreiter, gerader Stand, Becken fixiert, Kopf ist seitlich nach links geneigt, ...

2

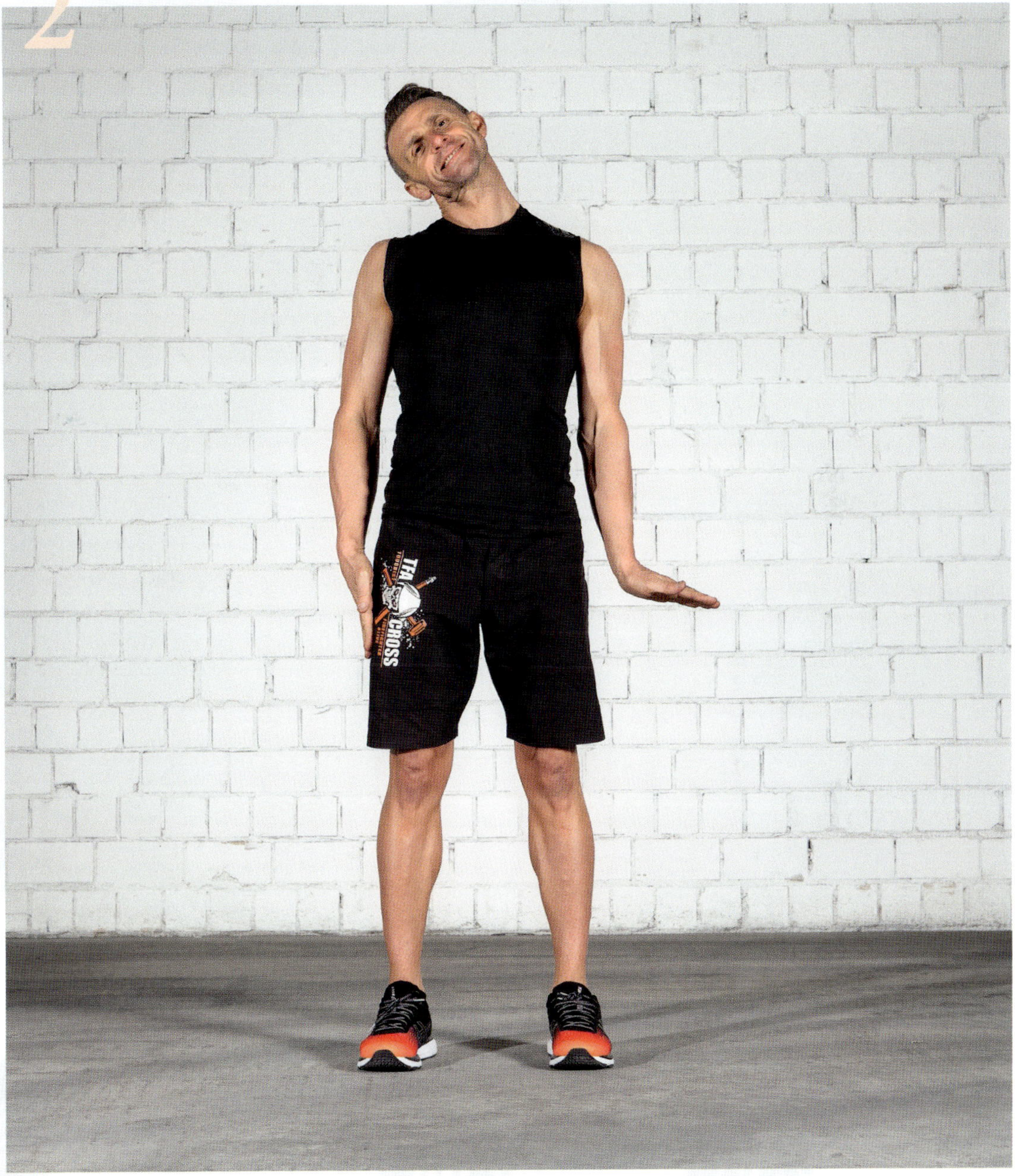

… rechten Arm bewusst nach unten strecken, Handrücken nach oben ziehen.

Dehnung der rechten seitlichen Nackenmuskulatur zehn bis 15 Sekunden halten, danach die Seite wechseln.

Das Finale: Dehnen à la POS!

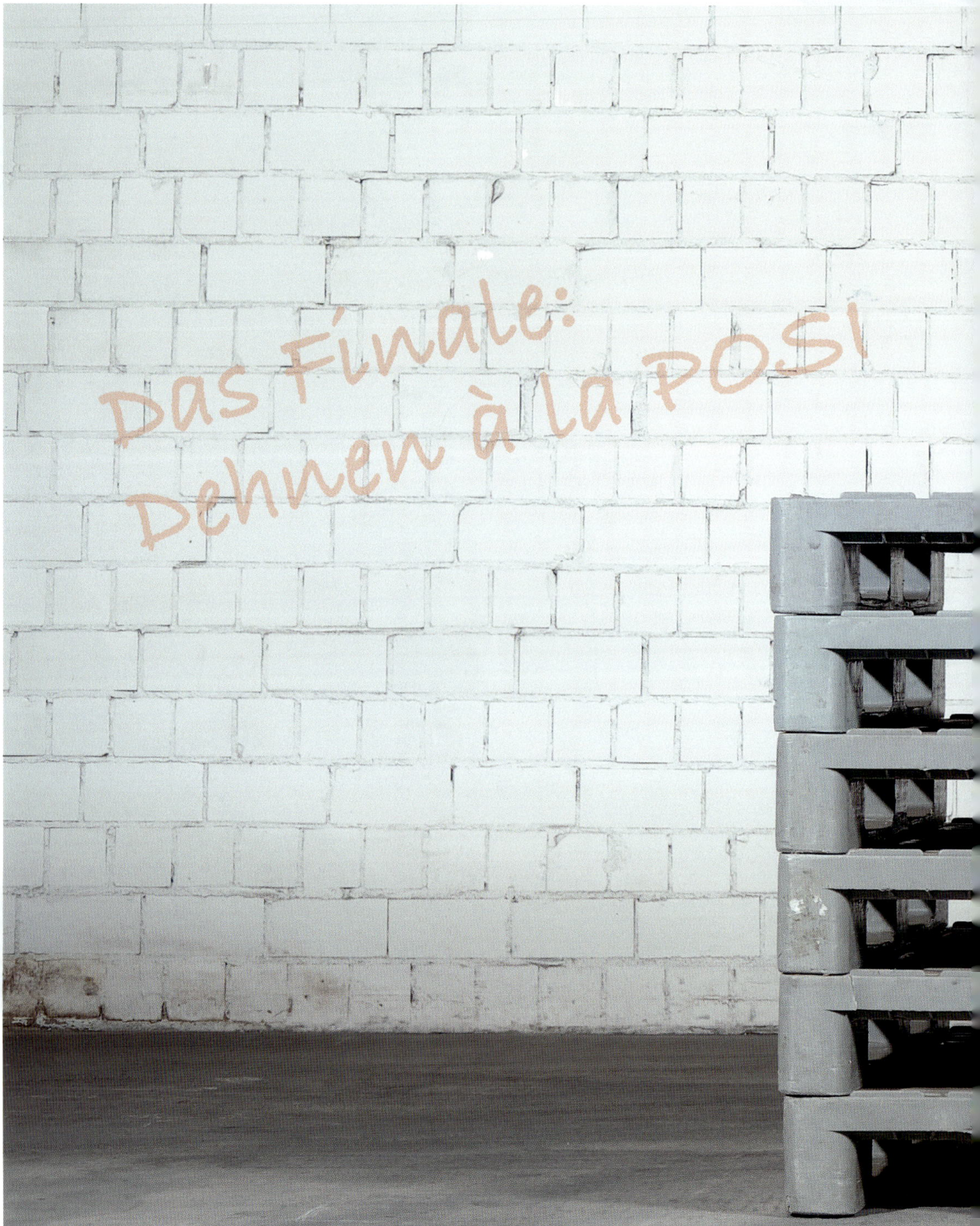

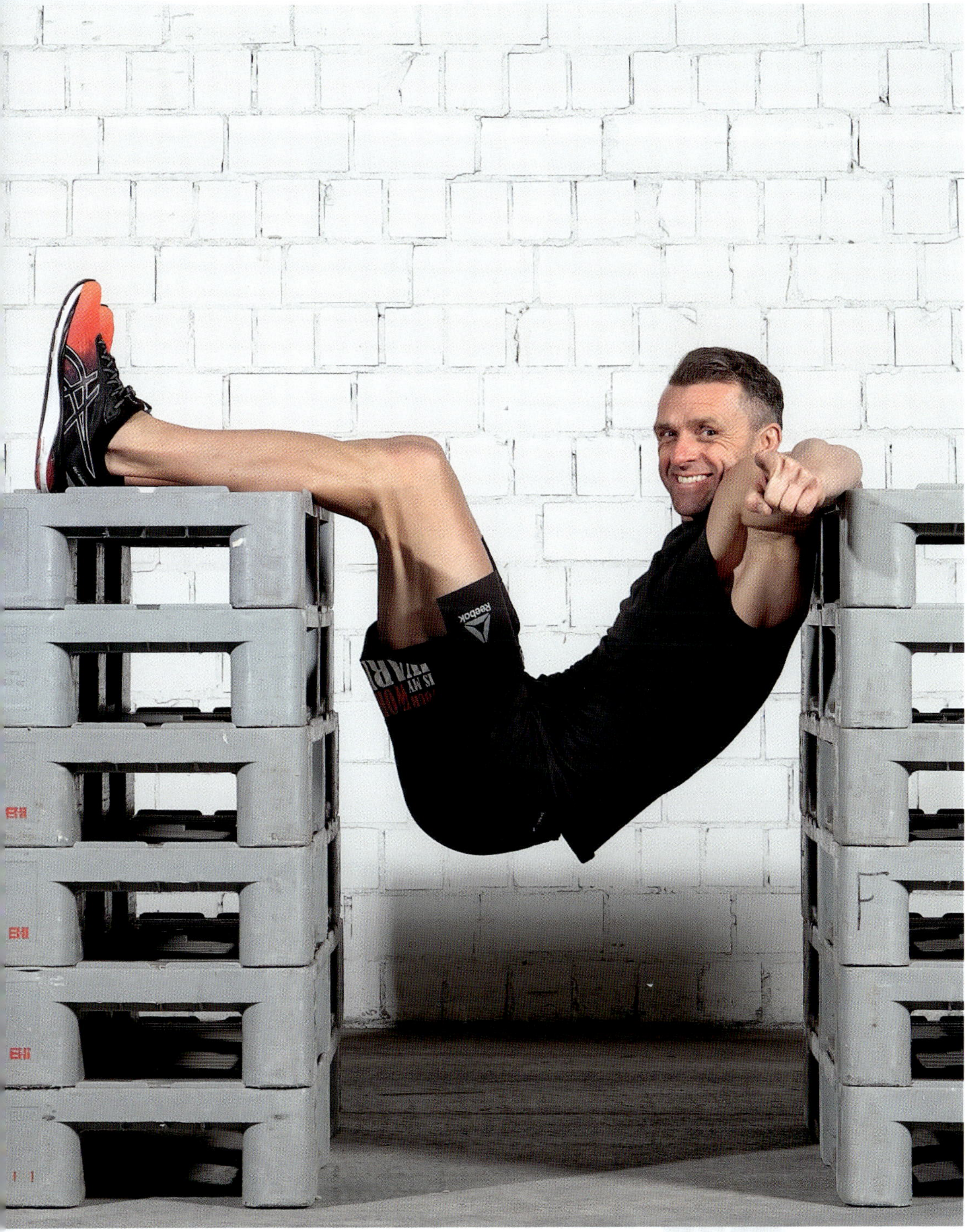
Reebok

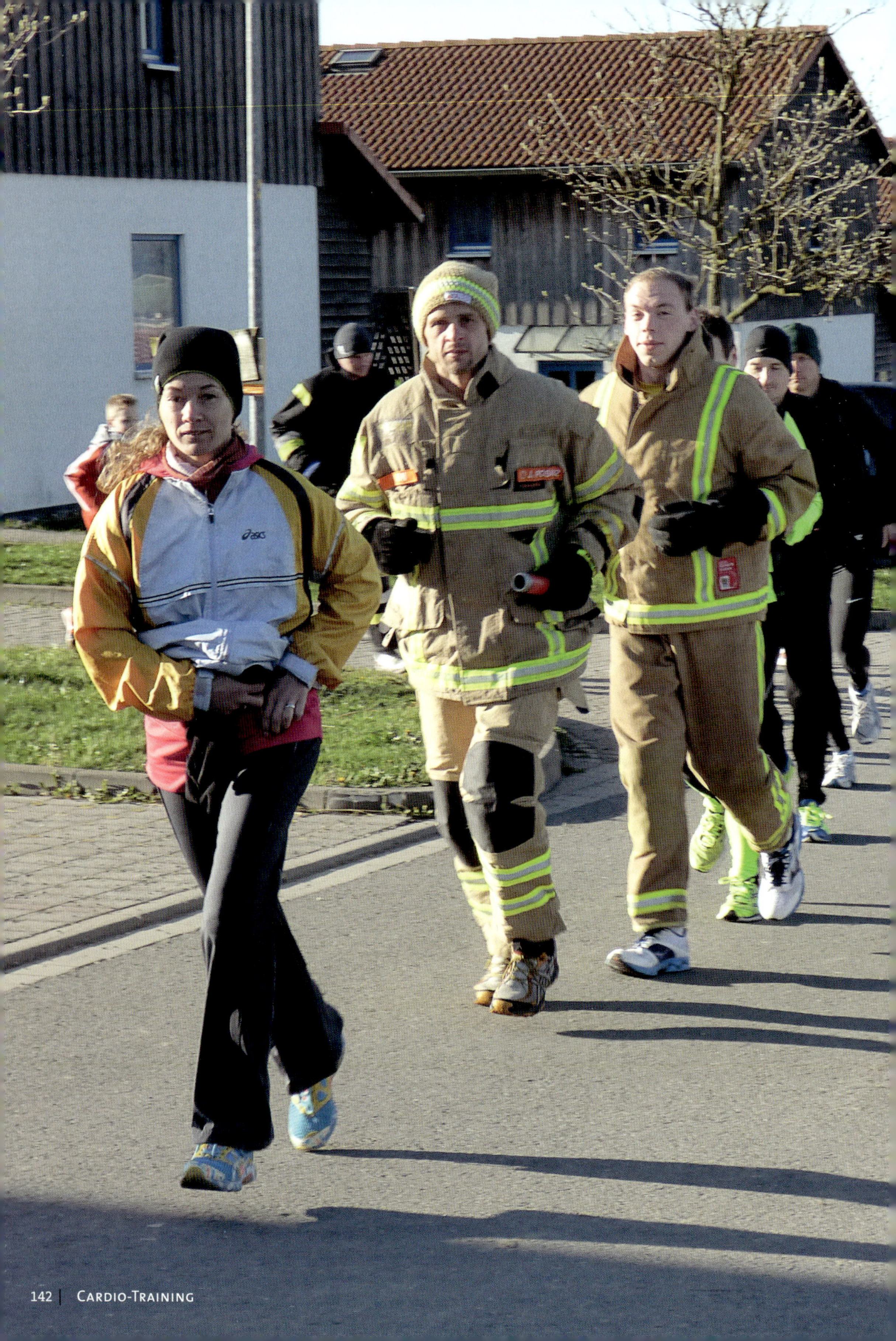

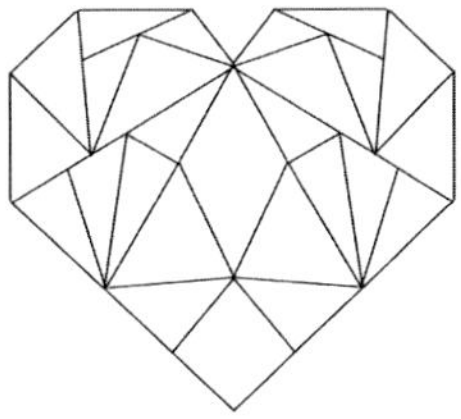

Cardio-Training
Die Mischung macht's!

Cardio- oder Ausdauer-Training ist ein weiterer elementarer Baustein unserer erforderlichen Grundfitness in Sachen FIT FOR FIRE.

Leider sieht man es viel zu oft: Entweder wird das Krafttraining exzessiv betrieben und das Cardio-, sprich das Herz-Kreislauf-Training vernachlässigt, oder es ist genau umgekehrt: Manche Leute laufen, laufen, laufen, vernachlässigen aber dabei völlig ihr Grundlagen-Krafttraining. Was ist besser? Unser gesunder Menschenverstand sagt uns natürlich: Keins von beidem, denn die Mischung macht's! Eine Kombination von Kraft- und Ausdauertraining beschert uns die optimalen Voraussetzungen, um FIT FOR FIRE zu sein.

Wie ihr wisst, reden wir bei meinem Programm immer vom Mindestmaß, welches man investieren sollte, um den Anforderungen in unserem Job gewachsen zu sein. Und dazu gehört (mindestens) eine Cardio-Einheit pro Woche. Wenn ihr in der Woche dafür nur ein Zeitfenster habt, empfehle ich euch den TFAXCROSS-Kaftausdauerzirkel, denn dabei wird das Herzkreislaufsystem auf jeden Fall ordentlich mittrainiert – aber natürlich nicht so effektiv wie bei einem reinen Cardio-Training. Eine Alternative zum funktionellen Gerätetraining (TFAXCROSS) ist, mit ähnlichem Zeitaufwand, die Kombination aus Basic Workout und einer Lauf- bzw. Cardio-Einheit. Aber, ganz ehrlich: Versucht lieber, auf zwei Zeitfenster pro Woche zu kommen – eine Kraftausdauer-Einheit sowie eine Cardio-Einheit.

Es gibt verschiedene Wege, Ausdauer- bzw. Herz- Kreislauf-Training zu betreiben. Ihr alle kennt die Klassiker: laufen, schwimmen, Radfahren. Das Schlüsselwort hier ist: Ausdauer. Nur mit kontinuierlicher, regelmäßiger Bewegung erreicht ihr ein effektives Herz-Kreislauftraining und verbessert eure Kondition. Und nur so werdet ihr im Einsatz deutlich belastbarer, speziell, wenn ihr dabei über einen längeren Zeitraum gefordert seid.

Bei meinen Tipps für ein effektives Ausdauertraining konzentriere ich mich auf das Laufen, für mich der klare Favorit beim Cardio-Training. Für das Laufen benötigt ihr in Relation zum Trainingseffekt nur ein relativ kleines Zeitfenster. Joggen könnt ihr immer und überall, ihr habt nur geringe Anschaffungskosten für das benötigte Equipment wie etwa Laufschuhe, ihr benötigt keine lange Anfahrtszeit zur Sportstätte, sondern könnt praktisch vor eurer Tür loslaufen – und ein super Stoffwechsel-Burner ist es obendrein! Laufen ist ideal, wenn ihr den materiellen und zeitlichen Aufwand so gering wie möglich halten wollt.

Und, übrigens: Die Ausrede »Ich kann nicht laufen, weil …« zählt nicht! JEDER kann laufen – der eine zu Beginn schneller und länger, der andere fängt langsam und gemächlich an. Dazu am Ende dieses Kapitels ein paar Tipps von mir; mit denen habe ich schon so einige »bekehrt« und zum Laufen gebracht … ;-)

Wenn euer größtes Problem ist, euch zum Laufen zu motivieren und am Ball zu bleiben, überlegt, ob ihr nicht in einer Gruppe mit anderen trainieren könnt. Damit seid ihr auch wieder ganz nah an einer meiner Kernbotschaften in diesem Buch, Sport in der Gemeinschaft zu treiben – allein aus Gründen der Eigenmotivation ist das unschlagbar! Somit bekommt ihr von mir im Folgenden eine kleine Anleitung, wie ich am effektivsten in einer Gruppe oder mit meinem Partner trainiere. Wenn es dabei unterschiedliche Leistungsniveaus gibt, ist das gar nicht schlimm: Mit meinem Tipps wird sich niemand über- oder unterfordert fühlen!

Alle anderen Aspekte des Laufens – wie laufe ich »richtig«, wie steigere ich mein Grundtempo, was sind die Effekte des Intervall-Laufs, was sind die besten Trainingspläne für eine 10-Kilometer-Runde, für einen Halbmarathon, für einen Marathon – würden hier den Rahmen sprengen. Wenn euch das auch interessiert, stöbert dazu im Internet: Das Netz ist voll mit guten Tipps … allerdings nicht zum Laufen in der Gruppe, die ihr jetzt von mir bekommt – die sind made by POSI ;-)

Wie kam ich darauf, ein kleines Programm für Gruppenläufe zu entwickeln? Ich bin Sportausbilder bei unseren Feuerwehr-Anwärtern und habe auch schon diverse Trainingslager für Wettkämpfer mitorganisiert. Natürlich gibt es bei den Anwärtern und auch uns Wettkämpfern unterschiedliche Fitnesslevels. Wichtig war daher für mich, alle in einer Gruppe zusammen trainieren zu lassen. Das ist enorm wichtig für das Zusammengehörigkeitsgefühl einer Gruppe, aber das Programm sollte auch für jeden einen Trainingseffekt haben. Also habe ich mir folgendes überlegt …

MADE BY POSI

VARIANTE 1:

Nehmt euch ein D-Strahlrohr, Schlauchhalter, Übergangsstück etc. – sprich irgendein handliches Utensil von eurem Einsatzfahrzeug. Nutzt es als »Staffelholz« – so habt ihr den direkten Bezug zu eurem Job, ihr lockert die Einheit damit auf und es macht einfach mehr Spaß.

Ihr stellt euch in der Gruppe hintereinander auf; seid ihr sehr viele Läufer, bildet zwei Reihen. Dann geht's los: Ganz vorne läuft der »Pacemaker«, der das Grundtempo (7–9 km/h) bestimmt und dieses auch hält. Der »Hase«, wie man den Tempomacher in der Leichtathletik auch nennt, bleibt während des ganzen Laufs an der Spitze der Gruppe und läuft »sein« Tempo. Es macht Sinn, das »schwächste Glied« der Gruppe ganz nach vorne zu beordern; so wird es nicht überfordert, weil es sein Tempo selbst bestimmen kann, und erfüllt gleichzeitig eine wichtige Aufgabe in der Gruppe.

Direkt dahinter läuft der Ausbilder/Trainer, in der Hand das Staffelholz. Nach einem bestimmten Zeitintervall, das der Ausbilder vorher festgelegt hat – bei einem 30- bis 40-Minuten-Lauf empfehle ich sechs bis acht »Turns« – gibt er das Staffelholz nach hinten durch, bis der Schlussläufer dieses erhalten hat. Der Schlussläufer bleibt stehen, absolviert die zuvor festgelegte Übungseinheit, der Rest der Gruppe läuft weiter. Bei den Übungen habt ihr die Qual der Wahl: Liegestütze, Kniebeugen, Ausfallschritte etc. Die Anzahl der Wiederholungen bestimmt jeder Teilnehmer selbst und damit, gemäß dem individuellen Leistungsniveau, auch den Grad der persönlichen Trainingsintensität.
Je mehr Wiederholungen dieser Krafteinheit, desto länger und »knackiger« der Tempolauf, denn anschließend muss zügig zur Gruppe aufgeschlossen werden. Dort angekommen, übergibt er an den neuen Schlussläufer das Staffelholz, zieht an der

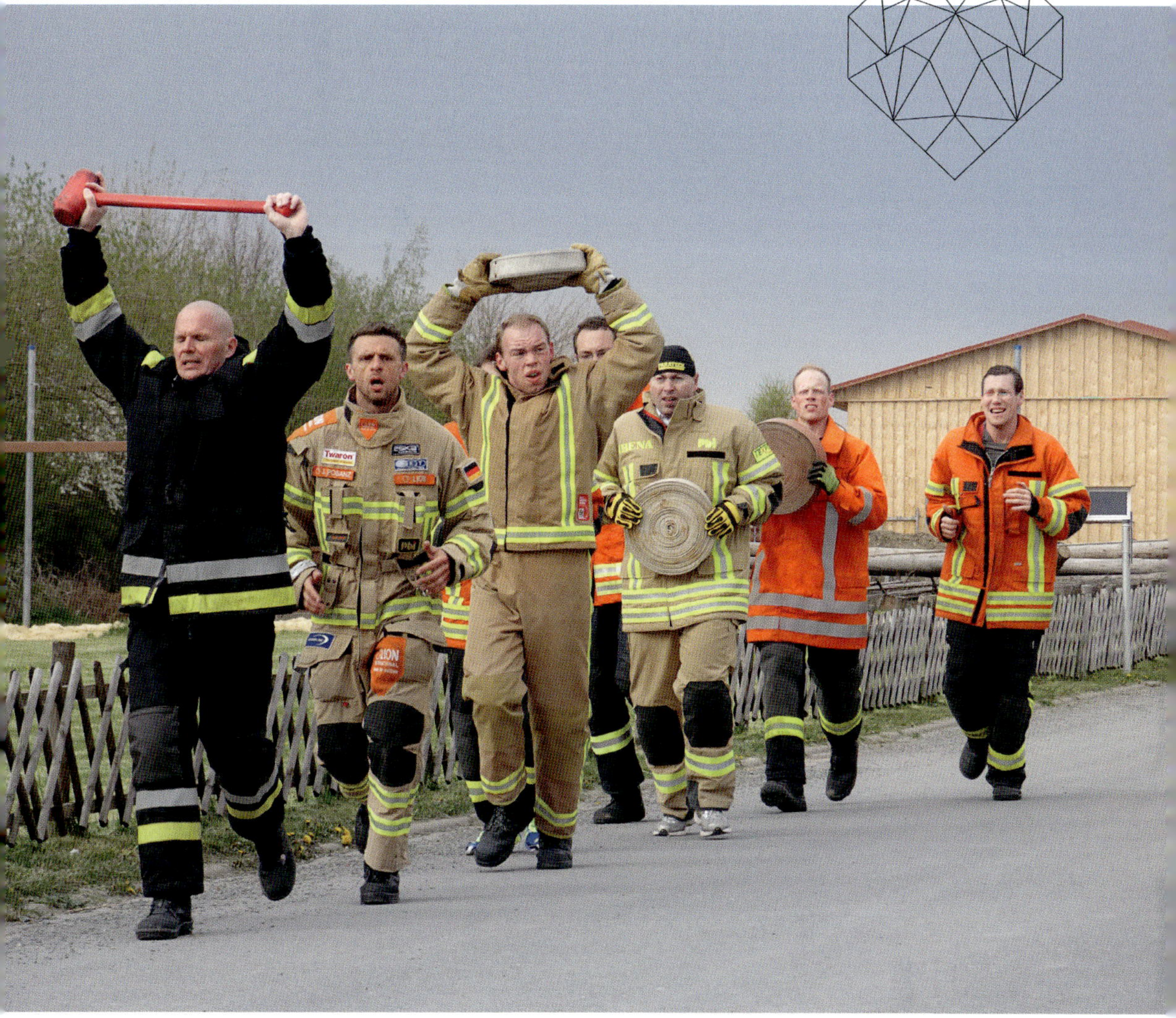

Beim Staffellauf mit den Kollegen

Gruppe vorbei und reiht sich hinter den Pacemaker ein; alle anderen werden so einen Platz nach hinten geschoben.

Das Ganze wird so lange wiederholt, bis der Ausbilder dran war. Dieser reiht sich nach seiner Extra-Einheit ebenfalls wieder hinter dem Pacemaker ein, behält aber das Staffelholz bei sich. So kann der Ausbilder, je nach Gruppenstärke, den Start des nächsten Intervalls steuern. Bei kleinen Gruppen ist ein Durchlauf entsprechend kurz, und die Pause bis zur nächsten Krafteinheit bzw. bis zum nächsten Tempolauf dann logischerweise auch. Wartet also mit dem zweiten Intervall und habt immer im Blick, dass sechs bis acht Turns erreicht werden. Das Tolle an dieser Übung: Jeder Läufer hat die Möglichkeit, sich selbst so herauszufordern, wie er möchte. Falls beispielsweise ein Gruppenmitglied keinen Tempolauf mehr machen möchte, übergibt er das Staffelholz direkt nach Übernahme an den Vordermann und läuft nach vorne, oder er bleibt gleich beim Pacemaker. Stresst euch also nicht, wenn ihr irgendwann nicht mehr könnt – aber habt auch den Ehrgeiz, immer noch eine Schippe draufzulegen.

Falls ihr nur zu zweit seid, beziehungsweise mit eurem Partner laufen gehen wollt, ihr unterschiedliche Leistungslevels habt, aber jeder eine fordernde Einheit haben will, könnt ihr ein ähnliches Prinzip wie gerade beschrieben anwenden. Dabei müsst ihr euch allerdings jedoch über die gesamte Strecke an feste Zeitintervalle halten.

Ich erkläre es am Beispiel, wenn ich mit meiner Frau laufen gehe. Ich liebe diese Trainingseinheit (meine Frau natürlich auch!), weil ich sie in dieser Form nicht alleine durchführen könnte. Die gesamte Laufeinheit dauert 40 Minuten. Mein Timer ist auf ein Intervall von fünf Minuten gestellt und signalisiert mir so, wann die nächste Krafteinheit beginnt. Manchmal absolviere ich diese Einheit aber auch nach Gefühl, sodass ich auf jeden Fall auf sechs bis acht Intervalle komme. Die ersten fünf Minuten des Laufs sind quasi das Warm-up, dann geht's los: Der Timer schlägt Alarm, runter, 30 Liegestütz (oder so viele wie ihr könnt). Danach wird es spannend: Der Partner läuft weiter, ergo spielt die Zeit ab sofort gegen mich! Brauche ich (zu) lange für die Krafteinheit bzw. lasse ich mir zu viel Zeit, wird der Vorsprung meines Partners größer und größer – entsprechend knackig gestaltet sich das Heranlaufen.

Wenn ihr – so wie ich – ein wenig masochistisch veranlagt seid, schnallt ihr euch noch eine Gewichtsweste um. Oder ihr habt einen Partner, der euch ein wenig quälen will, indem er, während ihr eure Krafteinheit absolviert, sein Lauftempo erhöht. Würde ich diese Einheit alleine absolvieren, wäre es egal, wann ich meinen Tempolauf starte, sprich, wie lange ich für den Kraftteil brauche.

VARIANTE 2:

Lernt die Feuerwehrgerätschaften ganz neu kennen!

Diese Übung ist eher geeignet, wenn die Gruppenteilnehmer die gleiche Belastung haben sollen, es aber nicht nur ein normales Lauftraining sein soll. Ideal wäre hierbei eine Gruppenstärke ab acht Personen. Ich nutze diese Übung gerne im Trainingslager oder als kleine Belastungsübung (auch mal im Einsatzanzug) bei unseren Feuerwehr-Anwärtern. Ich erkläre euch die Einheit am Beispiel einer acht Personen starken Laufgruppe plus Ausbilder:

Wir nehmen vom Fahrzeug zwei leichte und zwei mittelschwere Gegenstände und werden so ganz nebenbei »warm« mit unseren Utensilien, zum Beispiel Standrohr, C-Schlauch, Überflurhydrantenschlüssel, Verteiler etc. … Ihr seht: Unser Fahrzeug ist voll mit »Spielzeug«.

In folgender Reihenfolge stellt ihr euch mit den jeweiligen Geräten auf:

1.	Läufer: Standrohr
2.	Läufer: kein Gerät
3.	Läufer: C-Schlauch
4.	Läufer: kein Gerät
5.	Läufer: Hydrantenschlüssel
6.	Läufer: kein Gerät
7.	Läufer: Verteiler
8.	Läufer: kein Gerät

Dann geht's los: Alle laufen in geringem Tempo hintereinander her. Die leichten Gegenstände werden dabei über den Kopf gehalten, die etwas schwereren vor dem Körper. Der Ausbilder läuft mit einem Timer neben der Gruppe. Alle 30 Sekunden gibt es von ihm einen Pfiff oder ein lautes Kommando (zum Beispiel »Wechsel!«). Alle, die einen Gegenstand haben, geben diesen nach hinten weiter. Der letzte Läufer in der Kette empfängt in unserem Beispiel den Verteiler, hält ihn vor dem Bauch und läuft an der Gruppe vorbei an die Spitze. Diese Positionswechsel werden bis zum Schluss ununterbrochen im 30-Sekunden-Takt wiederholt. Wichtig für den Ausbilder: Die 30 Sekunden genau einzuhalten und auf das niedrige Grundtempo zu achten, da die Führung immer wieder wechselt.

Diese Art von Gruppenlauf hat einen hohen zusätzlichen Anspruch: Man läuft mit einem Gegenstand ganz anders als gewohnt, da die Arme nicht mitschwingen. Das Gewicht des Gegenstandes macht sich auch bemerkbar (überkopf ist das eine ordentliche Extrabelastung), und die kleinen Tempoläufe kommen auch noch dazu… Also wenn ihr mal einen neuen sportlichen Kick in der Gruppe braucht: hier, bitte!

Am Ende jeder Laufeinheit solltet ihr das Dehnen unbedingt mit einbauen, weil es eine effektive Möglichkeit ist, nach einer Belastung »runterzukommen«. Mit einem kleinen Dehnprogramm leitet ihr die aktive Regenerationsphase ein und könnt die Zeit zudem nutzen, um mit der Gruppe die ersten Nachbesprechungen zu machen.

Jetzt zu meinen versprochenen Tipps für die »Ich kann nicht laufen«-Riege:
Diese Ausrede lasse ich nur bei tatsächlichen körperlichen Problemen gelten. Je nach körperlicher Einschränkung ist Schwimmen und Radfahren eine super Alternative. Tut eurem Körper dabei auf jeden Fall den Gefallen und baut das Herz-Kreislauf-Training mit ein.

Für die »Ich will richtig laufen lernen«-Riege:
Das oberste Gebot lautet hier für euch: Fangt klein, sprich langsam an! Der häufigste Fehler, den Einsteiger machen, ist, dass zu Beginn viel zu zügig gelaufen wird. Dann passiert folgendes: rote Birne, Schnappatmung, Seitenstechen, Abbruch – Frust! Das alles passiert nicht mit POSI's kleiner Laufschule nach dem bekannten Motto »Keep it simple«:

1. Geht eure ausgewählte Strecke vorher zügig ab. Beim Gehen solltet ihr auf etwa 25 Minuten kommen. Idealerweise sind Start und Ziel identisch.
2. Langsam – wirklich langsam – laufen, ich empfehle ein Tempo knapp über schnellem Gehen.
3. Orientiert euch nicht an anderen; lasst die ihr Ding machen, ihr macht eures.
4. Merkt ihr, dass die Luft knapp wird, macht eine Geh-Pause.
5. Sobald ihr das Gefühl habt, wieder besser atmen zu können, begebt euch wieder in das gemächliche Lauftempo; dies reicht am Anfang.
6. Geduld und Kontinuität sind ganz wichtig: zwei Lauftermine pro Woche sind Pflicht. Dann gehören eure Gehpausen bald der Geschichte an …
7. Sobald ihr durchlaufen könnt, habt ihr es schon geschafft! Anschließend geht es nur noch um Steigerungsvarianten, sprich länger und/oder schneller zu laufen.

Läuft man nur für sich, ganz ohne Leistungsdruck, ist dies eine tolle Möglichkeit, vom Alltagsstress einmal richtig abzuschalten und den Kopf frei zu bekommen. Für mich hat das Laufen schon fast einen meditativen Charakter – Achtung Suchtgefahr!

KEEP IT SIMPLE

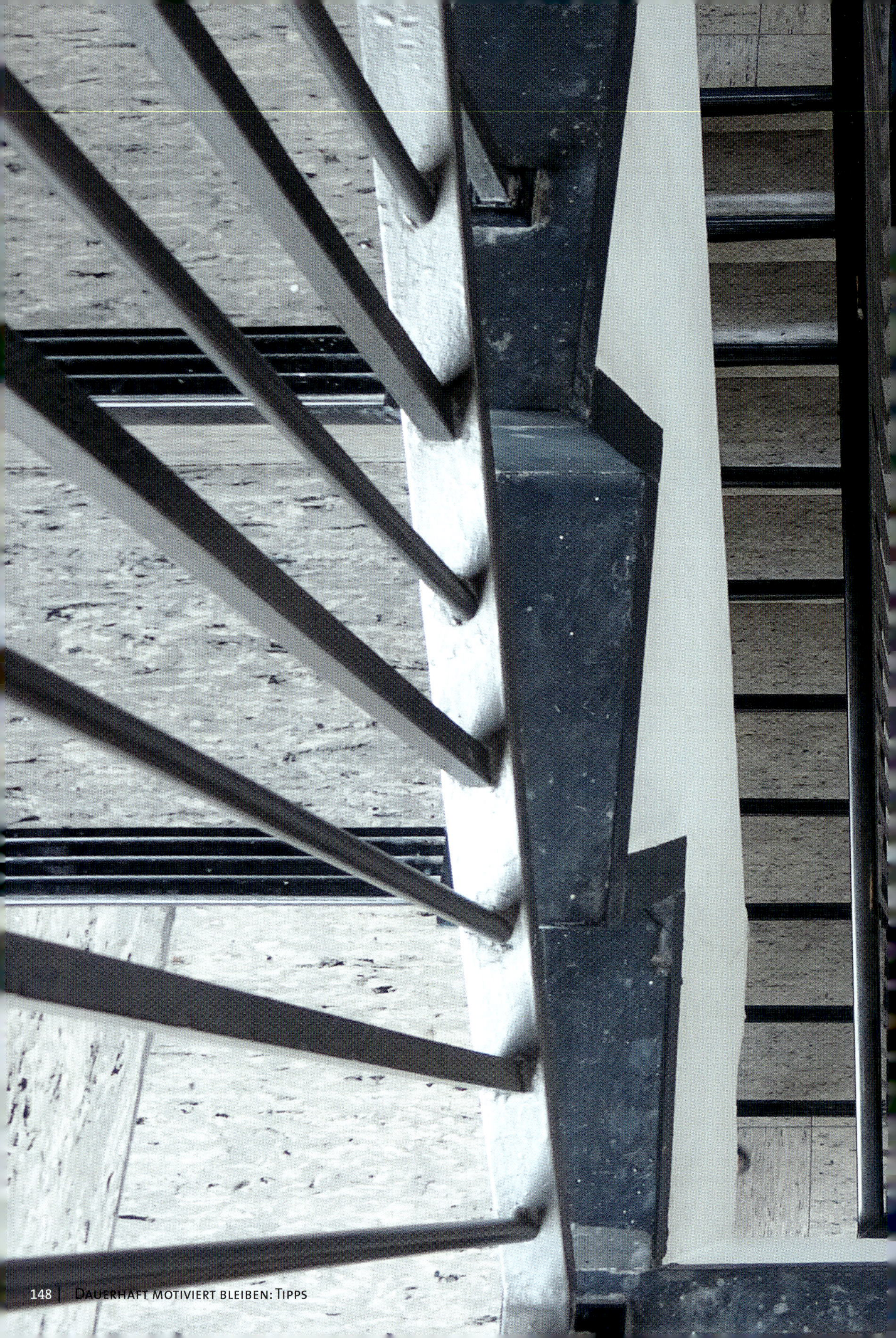

Dauerhaft motiviert bleiben: Tipps

Sport treiben – gut und schön – aber wie bleibe ich dauerhaft am Ball? Das Thema Eigenmotivation und Selbstdisziplin ist elementar, will man einen positiven Effekt durch Bewegung erzielen. Nur ein regelmäßiges Workout ist der Schlüssel zu einer ordentlichen Grundfitness, die gleichzeitig einen großen Beitrag zu eurer Gesundheit leistet.

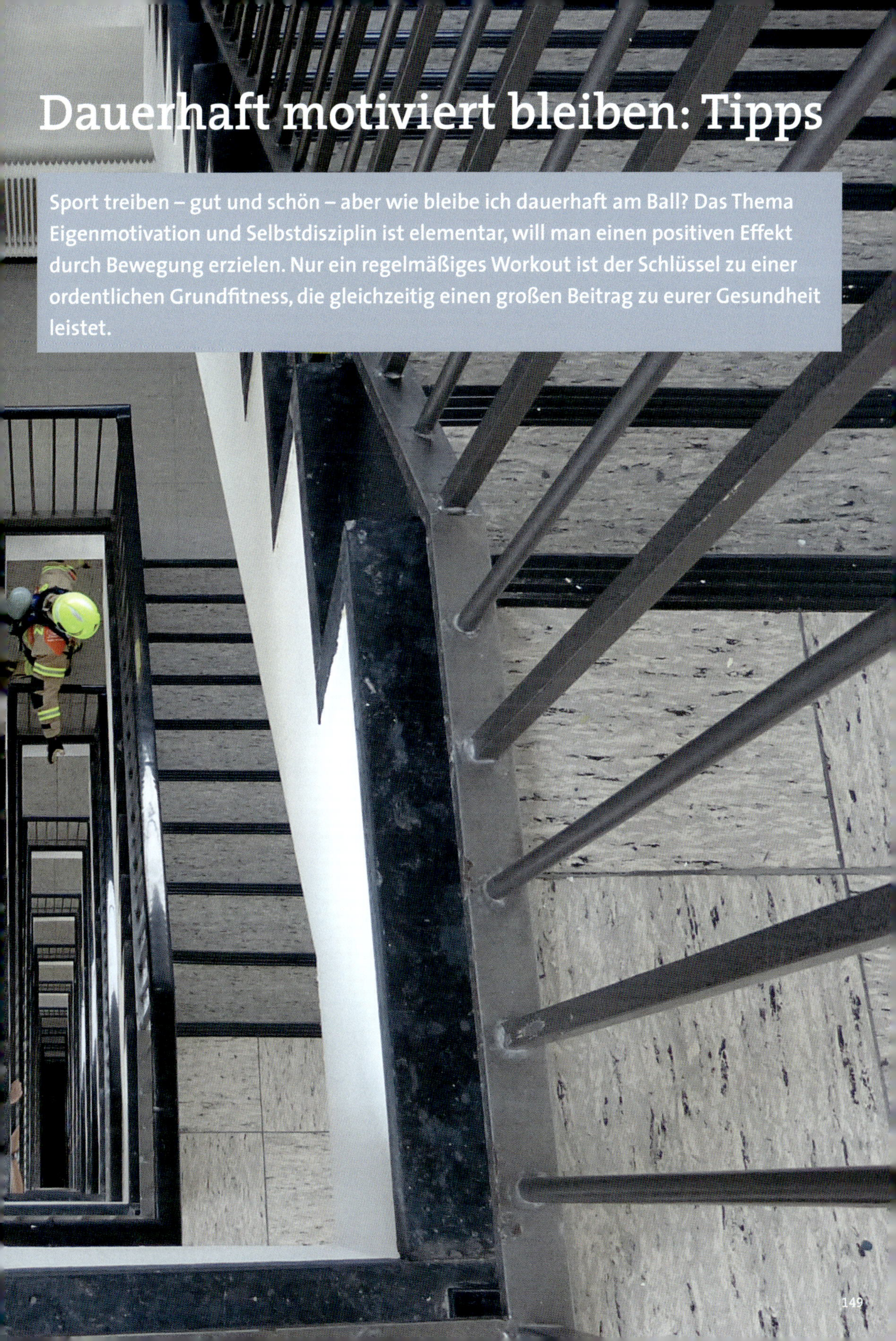

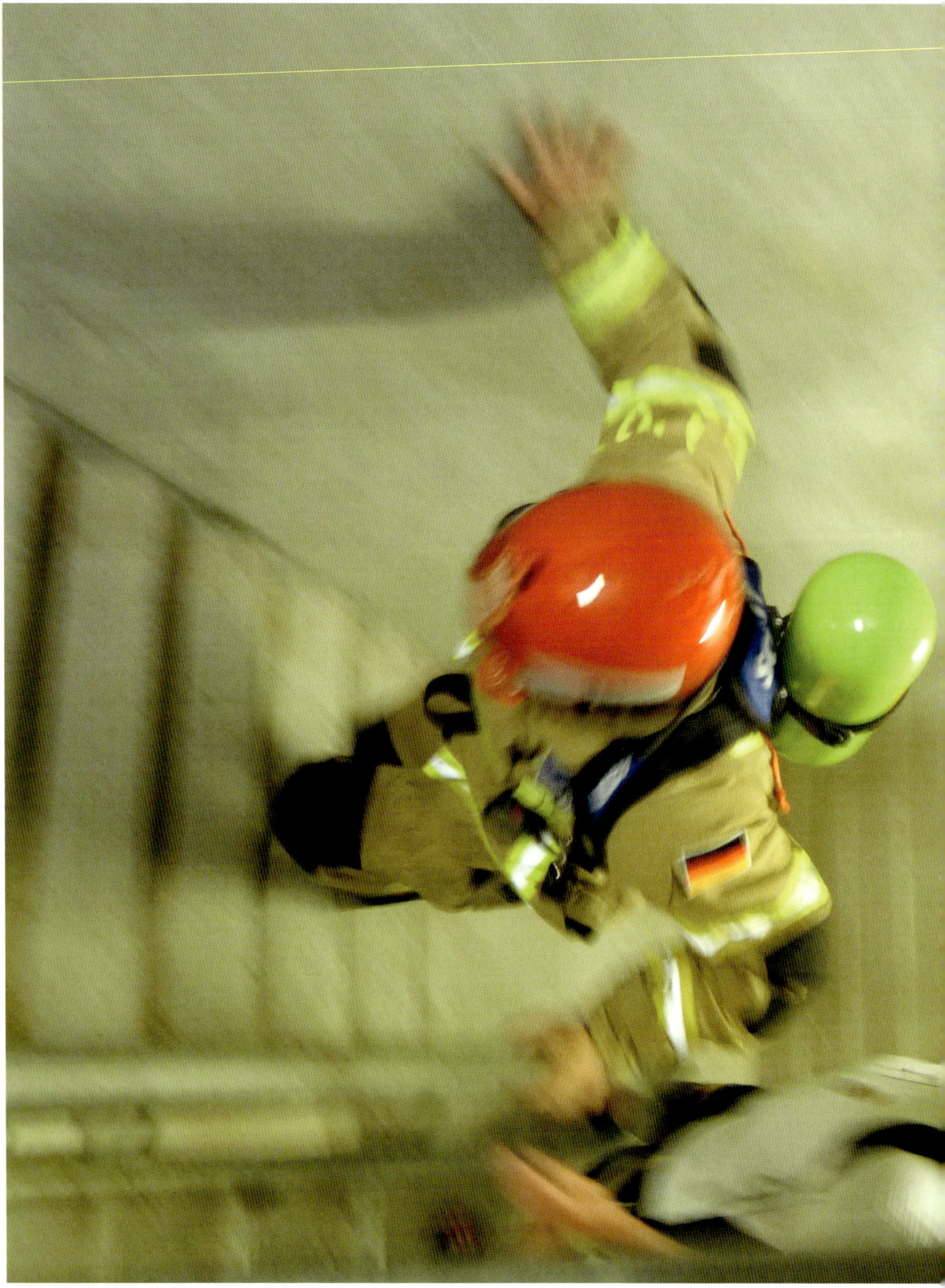

Ich weiß, dass viele von euch regelmäßig mit dem inneren Schweinehund zu kämpfen haben – glücklicherweise gehöre ich zu denjenigen, die ihn (fast) immer besiegen können. Wie oft höre ich den Satz: »Meine Güte Posi, du bist doch verrückt: Wie kannst du dich nur jedes Mal aufraffen, um Sport zu treiben?!«

Ganz ehrlich: Das frage ich mich manchmal auch! Zum Beispiel, wenn ich wieder einen ganz normalen 24-Stunden-Dienst hinter mir habe. Der Tag beginnt für mich um 4.45 Uhr, dann klingelt der Wecker. Um 5.15 Uhr sitze ich im Auto, um die 45 Kilometer von meinem Wohnort bis nach Göttingen zu fahren. Gegen 6 Uhr stehe ich im Treppenhaus des Göttinger Rathauses, für das ich inzwischen einen eigenen Schlüssel habe. Aber nicht, um da Akten zu wälzen, sondern die 18 Etagen rauf und runter zu laufen, immer wieder, bis die Lunge brennt und das Herz mit maximaler Frequenz schlägt.

Das geht übrigens schneller, wenn man dabei öfter mal Einsatzkleidung trägt und unter Atemschutzmaske läuft. Danach geht's dann zur 24-Stunden-Schicht auf die Wache, denn diese beginnt pünktlich um 7.30 Uhr. Klingt verrückt? Ist es vielleicht auch, aber für mich, den 46 Jahre alten Morgenmuffel, ist das jedes Mal die absolute Challenge, um meinen inneren Schweinehund zu besiegen. Keine Sorge: DAS verlange ich von keinem von euch; ich möchte schließlich, dass ihr mich noch grüßt, wenn wir uns mal sehen…

In meinem Wettkampfsport gibt es mittlerweile diverse unterschiedliche Wettkämpfe, und ich bin stolz sagen zu können, dass ich bei den meisten bis heute immer noch zur Weltelite gehöre. In einem anderen professionellen Sport wäre das, gerade in meinem Alter, völlig undenkbar – dessen bin ich mir völlig bewusst.

Wir Feuerwehrleute absolvieren Training und Wettkämpfe neben Beruf, Familie und allen anderen Verpflichtungen, die wir so haben – und das im Endeffekt nur für Ruhm und Ehre. Daher ist es für uns »Otto Normalverbraucher« eine ganz andere Herausforderung, die notwendige Disziplin und Motivation für ein regelmäßiges Training, das uns auch an unsere Belastungsgrenze führt, aufzubringen; dazu gehört auch ein entsprechend effektives Zeitmanagement. Wer einen schnelleren und nachhaltigen Trainingseffekt erreichen möchte, achtet zudem auf seine Ernährung oder stellt diese um. Ich lebe seit vielen Jahren für den Sport, und das ist auch der Grund, warum ich nun schon über einen sehr langen Zeitraum meine sportlichen Leistungen auf konstant hohem Niveau abrufen kann. Wie gesagt, kaum jemand von euch wird das in dieser Form betreiben können, was aber auch nicht nötig ist – mir macht es jedenfalls nach wie vor einen Riesenspaß!

Ich habe bereits in der Einleitung die Bedeutung der körperlichen Fitness in Bezug auf viele Bereiche unserer beruflichen Anforderungen erläutert. Hier folgen nun noch einige konkrete Tipps, die die Wahrscheinlichkeit, dass ihr regelmäßig(er) Sport treibt, erhöhen und sie zur Selbstverständlichkeit werden lassen. Seid ihr einmal dabei und erlebt, wie beim Sport treiben Glückshormone ausgeschüttet werden, bleibt ihr dabei!

- **Oberstes Gebot:** Versucht, den Sport – sei es Laufen, Schwimmen, Radfahren oder ein Workout – nicht als Pflichttermin zu sehen. Versucht, den Spaß am Sport zu entdecken! Geht ein Training immer positiv an, denn die unterbewusste Wirkung von positiver Energie ist nicht zu unterschätzen.

- Setzt euch feste Zeitfenster. Versucht ihr, das Training immer irgendwo zwischen andere Termine zu schieben, wird das nix! Nehmt euch konkrete Zeiten vor, wann ihr in der Woche Sport treiben wollt und könnt, und sprecht die Zeiten gegebenenfalls mit dem Partner oder der Familie ab, denn: Die Zeit für den Sport soll und darf das soziale Umfeld nicht belasten, denn das führt mittelfristig nur zu Stress und Unzufriedenheit.

- Trainiert in der Gruppe. Zu zweit oder mit mehreren zu trainieren, ist eins meiner Leitthemen, auch hier in diesem Buch. Nutzt die Dynamik, die eine Gruppe entwickeln kann. Teilt innerhalb der Sportgemeinschaft Aufgaben wie Vor- und Nachbereitung auf. Schafft Verantwortungen für jeden – das inspiriert und motiviert!

- Trainiert anfangs weniger häufig, dafür regelmäßig. Die Belastung ist dadurch nicht so hoch, die Lust auf euer Training bleibt länger erhalten – ihr bleibt »hungrig«.

- Setzt euch nicht unter Leistungsdruck. Setzt euch lieber kleine Ziele, die ihr erreichen könnt. Erfolgserlebnisse spornen an und motivieren, weiterzumachen und am Ball zu bleiben.

- Fahrt die Intensität zu Beginn nicht zu hoch. Gebt eurem Körper Zeit, sich an die neue Belastung anzupassen. Bei der Muskulatur geht dies relativ schnell, Sehnen und Bänder brauchen – gerade beim Joggen – deutlich länger.

- Bei den ersten Anzeichen von Überlastung: Hört auf! Das ist ganz wichtig. Ignoriert ihr Symptome oder Schmerzen, werdet ihr über kurz oder lang zu einer Pause gezwungen. Hört auf euren Körper, macht gegebenenfalls weniger oder setzt mit dem Training aus.

- Steigt schnell wieder ein. Zwingt euch nach einer Pause (Krankheit, Stress im Job, Urlaub etc.), so schnell wie möglich wieder mit dem Training zu beginnen. Für viele Einsteiger sind solche Unterbrechungen das größte Risiko, wieder in alte Muster zu verfallen und das Training ganz zu vernachlässigen.

- Findet für euch die richtige Art der Motivation. Überlegt, womit ihr euch dauerhaft und effektiv zum Training anstacheln könnt – beispielsweise durch einen bevorstehenden Wettkampf (ein paar Beispiele stelle ich euch in diesem Buch vor): Man hat ein Ziel vor Augen und einen »Stichtag«, an dem man sich beweisen muss. Dabei muss es nicht vorrangig ums Gewinnen gehen, sondern darum, dabei zu sein und sich persönlich zu fordern. Die Challenge mit sich selbst und der Wille, sich verbessern zu wollen, zählen mehr als schnöde Platzierungen im Wettkampf!

- Fitness bedeutet Sicherheit. Wenn ihr eine andere Form der Motivation fürs Training braucht, dann haltet Euch immer vor Augen, dass ihr mit einem fitten Körper im Job leistungsfähiger seid und im Ernstfall für Patienten oder eure Kollegen/Kameraden da sein könnt!

Glaubt mir: Auch ich kenne die Momente, in denen das Sofa eine magische Anziehungskraft zu haben scheint. Werdet nicht schwach, sondern versucht es mit folgendem Trick und sprecht mit eurem inneren Schweinehund: »Komm' schon, wir machen Sport, nur ein bisschen und ganz langsam …« Seid ihr einmal unterwegs, läuft es – im wahrsten Sinne des Wortes – wie von selbst. Vertraut mir!

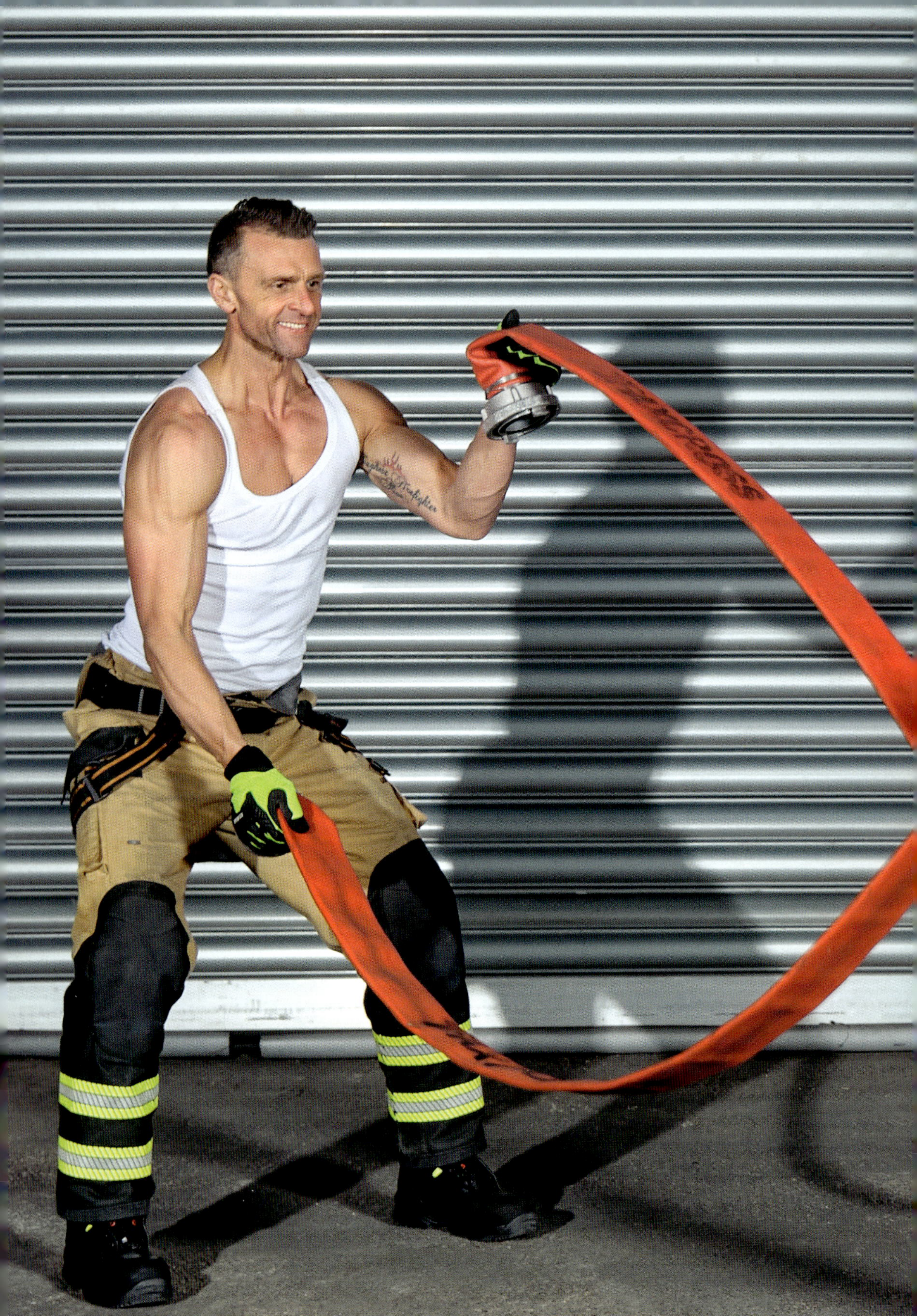

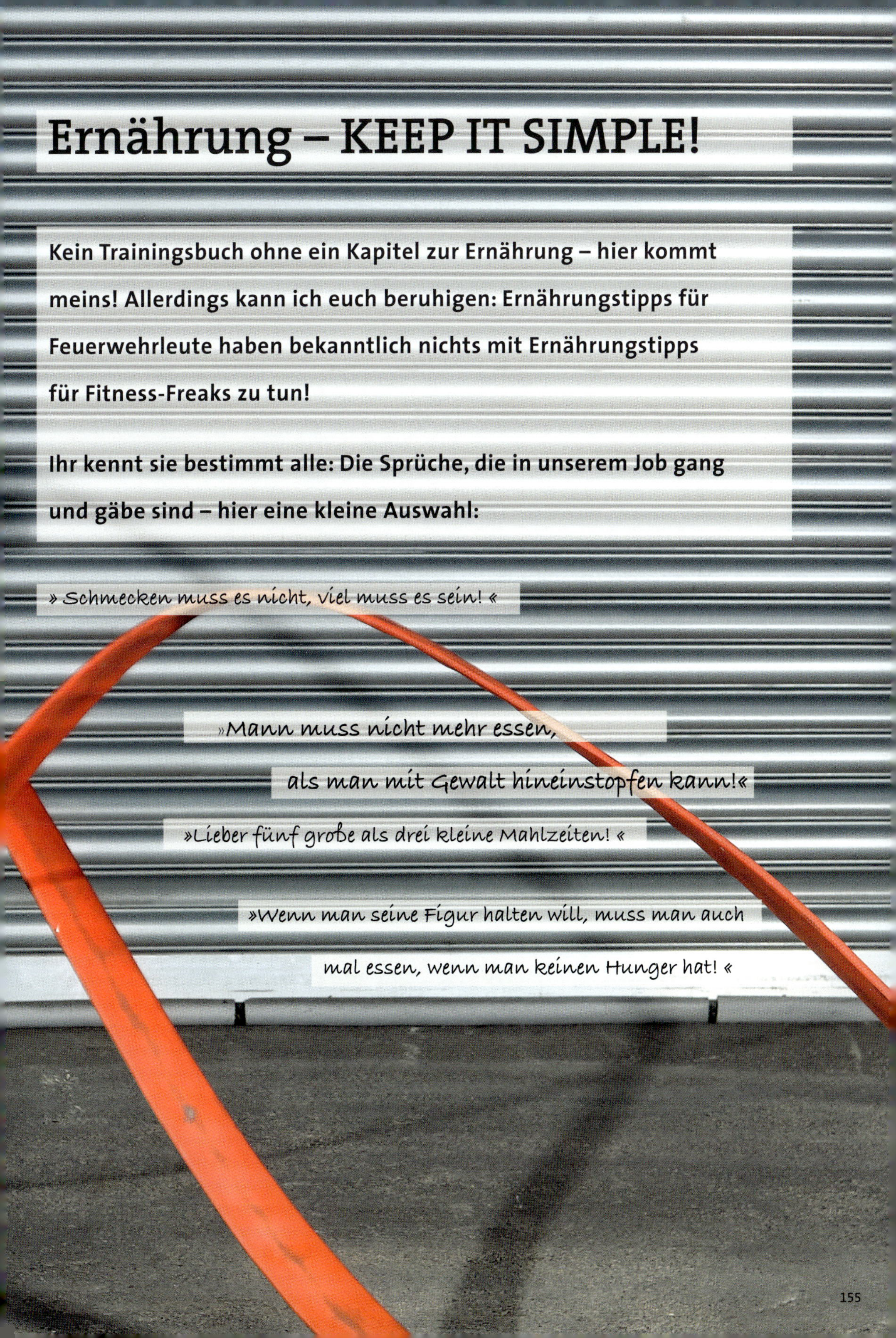

Ernährung – KEEP IT SIMPLE!

Kein Trainingsbuch ohne ein Kapitel zur Ernährung – hier kommt meins! Allerdings kann ich euch beruhigen: Ernährungstipps für Feuerwehrleute haben bekanntlich nichts mit Ernährungstipps für Fitness-Freaks zu tun!

Ihr kennt sie bestimmt alle: Die Sprüche, die in unserem Job gang und gäbe sind – hier eine kleine Auswahl:

» Schmecken muss es nicht, viel muss es sein! «

»Mann muss nicht mehr essen, als man mit Gewalt hineinstopfen kann!«

»Lieber fünf große als drei kleine Mahlzeiten! «

»Wenn man seine Figur halten will, muss man auch mal essen, wenn man keinen Hunger hat! «

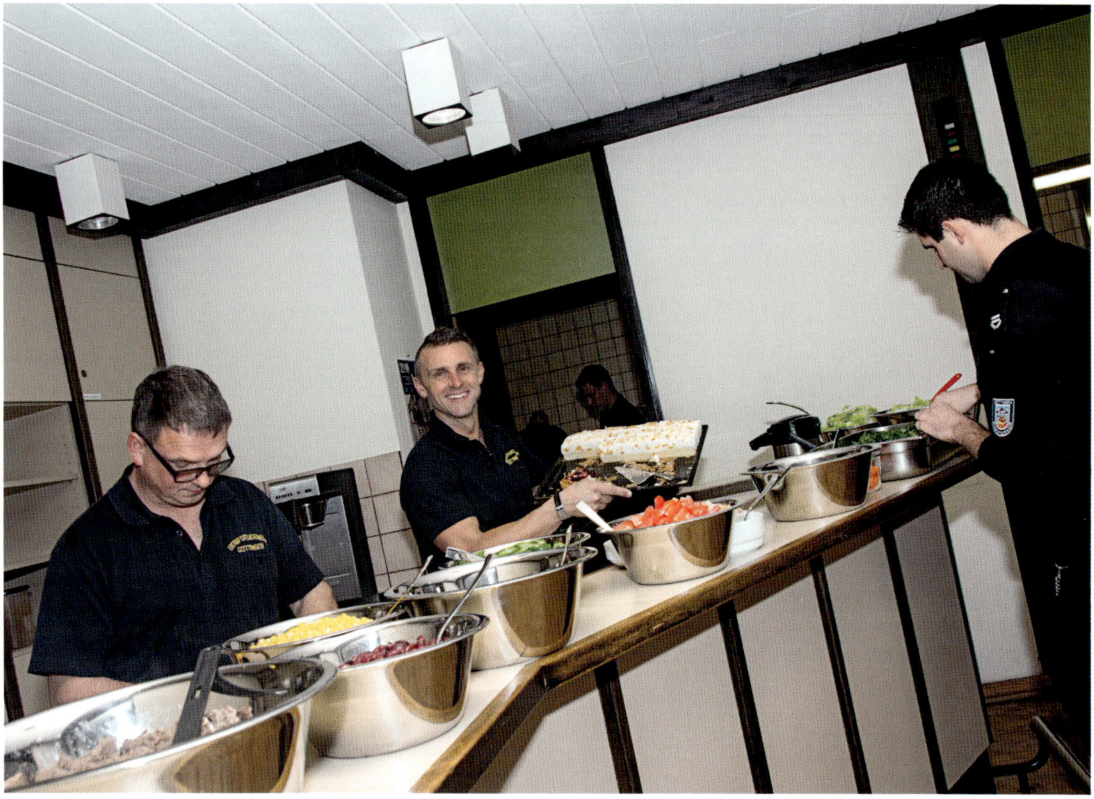

Jeden Freitagsdienst gibt es abends traditionell ein großes gemeinschaftliches Salat-Buffet – der Kuchen vom Nachmittag braucht schließlich seinen Ausgleich ;-)

Ihr wisst es selbst: Essen hat bei uns Feuerwehrmännern und -frauen einen großen Stellenwert. Wir haben einen anstrengenden Job, verbrennen in der Regel viele Kalorien – der Nachschub muss gesichert sein! Und ich weiß, dass meine Kollegen beim Thema richtige Ernährung den erhobenen Zeigefinger aber mal so gar nicht gebrauchen können; wer da den »Klugscheißer« raushängen lässt, begibt sich auf ganz dünnes Eis – deswegen versuche ich das gar nicht erst.

Abgesehen davon halte ich viele Ernährungstipps, die uns heute als Nonplusultra verkauft werden, im Alltag überhaupt nicht für praktikabel. Wer etwas auf sich hält, scheint sich vegetarisch oder am besten direkt vegan ernähren zu müssen. Begebt euch einfach mal in eine gut sortierte Buchhandlung – dort ist der Zeitgeist zu Hause! Mit Titeln wie »Vegan für Einsteiger«, » Vegan vom Feinsten«, »Peace Food – Das vegane Kochbuch«, »Vegan for Fit«, »Vegan for Fun«, »Vegan abnehmen", »Vegane Küche für Kinder« oder »Das Rock 'n' Roll Veganer-Kochbuch«. Reformhausbesitzer, asketisch lebende Mönche und absolute Fitnessfreaks mögen ihr Müsli grammgenau abwiegen, für uns Feuerwehrleute ist das in der Regel nichts. Nichtsdestotrotz sollten wir auch nicht jeden zweiten Tag eine Schweinshaxe auf unseren Speiseplan setzen – wichtig ist, das richtige Maß zu finden!

Ich gebe euch hier gerne einfach ein paar Denkanstöße, Tipps und Ratschläge anhand meiner eigenen Erfahrungen bzw. wie ich es handhabe. Wer ein paar dieser Tipps beherzigt, tut genug, um eine normale Figur zu behalten bzw. zu bekommen. Wenn ihr dagegen schon Unterwäsche-Model seid, gratuliere ich Euch und Ihr könnt dieses Kapitel überspringen ;-)

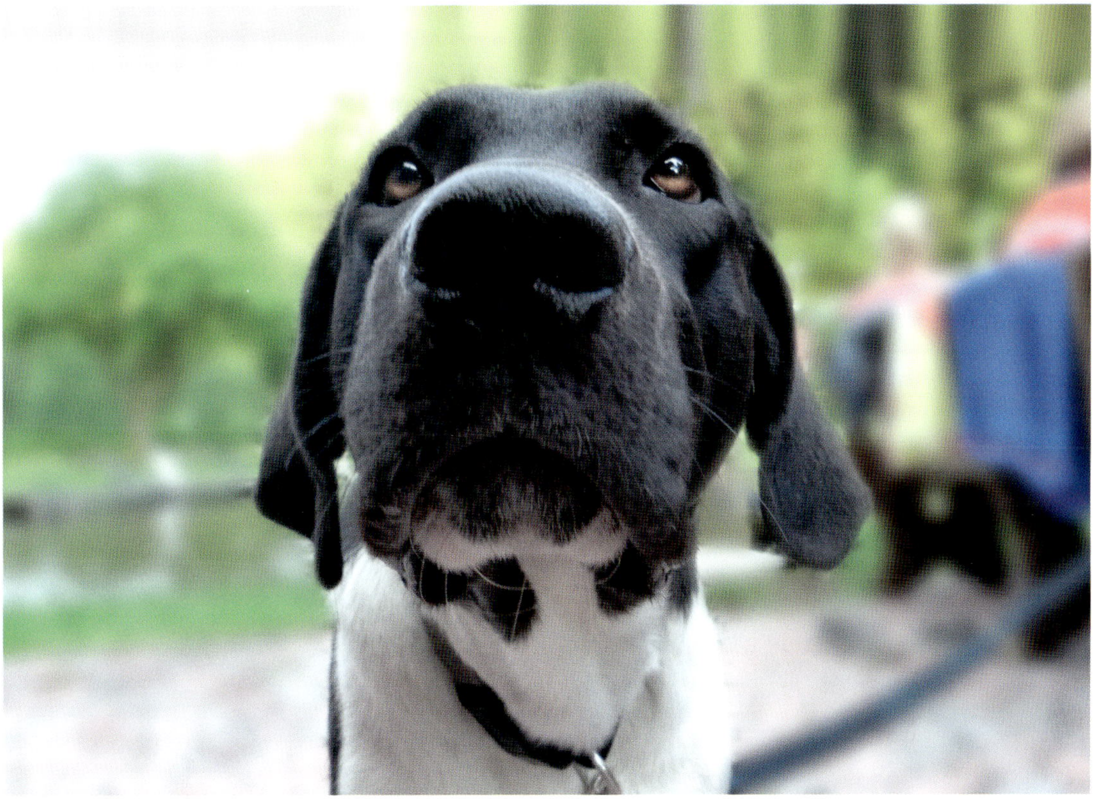

Mein Labrador-Mischling »Blaite« hat schon wieder Witterung aufgenommen, also: Achtung! Kein Essen unbeobachtet lassen :-)

Ursachenforschung: Warum sind wir eigentlich meist »gut im Futter«?

Die Antwort ist im Grunde ganz einfach: zu viel Essen, zu wenig Bewegung! Weil ich mich seit Jahren mit den Themen Hochleistungssport und Ernährung beschäftige, könnte ich euch jetzt diverse komplizierte Formeln zur Berechnung eures Kalorienbedarfs an die Hand geben, die euren Grundumsatz bestimmen und aufzeigen würden, dass ihr oft viel zu viel konsumiert. Dazu gehören dann auch diverse Formeln und Erklärungen zu Nährstoffen, deren Zusammensetzung und, und ... aber damit würden wir wieder die »Posi-Zone« verlassen und meiner Maxime KEEP IT SIMPLE nicht gerecht werden.

Grundlegender Fakt ist: Übermäßige Nahrungsaufnahme und/oder zu wenig Bewegung sind die Gründe für Übergewicht. Ein wenig gesunder Menschenverstand reicht im Grunde aus, um sich bewusster und gesünder zu ernähren. Für den nötigen Ansporn, diesem auch zu folgen, sorge ich mit den nächsten Zeilen – lasst mich euer schlechtes Gewissen sein!

Wir leben in einer Wohlstandsgesellschaft oder besser: Überflussgesellschaft. Wir sind permanent Reizen ausgesetzt, denen wir nicht widerstehen können oder wollen – auch bei der Ernährung.
Lasst es mich an einem Beispiel veranschaulichen: Ich habe einen Hund, Labrador-Mix. Jeder, der sich ein wenig mit dieser Rasse auskennt, weiß, was jetzt kommt.
Labradore sind absolut verfressen. Alles, was sie vorgesetzt bekommen, wird verspeist. Dabei kennen sie kein Maß: Füllt ihr den Napf dreimal, ist er dreimal

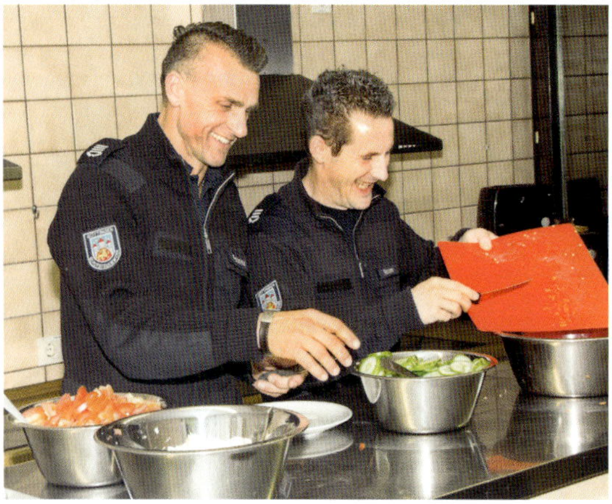

Ob Arbeit oder Sport, mit Spaß und guter Laune geht alles leichter von der Hand!

leer. Mein Vierbeiner Blaite ist eigentlich ständig auf Streifzug durch unser Haus, um etwas zu fressen zu finden. Da kann er nachts eingerollt in seinem Körbchen liegen und schlummern: Öffne ich den Schrank, in dem seine Leckerlis deponiert sind, steht er wie aus dem Nichts neben mir – das Geräusch erkennt er durch mehrere Türen hindurch …

Ist er deswegen aber zu dick? Natürlich nicht – wie es die meisten Haustiere nicht sind! Sie selbst hätten nicht die Disziplin, sich an die kleinen Mahlzeiten, die sie bekommen, zu halten – das übernehmen wir Menschen für sie. Da hilft auch kein Jaulen oder der berühmt-berüchtigte Hundeblick: Wir bleiben eisern (OK, von Ausnahmen abgesehen), weil wir für unsere Tiere verantwortlich sind und sie es selber nicht besser wissen.

Bei Kindern ist es schon schwieriger. Ich denke, auch diejenigen, die keine eigenen Kinder haben, können sich in diese Situationen hineinversetzen. Kinder haben noch bessere und meist »lautstarke« Argumente, ihre kleinen Extras zu bekommen. Aber im Endeffekt sind auch die Kleinen von uns Erwachsenen abhängig; wir »dosieren« ihre Süßigkeiten.
Und was ist mit uns selbst? Bei unseren Kindern und Haustieren sind wir streng und diszipliniert … Halt, da ist ja schon das Schlüsselwort: Alles steht und fällt mit unserer DISZIPLIN! Klingt simpel – aber einfach ist es nicht! Den inneren Schweinehund zu überwinden, ist nicht gleichbedeutend damit, asketisch zu leben. Ich mache das nicht, und ich halte auch nichts davon. Man darf durchaus mal sündigen, nur nicht permanent über die Stränge schlagen. Merkt euch einfach: Man nimmt nicht zwischen Weihnachten und Neujahr zu, sondern zwischen Neujahr und Weihnachten! Essen und Trinken sollte ein Genuss sein – aber bitte in Maßen und nicht in Massen. Es sind oft die kleinen »Extras«, die wir uns zwischendurch gönnen und die uns das Leben im wahrsten Sinne des Wortes schwer machen. Kombiniert mit Bewegungsmangel – inzwischen ein großes gesellschaftliches Problem! – bringt uns das in Schwierigkeiten. Ich biete euch zwei Tipps, wie ihr eure Essgewohnheiten umstellen könnt – beide kein Hexenwerk, wahrscheinlich schon oft gehört, aber deswegen nicht weniger nützlich.

Tipp 1: Macht euch – ohne großes Hintergrundwissen – bewusst, wieviel ihr eigentlich jeden Tag konsumiert und eigentlich konsumieren dürftet. Zählt die Kalorien! Mit Hilfe eures Smartphones ist das ganz einfach. Anfangs kann das ein wenig nervig und zeitaufwändig sein, ist dafür aber ohne Hintergrundwissen anwendbar. Ladet euch eine Ernährungs-App aufs Handy.

MEIN TIPP: YAZIO-Kalorienzähler (die kostenlose Version ist völlig ausreichend). Die Menüführung ist ganz easy und leicht verständlich. Egal welches Ziel ihr ernährungstechnisch verfolgt: Ihr bekommt bei dieser App sehr gut vor Augen geführt, wie viele Kalorien ihr zu euch nehmen dürft. Ganz nebenbei erfahrt ihr auch, wie gut bzw. schlecht die Nahrungsquellen, die ihr ausgesucht habt, eigentlich sind. Ihr werdet schnell ein Gefühl für die richtige Dosierung eures Tagesbedarfs bekommen und könnt dann auf das zeitraubende Eingeben ins Handy verzichten.

Tipp 2: Ein paar einfache Regeln auf dem Weg zu einer normalen Ernährung:

- Haltet euch an drei Mahlzeiten pro Tag. Diese bestehen aus normalen Portionen; hier appelliere ich wieder ein euren gesunden Menschenverstand ... Nehmt ihr trotzdem zu, sind die Portionen zu groß!

- Haltet eure Mahlzeiten ausgewogen und fettarm. Klar, der Körper braucht auch Fett, aber glaubt mir: Das bekommt er schon zur Genüge.

- Versucht zur Hauptmahlzeit viel Gemüse zu essen – sehr gesund und kalorienarm. Euer Körper braucht diese Vitamine, um zu funktionieren!

- Vermeidet Zwischenmahlzeiten. Sicherlich spricht nichts gegen ein bisschen Obst, aber auch dieses hat Kalorien (für die Portionsgröße der nächsten Mahlzeit im Hinterkopf behalten).

- KEINE Süßgetränke im regelmäßigen Konsum! Dazu gehören Eistee, Cola, Fanta ... und Fruchtsäfte – hier sind die meisten Kalorien versteckt.

- Stellt unbedingt auf Wasser als Durstlöscher um oder versucht es wenigstens ... Wenn ihr es nicht schafft: Es gibt bei gesüßten Getränken auch immer Light- oder Zero-Produkte. Schaut euch dazu die Nährwerttabelle an.

- Zwischendurch keine Snacks und Süßigkeiten! Das mag für einige hart sein, ist aber unheimlich wichtig. Es sollte in Sachen Schokoriegel beim »sich mal etwas gönnen« bleiben.

- Macht keine krasse Diät, es funktioniert in den seltensten Fällen und bringt euch so gut wie sicher nur einen Jojo-Effekt. Besser und effektiver ist es, langsam, aber konstant die Stellschrauben der eigenen Ernährung zu ändern.

Fazit: Wenn ihr euer Ernährungsverhalten gesundheitsorientiert auslegen wollt, werdet ihr euch selbst disziplinieren müssen – so hart das auch am Anfang sein mag. Wenn ihr euch motivieren wollt, stellt es euch vor eurem inneren Auge vor: Wie würde sich mein Körper verändern, wenn ich eisern bleibe? Wenn ich regelmäßig Sport treibe und mich gesund ernähre? Ich sage nur: Zieht es durch, es lohnt sich – das Unterwäsche-Model lässt grüßen ...!

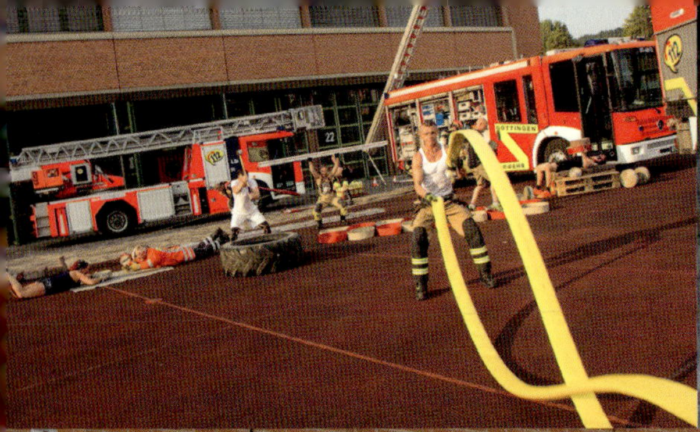

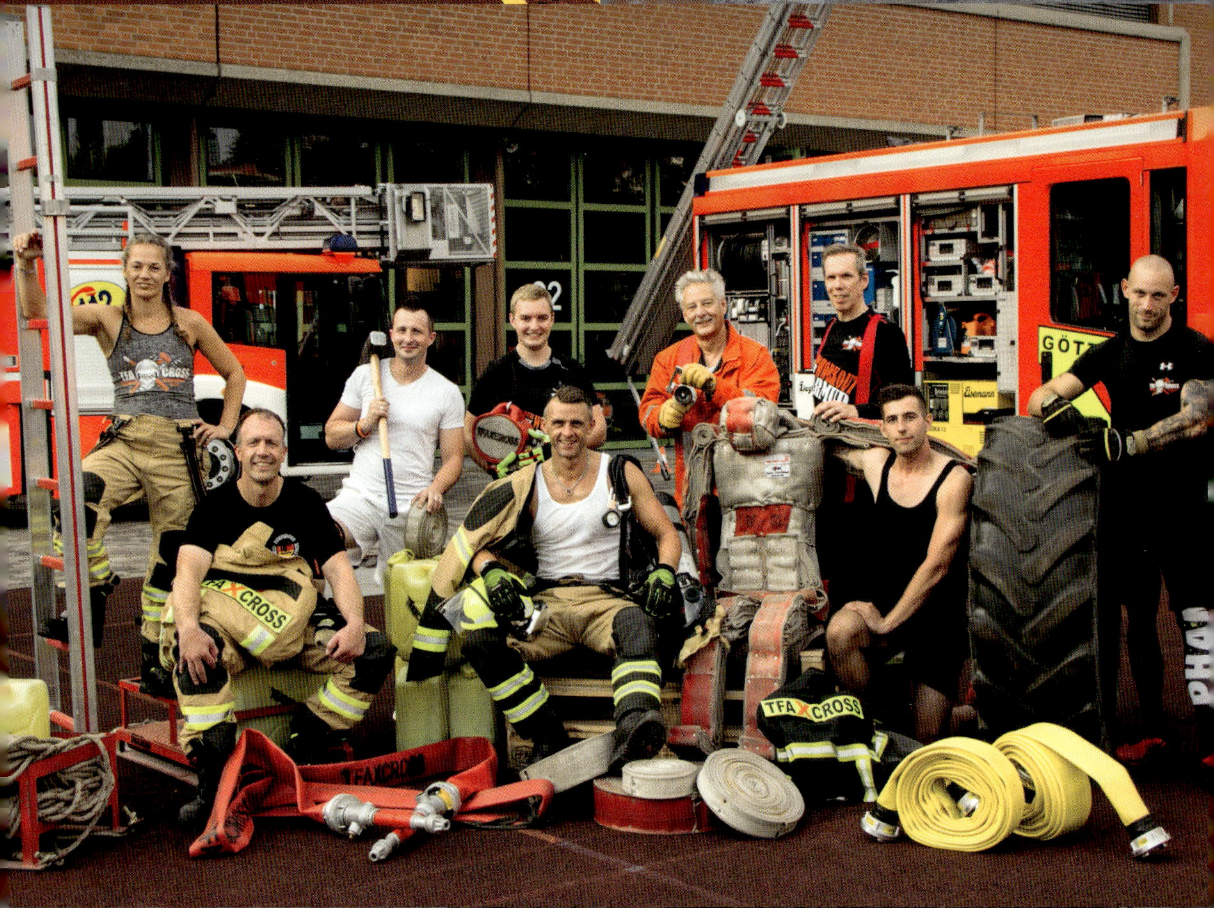
TFA CROSS

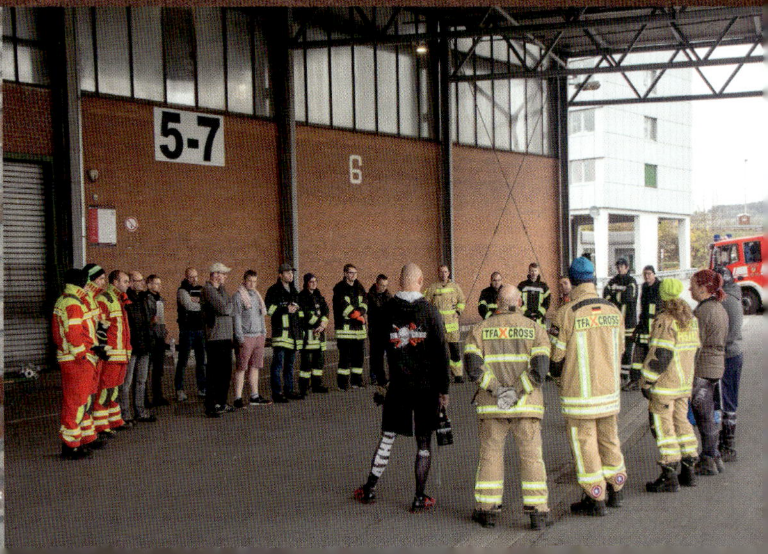
5-7
6

Training mit dem »Runtastic Timer«

Wie ihr im Verlauf der vorherigen Kapitel bereits gemerkt habt, bin ich ein großer Fan des Trainings in einer Gruppe. Dieses Buch ist, auf Basis der Tabata-Intervallmethode, speziell darauf ausgelegt. Gerade um den unterschiedlichen Leistungslevels in einer Gruppe gerecht zu werden, bietet sich das Training in Zeitintervallen geradezu an.

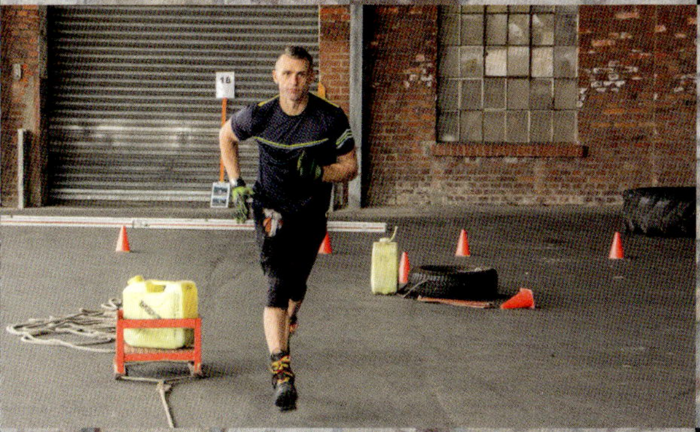

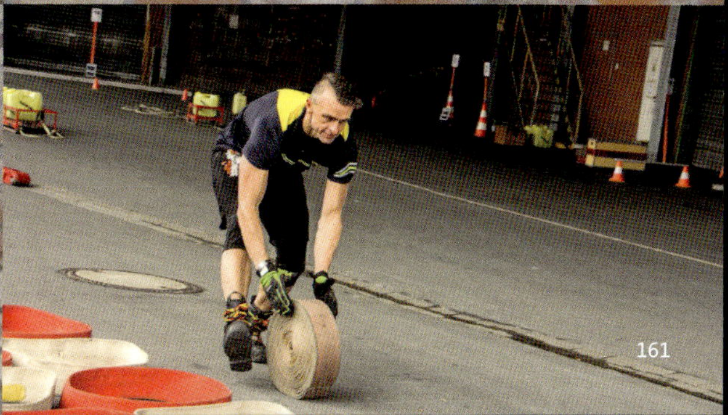

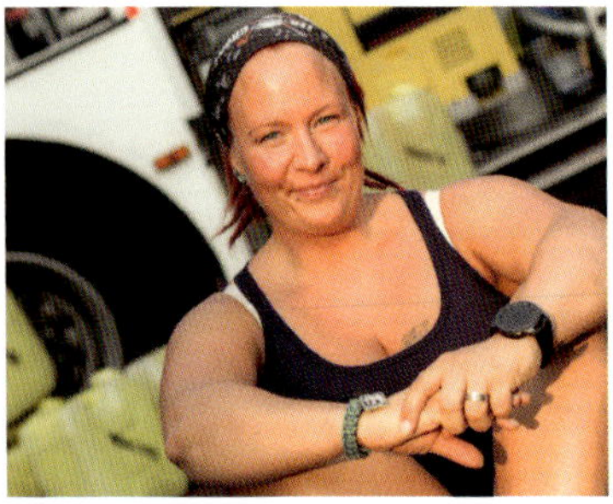

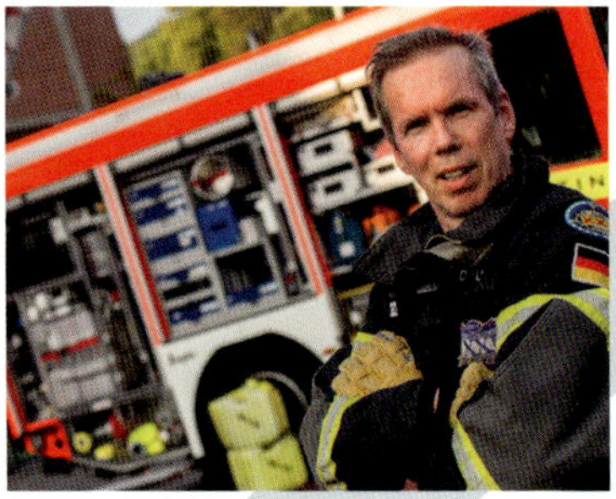

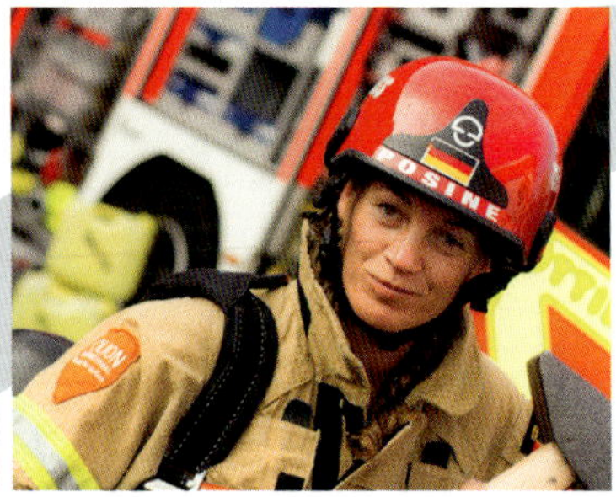

Heutzutage gibt es viele wunderbare Möglichkeiten, euer Training so effektiv wie möglich zu gestalten, zum Beispiel durch die Verwendung einer speziellen App, mit der ihr die Intervalle genau timen und euch so komplett auf das Training konzentrieren könnt.

In den verschiedenen App-Stores gibt es hierfür eine Vielzahl unterschiedlicher Apps, einige nennen sich sogar Tabata-Timer ... Ich habe viele davon ausprobiert und danach wieder vom Handy gelöscht, aber an einer bin ich hängen geblieben.

Mein Tipp für euch: Der Runtastic Timer! Mit dieser App habt ihr jede Menge individuelle Einstellungsmöglichkeiten, die alle sinnvoll sind:

- Es gibt Ansagen vor dem Beginn eines jeden Intervalls.
- Die Intervalle sind in der Zeit frei wählbar.
- Ihr habt die Möglichkeit, die Vorbereitungsphase für jedes Intervall mit einzustellen (wichtig beim Stationenwechsel).
- Ihr könnt die Intervalle bis zu 20 Mal wiederholen lassen.
- Die Sprache ist individuell wählbar.
- Start und Endphase werden angekündigt.

Gerade ich als Trainer möchte das Zirkeltraining komplett durchlaufen (lassen), ohne zwischendurch den Timer stoppen oder neu anstellen zu müssen. Mit dem Runtastic Timer könnt ihr das komplette Intervalltraining vorab einstellen und bis zum Ende des Workouts durchlaufen lassen.

Und so könnte euer TFAXCROSS WORKOUT ablaufen:

Das Handy wird an einen Lautsprecher angeschlossen, sodass jeder in der Gruppe die Ansagen auch von allen Stationen aus hören kann; dies ist wichtig für den reibungslosen Ablauf beim Trainingszirkel und hat den großen Vorteil, dass sich alle Teilnehmer inklusive Trainer auf das Workout konzentrieren können. Nutzt ihr keinen Lautsprecher (gute Modelle gibt es schon für kleines Geld im Elektronikfachhandel), muss der verantwortliche Trainer oder Teilnehmer jede Übung und jede Ruhephase laut ankündigen – das nervt und lenkt zumindest ihn vom eigentlichen Workout ab.

Nun zum Ablauf eines möglichen Zirkeltrainings und die entsprechende Einstellung des Runtastic Timers: Das Workout umfasst zehn Stationen. Da an jeder

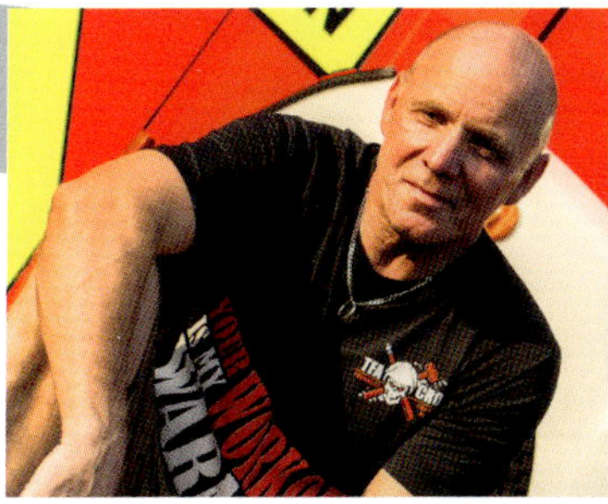
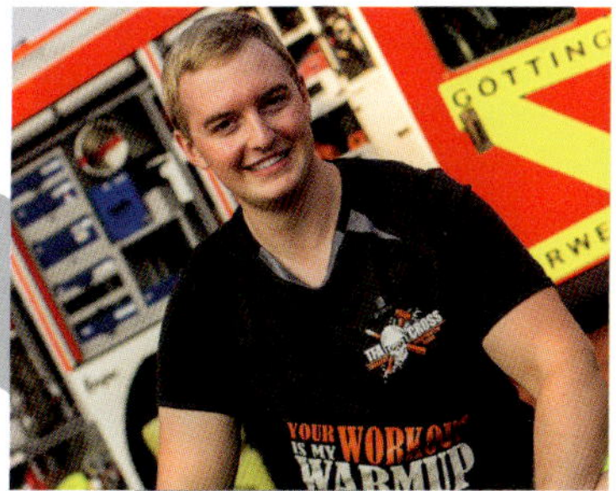
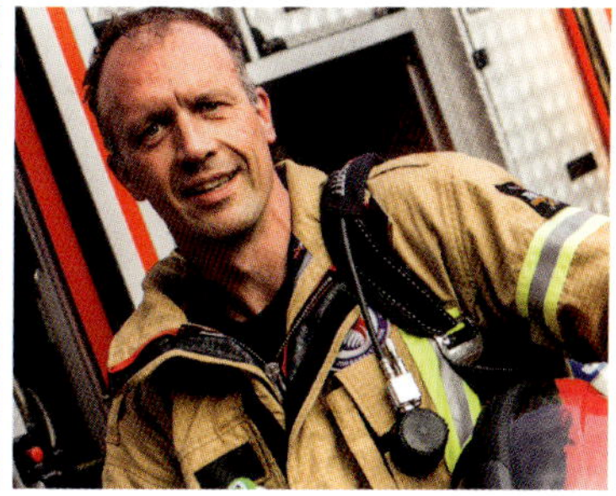
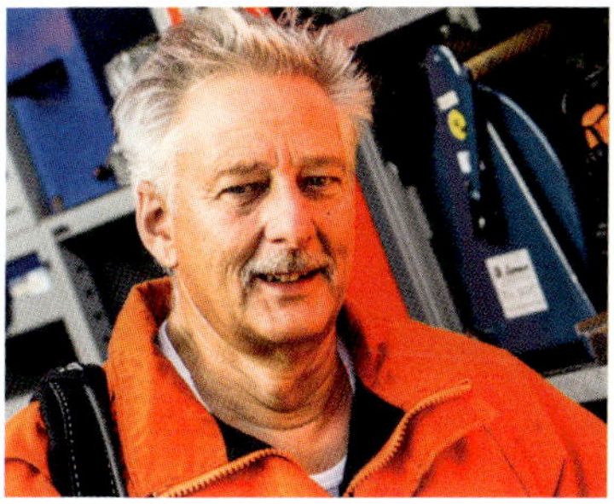
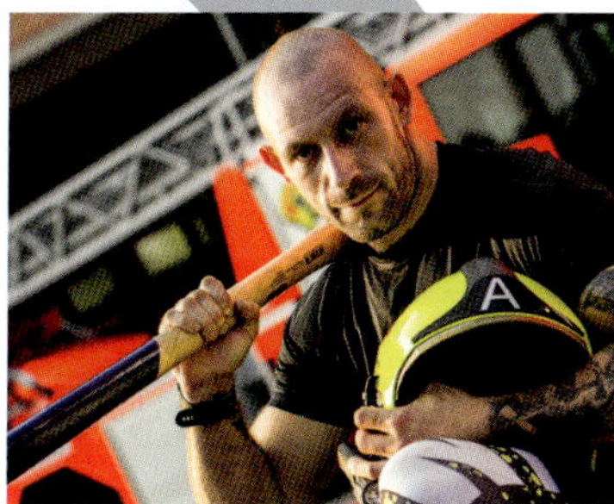
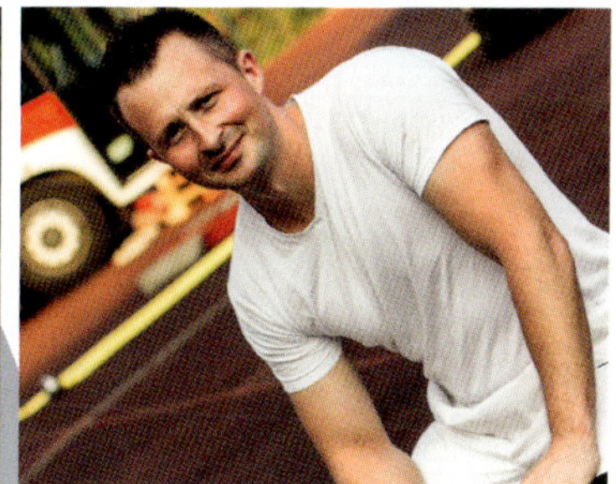

Station jeweils zu zweit trainiert wird, könnten bis zu 20 Personen am Workout teilnehmen. Solltet ihr mehr Stationen aufbauen, können theoretisch auch mehr Personen trainieren, ABER: Je mehr Stationen, desto größer sind Trainingsvolumen und -intensität – überlegt euch das!

Verseht jede Station mit einer Nummer von eins bis zehn (selbstgebastelte Schilder, laminierte Zettel etc.), damit alle Teilnehmer beim Workout eine klare Orientierung haben, in welcher Reihen- folge sie die Stationen absolvieren müssen. Achtet bei der Nummerierung auf eine sinnvolle Aufteilung, sodass ein wirklicher Zirkel entsteht, der von Station zu Station abgegangen werden kann und nicht dieselben Muskelgruppen direkt hintereinander beansprucht werden.

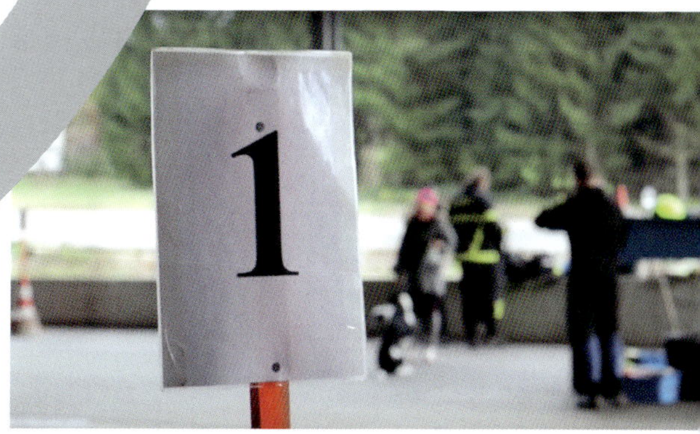

Mein Lieblingszirkel
sieht folgendermaßen aus:

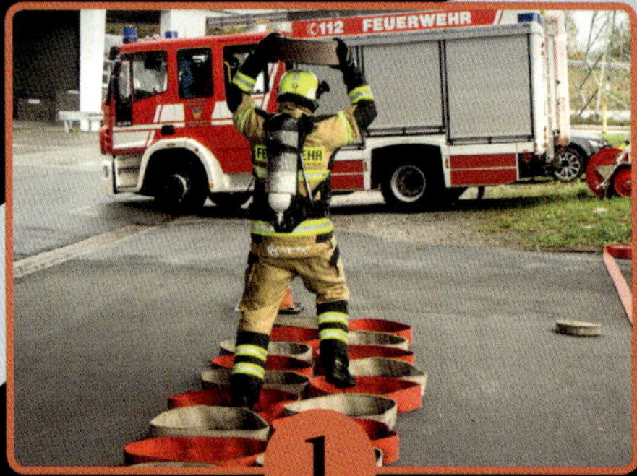

1

Hose Run

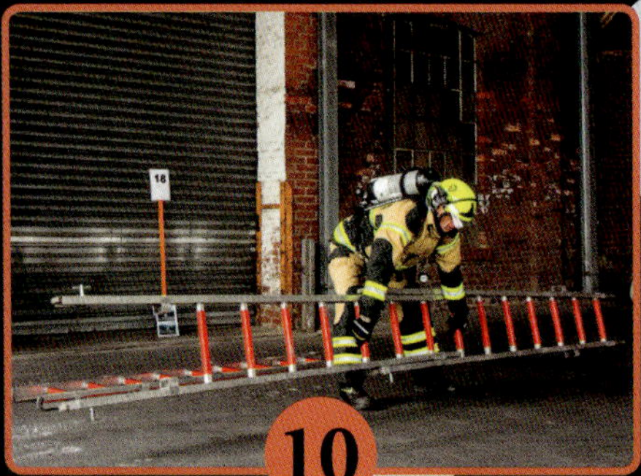

10

Ladder Lifting

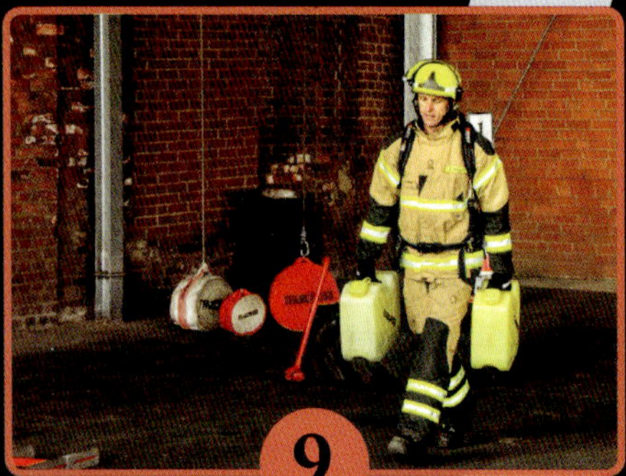

9

Canister Walk

Swimmer

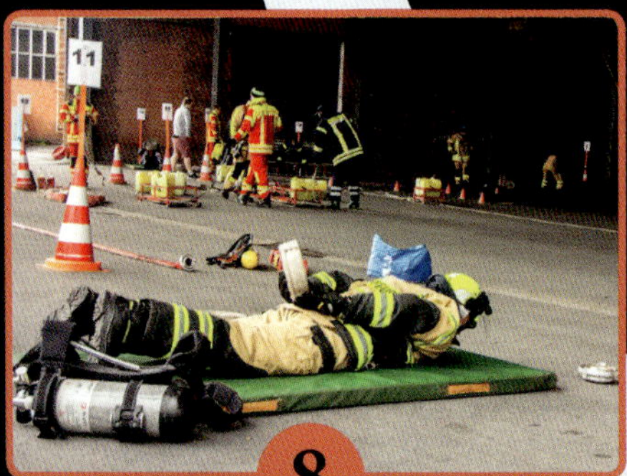

8

Dummy Drag

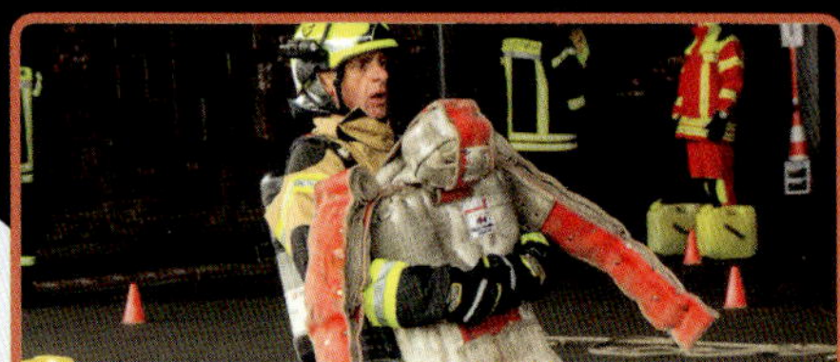

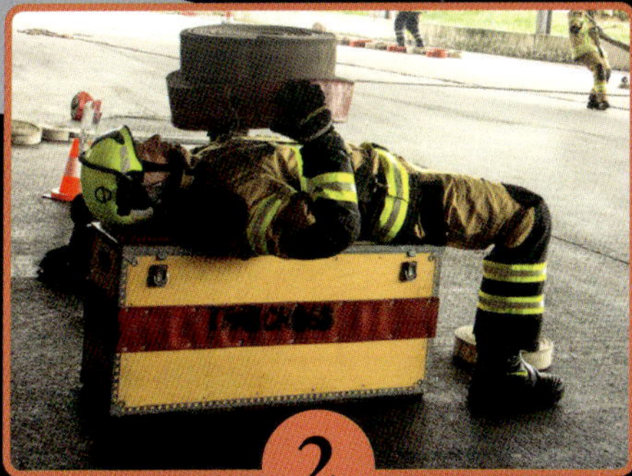

2

Hose Press

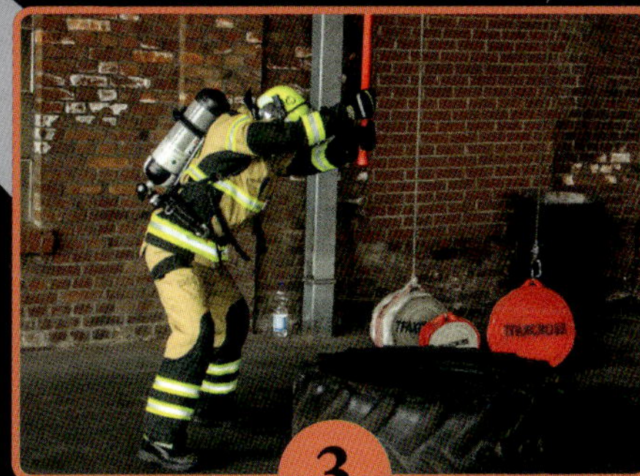

3

Hammer Punch

Hose Sit-ups

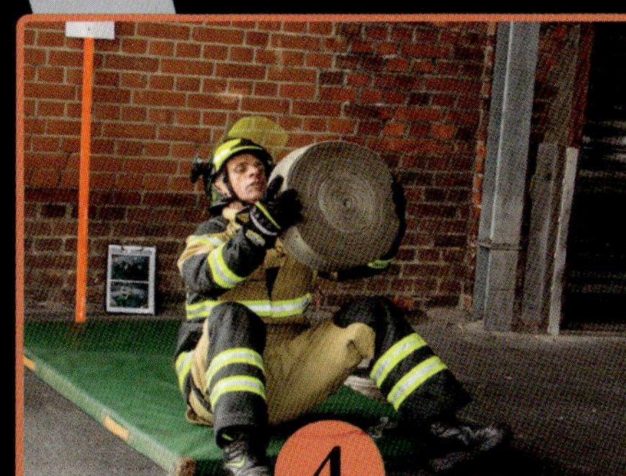

4

Sled Pull

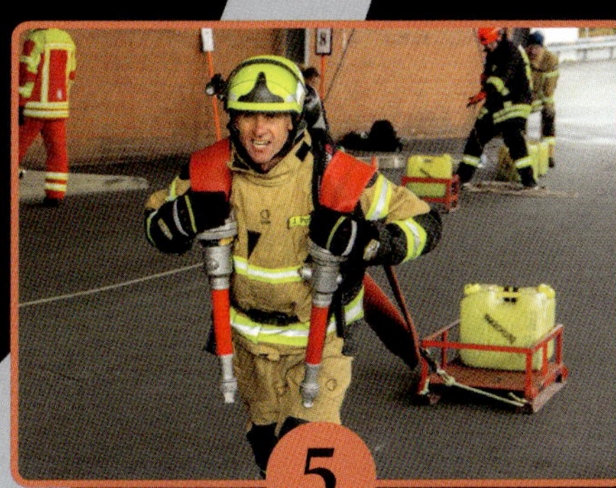

5

Rope Catch

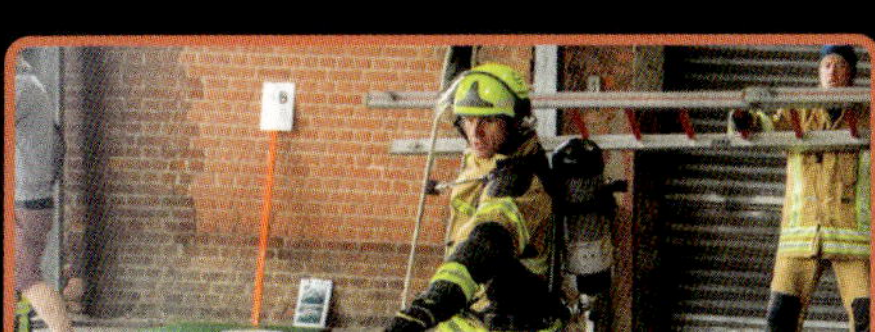

Die Einstellung des Runtastic Timer

1. **Einstellung :** Geht auf das Symbol »Stift« und nehmt folgende Einstellungen vor:

Vorbereitung	00:25 SEK	(25 Sekunden vor dem Start)
Workout	00:20 SEK	(Belastungsdauer)
Erholung	00:10 SEK	(Pause)
Wiederholung	20	(Das komplette Intervall »Vorbereitung/Workout/Erholung« stelle ich bei zehn Stationen mit 20 Wiederholungen ein.)
Sets	4	(Im Intervall werden »Workout/Erholung« viermal durchgeführt, die »Vorbereitung« nur einmal am Anfang.)

2. **Einstellung:** Ihr geht auf das Symbol mit den drei horizontal angeordneten Punkten (rechts neben dem Stift-Symbol) und anschließend auf den Menüpunkt »Einstellungen«. Nun überall ein Häkchen setzen:
   - Sprache aktivieren
   - Start der Phase
   - Ende der Phase
   - Ende des Sets
   - Ende der Wiederholung

Habt ihr diese Einstellungen vorgenommen, läuft alles automatisch inklusive der Ansagen ab.

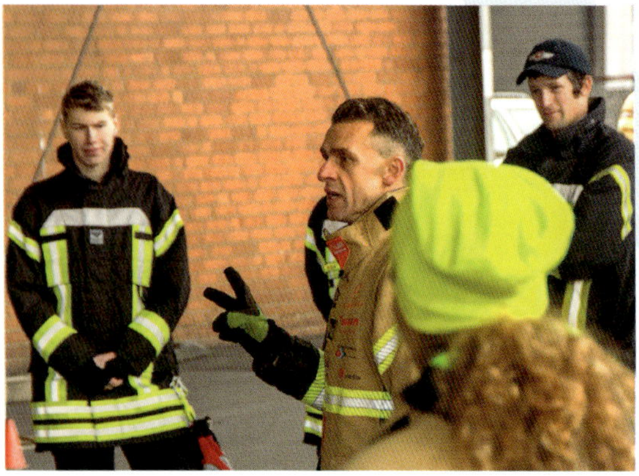

Start des Workouts

Nach einem kurzen Aufwärmen (Einlaufen und ANIMALS) verteilen sich die Zweier-Teams an die Stationen – egal an welche.

Der Timer wird gestartet, die 25 Sekunden Vorbereitungszeit starten – ... 3 ... 2 ... 1 ...

Dann: Ansage zum Start des 1. Intervalls: Teilnehmer 1 »arbeitet« 20 Sekunden, Teilnehmer 2 unterstützt und feuert an – ... 3 ... 2 ... 1

Dann: Ansage der Pause von zehn Sekunden. Dieser Ablauf wiederholt sich insgesamt viermal. Nach der vierten Pause – ... 3 ... 2 ... 1 – Ende!

Es folgt die Ansage: Bereite dich vor!

Die 25 Sekunden Vorbereitung starten automatisch! Die Teilnehmer wechseln untereinander, bleiben aber an derselben Station. Nach den nächsten vier Intervallen für den zweiten Teilnehmer ist die Station für die Gruppe abgearbeitet.

Anschließend rotieren in der nächsten Vorbereitungszeitschleife (25 Sekunden) alle Zweier-Teams zur nächsten Station; hier beginnen die jeweils vier Intervalle pro Teilnehmer von vorn. Die Sprachansage gibt die Zeitvorgaben bzw. den Wechsel zur nächsten Station vor.

Nach diesem Prinzip zirkeln alle Teilnehmer durch die Stationen, bis alle jede Station absolviert haben. Der Wechsel der Stationen erfolgt in chronologischer Reihenfolge, also von Station 1 zu Station 2, von Station 2 zu Station 3 usw. ... nur von Station 10 geht es zu Station 1.

Achtet auf die Einhaltung der Reihenfolge, sonst kommt beim Gruppentraining alles durcheinander, ihr müsst das Training schlimmstenfalls unterbrechen, und der beabsichtigte Trainingseffekt ist dahin ...

Ich betone hier gerne noch einmal die riesigen Vorteile des Zirkeltrainings nach Zeitintervallen:

- Hohes Trainingsvolumen und hohe Intensität in kurzer Zeit.
- Viele Teilnehmer können gleichzeitig trainieren.
- Es besteht nicht die Gefahr des »Festquatschens« in den Pausen.
- Gruppentraining, das jeden individuell und optimal belastet
- JEDER kann sich auspowern.
- Workout und Trainingsdauer sind fest planbar.

Mit diesen Intervall-Einstellungen habt ihr eine reine Workout-Zeit von etwa 42 Minuten. Inklusive Begrüßung, Auf- und Abbau, Aufwärmen und Dehnen und Verabschiedung kommt ihr auf eine Gesamtzeit von rund anderthalb Stunden.

Dieser Zirkel mit den oben genannten Stationen ist übrigens auch hervorragend dafür geeignet, diesen mit Atemschutzgerät zu absolvieren! Gleicher Aufbau, dasselbe Prinzip: Bis zu 20 Feuerwehrleute können den Ernstfall unter Atemschutz simulieren – genial! Beschränkt euch hier aber auf jeden Fall auf maximal zehn Stationen und zwei (statt vier) Intervalle pro Teilnehmer. Das gesamte Workout dauert damit insgesamt rund 21 Minuten. Da wir dabei über dem Grad unserer sogenannten »mittelschweren Arbeit« (theoretisch berechnete Belastungszeit unserer Geräte = 30 Minuten bei mittelschwerer Arbeit) liegen, wird der ein oder andere gegen Ende des Workouts die Flasche bzw. die Restdruck-Warneinrichtung »pfeifen« hören. (Dieser Warnton ertönt bei einem Restdruck von ca. 55 Bar, was einer Luftzufuhr für circa fünf Minuten entspricht.)

Alle durch? Klasse! Das heißt, in einem relativ kleinen Zeitfenster hat eine Gruppe von 20 Feuerwehrleuten unter realitätsnaher Belastung »eine Flasche leer gehustet«, wie wir zu sagen pflegen. Das Workout ersetzt zwar nicht die obligatorische AGT-Strecke (AGT = Atemschutzgeräteträger), die von jedem von uns mindestens einmal im Jahr durchlaufen werden muss, aber für eine zusätzliche Atemschutz-Gewöhnung ist das Workout genial – denn wir alle wissen, wie lange es dauert, 20 Feuerwehrleute durch die AGT-Strecke zu schleusen ...

Selbstverständlich könnt ihr auch Übungen aus dem TFAXCROSS Workout und dem Basic Workout mixen, zum Beispiel wenn euch nicht das komplette Equipment zur Verfügung steht. Achtet aber immer darauf, dass der Zweck eines funktionellen Ganzkörpertrainings erfüllt und alle Muskelgruppen bei eurem Workout abgedeckt sind. Mit der Zeit bekommt ihr ein Gefühl für alle Übungen, und dann könnt ihr gerne euer eigenes Workout kreieren – spätestens dann ist Papa POSI mega-stolz auch euch ...!

Ach so, fast das Wichtigste vergessen: Nach jedem Workout ein Gruppen-Selfie auf Facebook und/oder Instagram posten und so beweisen, dass ihr fleißig wart – ansonsten war das ganze Training praktisch umsonst ;-)

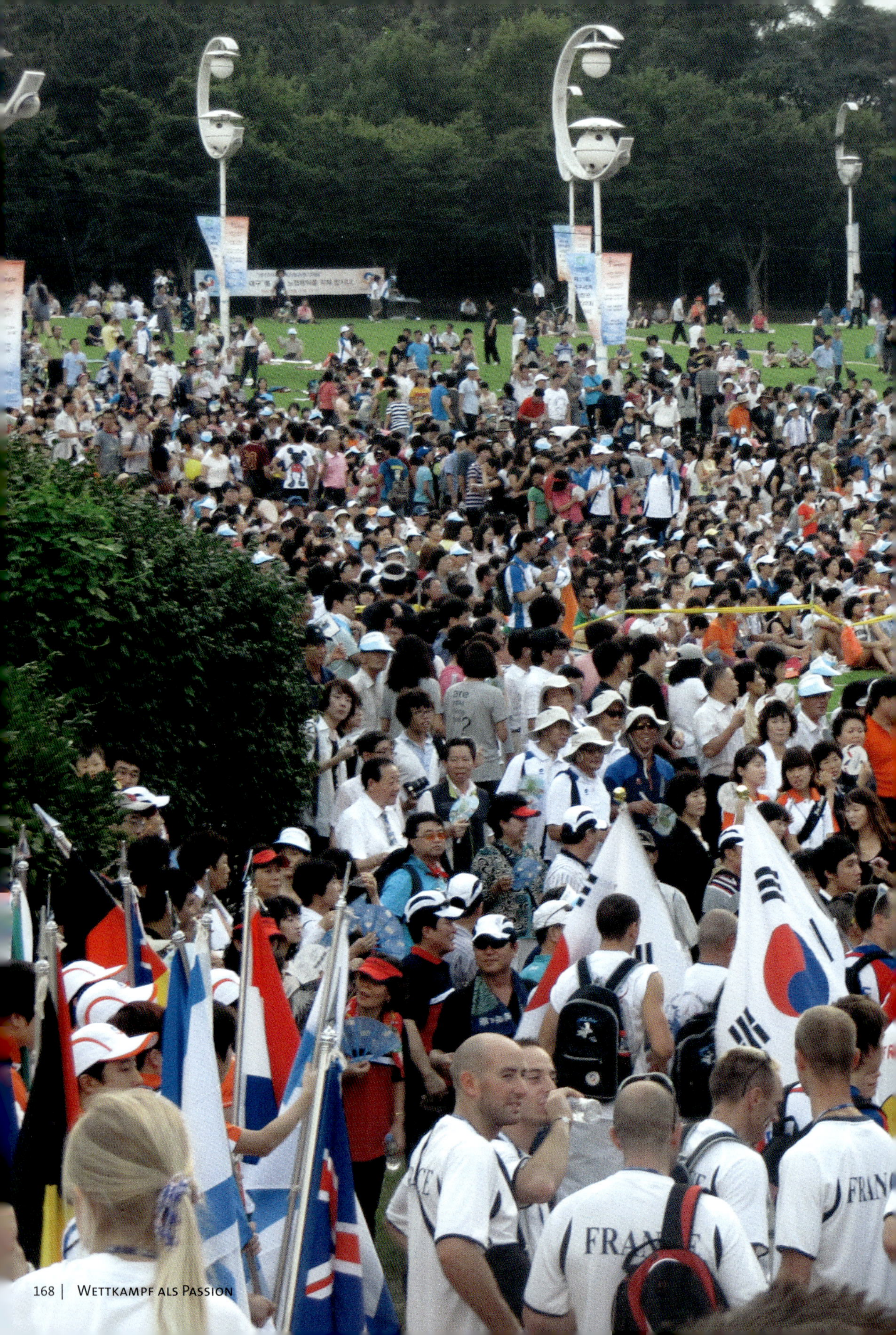

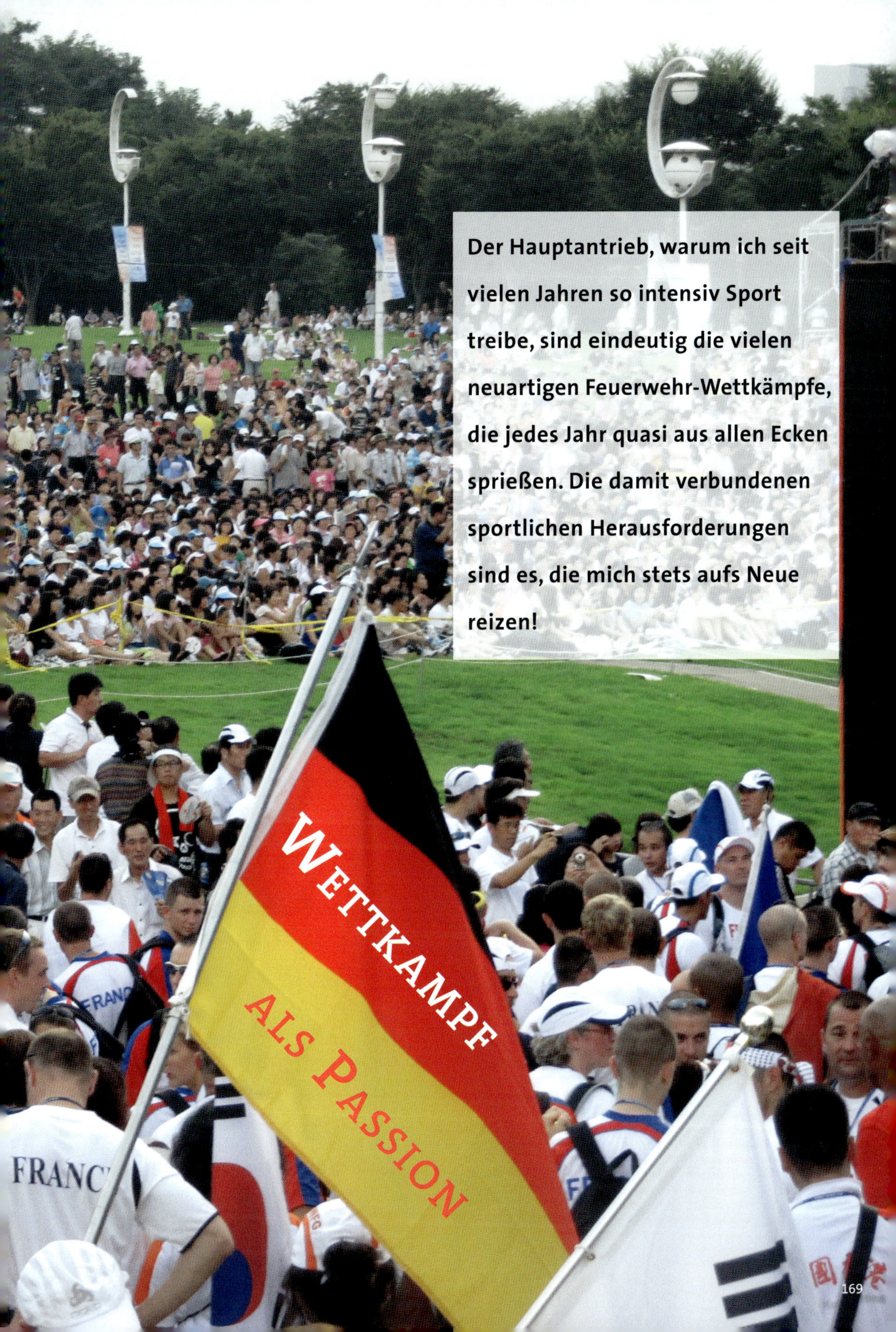

Wettkampf als Passion

Der Hauptantrieb, warum ich seit vielen Jahren so intensiv Sport treibe, sind eindeutig die vielen neuartigen Feuerwehr-Wettkämpfe, die jedes Jahr quasi aus allen Ecken sprießen. Die damit verbundenen sportlichen Herausforderungen sind es, die mich stets aufs Neue reizen!

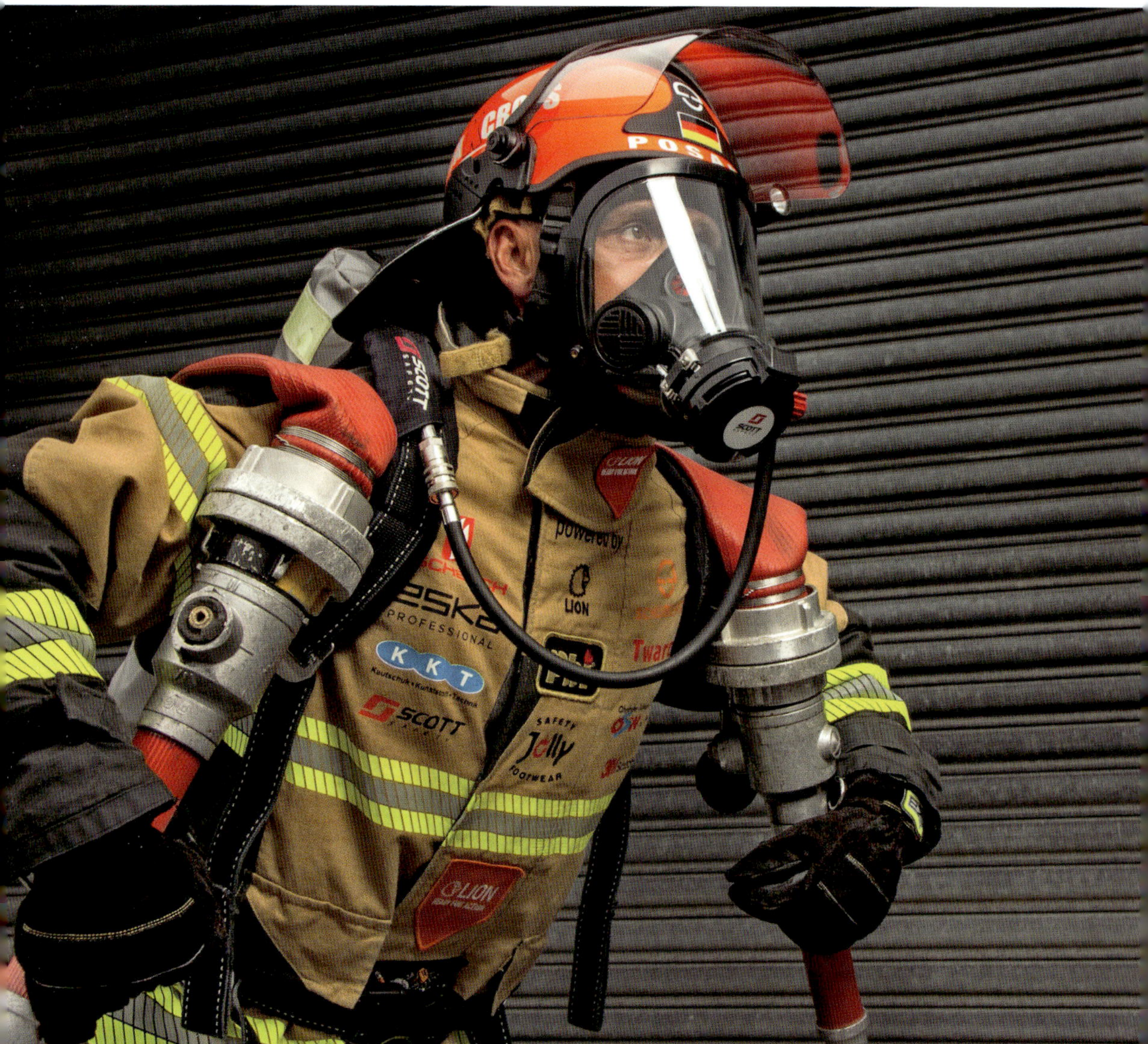

Aber hinter diesen Wettkämpfen steckt noch viel mehr als ein – für manche verrückter – Extremsport, über den viele Außenstehende, aber auch Kollegen, nur schmunzelnd den Kopf schütteln. Wer es aber einmal ausprobiert hat, den begeistert das Gesamtpaket, das Feuerwehr-Wettkämpfe bieten. Und wer sie einmal ausprobiert hat, bleibt zu 99 Prozent auch dabei! Ich jedenfalls bin schon sehr lange für Wettkämpfe unterwegs, aber immer wieder begeistert, welche neuen Facetten ich bei den Wettkämpfen kennenlerne. Das motiviert mich, dabei zu bleiben – und weiter hart dafür zu trainieren!

Der enorm vielseitige und hohe sportliche Anspruch, die Nähe zum Beruf als Feuerwehrmann und das tolle Miteinander machen die Wettkämpfe nicht nur für mich zu etwas ganz Besonderem. Wir Wettkämpfer und auch die Mitreisenden wie Familie und Freunde reden nicht umsonst von unserer großen Feuerwehrfamilie. Alle sind auf Augenhöhe dabei, und es interessiert keinen, ob jemand bei der Berufsfeuerwehr, der Freiwilligen Feuerwehr oder der Werkfeuerwehr beschäftigt ist. Selbst die Angehörigen sind von Beginn an mittendrin statt nur dabei …

Der individuelle Leistungslevel spielt überhaupt keine Rolle – jeder ist voll akzeptiert. Natürlich fightet jeder hart und gibt bei den Wettkämpfen sein Bestes, aber nicht verbissen. Jeder gönnt dem anderen sein Erfolgserlebnis. Jeder feuert den anderen an, auch wenn man diesen vielleicht gar nicht persönlich kennt. Beim anschließenden Smalltalk wird jeder zu seiner persönlichen Leistung beglückwünscht, egal mit welcher Platzierung man abgeschlossen hat.

Denn: Jeder Teilnehmer kann zu Recht stolz sein auf seine erbrachte Leistung und bekommt entsprechenden Respekt. Gewinnt ein anderer, freut man für und mit Ihm – ein Phänomen, welches ich in dieser Form noch in keiner anderen Sportart gesehen habe! Sich der Aufgabe gestellt zu haben und seinen Mann bzw. seine Frau zu stehen, das ist die Grundeinstellung aller Teilnehmer und Veranstalter (die übrigens alle aus den eigenen Reihen kommen).

Das Coole dabei ist: Diese Philosophie findet man bei allen Feuerwehr-Wettkämpfen rund um den Globus. Ich kann es wirklich beurteilen, denn in meinen 18 Wettkampfjahren habe ich schon viele Städte in 14 Ländern auf vier Kontinenten besucht, um dort an einem Wettkampf teilzunehmen.

Angefangen hat bei uns alles ganz klein, mit einer Handvoll vermeintlich verrückter Feuerwehrleute, die sich im sportlichen Wettkampf messen wollten. Heute sind wir im Verhältnis zur riesigen Anzahl an Florianern auf der ganzen Welt immer noch nicht viele, aber doch schon eine stattliche Feuerwehrgemeinde. Für unsere Verhältnisse ist die Teilnehmerzahl an unseren Wettkämpfen in den vergangenen Jahren geradezu explodiert – und sie verzeichnet weiter eine stark wachsende Tendenz.
Die Wettkampfveranstaltungen für Feuerwehrleute schießen förmlich aus dem Boden, und das nicht nur in Deutschland: In ganz Europa werden jedes Jahr etliche neue, interessante Wettkämpfe mit neuen Herausforderungen aus der Taufe gehoben. Ich selbst schaffe es schon längst nicht mehr wie früher, an allen teilzunehmen. Im Jahr 2018 musste ich nach 13, in der ganzen Welt verstreuten Wettkämpfen aufhören; mein Jahresurlaub war aufgebraucht …
Im Folgenden stelle ich euch die ersten und bekanntesten Wettkämpfe der Szene vor. Alle sind sehr unterschiedlich und bieten den Teilnehmern verschiedene Herausforderungen. Es sind meine liebsten Wettkämpfe; die Veranstalter sind allesamt langjährige Freunde von mir und größtenteils noch selber aktive Wettkämpfer.

Alle Wettkampfveranstaltungen haben eins gemeinsam, und das ist, wie eben schon erwähnt, die Nähe zu unserem Job. Die Wettkampfinhalte spiegeln aus sportlicher Sicht mögliche Einsatzbelastungen und -szenarien unseres Feuerwehralltags wieder. Es wird in kompletter Einsatzbekleidung inklusive Atemschutzgerät gestartet. Stiefel, Helm, Handschuhe und der Einsatzanzug: Alles muss genormt und für den Innenangriff zugelassen sein. Wir sprechen hier, inklusive des Atemschutzgerätes, von einem zusätzlichen Gewicht von etwa 25 Kilo. Teilnehmen dürfen nur Feuerwehrangehörige, die je nach Meldung (darauf gehe ich später noch drauf ein) darüber hinaus noch Atemschutzgeräteträger (nach G 26.3) sein müssen. In den Wertungen werden immer die Altersklassen und Geschlechter separat gewertet und geehrt, so dass jeder die Möglichkeit hat, sich auch unter »seinesgleichen« zu messen. Das erhöht die Motivation, auch unsere älteren Semester an den Start zu bekommen und sie für diesen Sport zu begeistern.

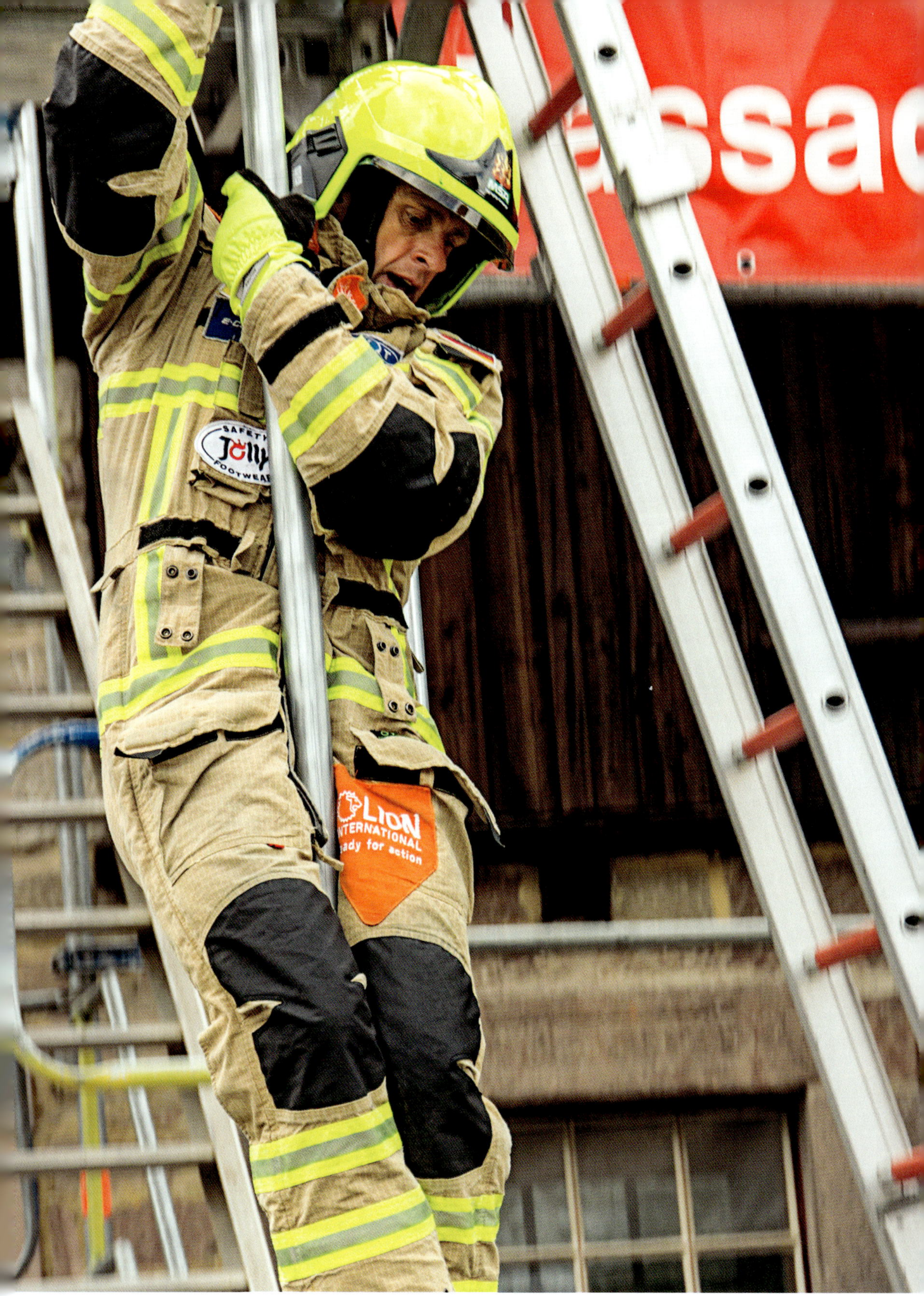
LION
INTERNATIONAL

Der TFA – Toughest Firefighter Alive

Der erste und über viele Jahre auch einzige Wettkampf in Europa. Erstmalig 1990 in Neuseeland im Rahmen der World Firefighters Games (die ich am Ende noch mal vorstellen werde) ausgetragen, erhielt der TFA neun Jahre später dank Armin Taube, einem inzwischen leider verstorbenen Feuerwehrmann aus Mönchengladbach, Einzug in Deutschland.
Seit 1998 wird der TFA jährlich (mit Gastspielen auf der alle fünf Jahre stattfindenden Messe »Interschutz«) in Mönchengladbach als Deutsche Meisterschaft ausgetragen, seit 2005 auch als Europameisterschaft. Nach und nach hat der TFA inzwischen in vielen weiteren europäischen Ländern Einzug erhalten. Der TFA ist mein Steckenpferd und Heimat meiner Dauermotivation sowie meiner größten Erfolge. Dieser Wettkampf ist aus meiner Sicht immer noch die härteste Herausforderung unserer Szene und wird seinem Namen mehr als gerecht! Der Wettkampf gliedert sich in vier Stationen, die in einem großen Rundkurs aufgebaut sind. Alle zehn Minuten muss sich der Teilnehmer in seiner kompletten Ausrüstung an der nächsten Station melden und pünktlich an den Start gehen. Die »Bahn« ist doppelt aufgebaut, sodass immer zwei Fighter gegeneinander laufen.

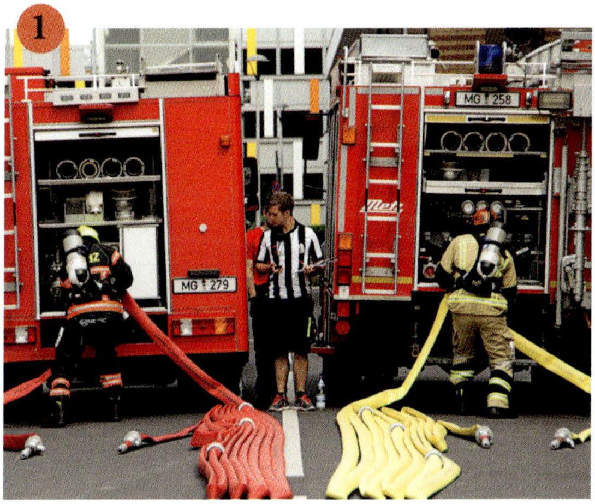

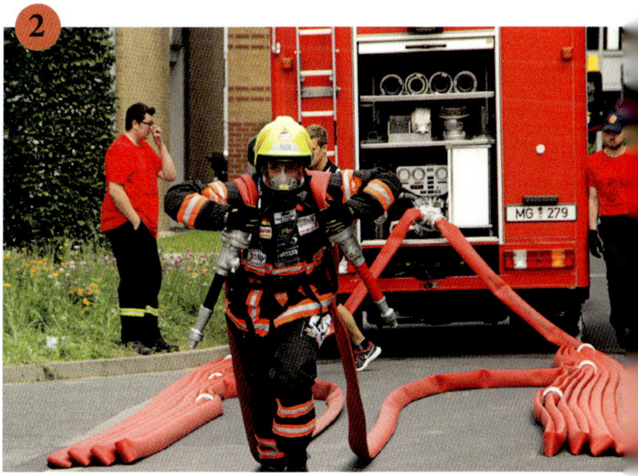

Station 1: Schlauchziehen – Schlauchrollen

Nach dem Startschuss müssen die Kupplungsenden von zwei vorbereiteten B-Schlauchbuchten (diese liegen links und rechts vom Teilnehmer und sind jeweils zu 4 x 20 Meter = 80 Meter zusammengekuppelt und in Buchten platziert) an eine Pumpe angekuppelt werden.

→

3

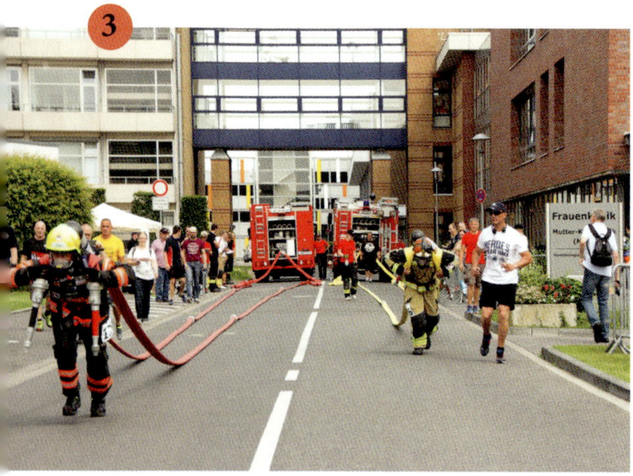

Anschließend müssen beide B-Leitungen bis auf 75 Meter ausgezogen werden – das ist mega-anstrengend!
Die Zeit läuft, und weiter geht's zum Schlauch rollen.

4

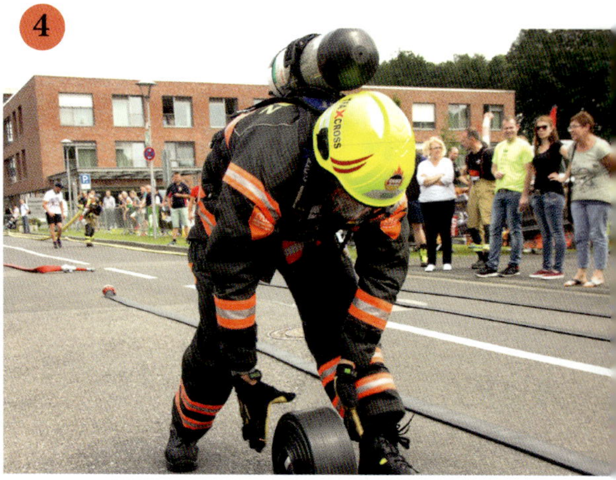

Es müssen 2 x 20 Meter B-Schlauch aufgerollt und in einer Box abgelegt werden. Genauigkeit ist hier gefragt, denn nur exakt gerollt passen die Schläuche in die Box. Den Rest der verbleibenden Zeit können die Teilnehmer als Pause bis zum nächsten Start nutzen. Dort geht es dann nach genau zehn Minuten weiter.

7

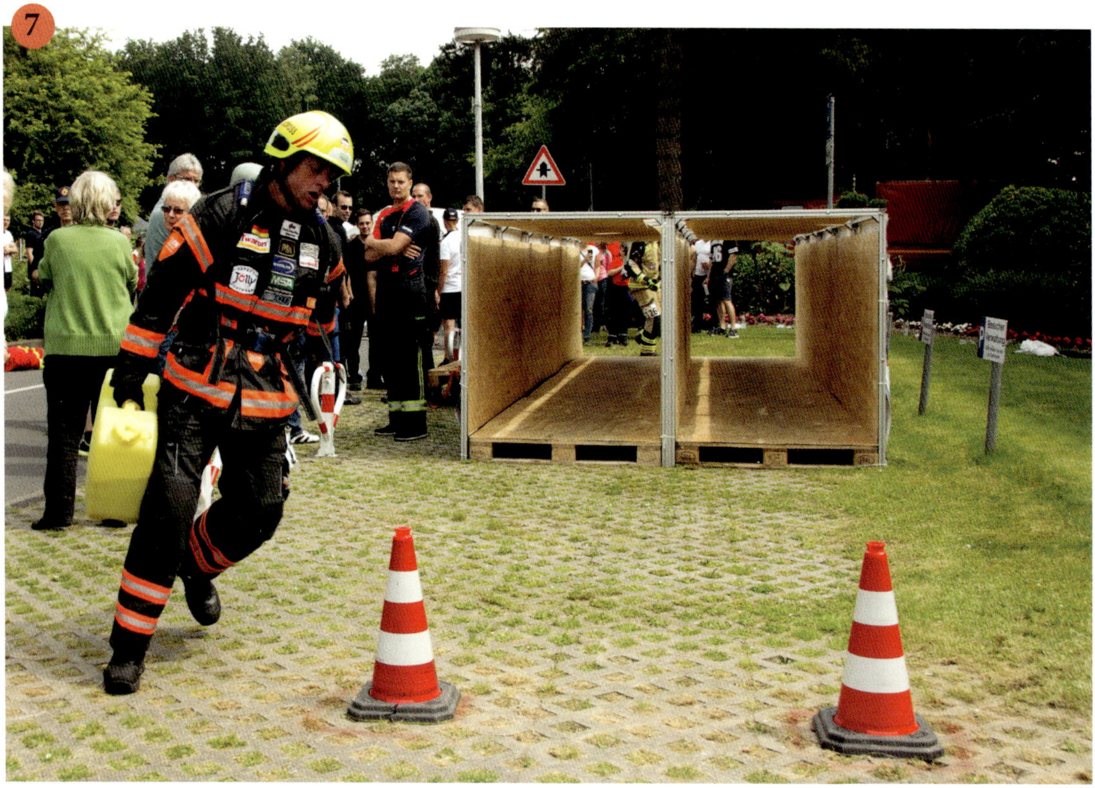

Dann geht es mit einem Schaummittelkanister (20 Kilo) durch einen Kriechtunnel zu einer Wendemarke und danach zurück durch den Tunnel zur Ausgangsposition.

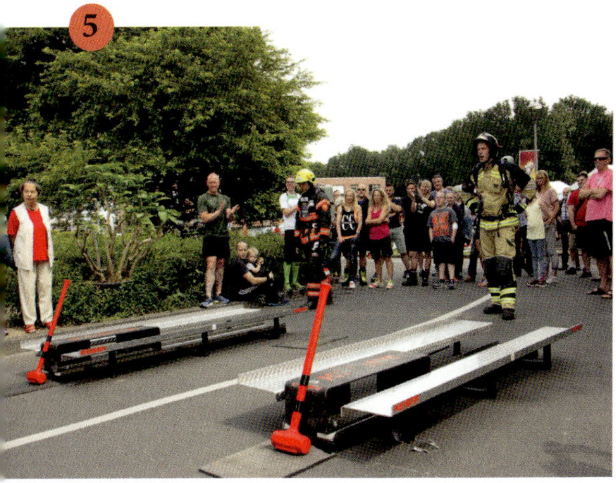

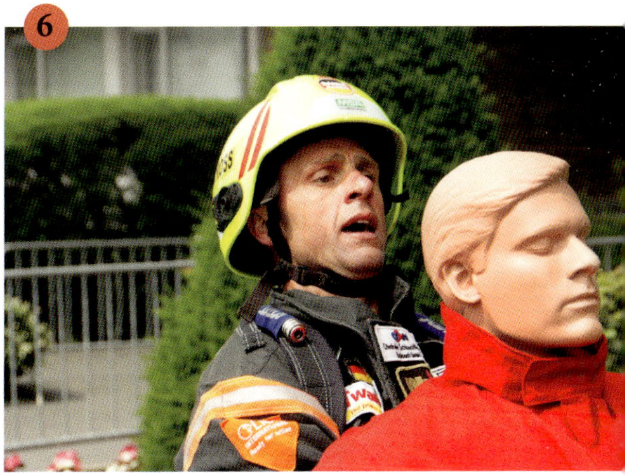

Station 2: Hammerschlagen – Kanister-Lauf – »Personenrettung« – Wand überwinden

Nach dem Startschuss muss auf einer speziellen Schlagmaschine (Keiser Force) mit einem Hammer ein Gewichtsblock über die Distanz von 1,5 Metern nach hinten getrieben werden.

Anschließend muss ein Dummy (80 Kilo) aufgenommen und rückwärts über eine Distanz von 70 Metern gezogen werden.

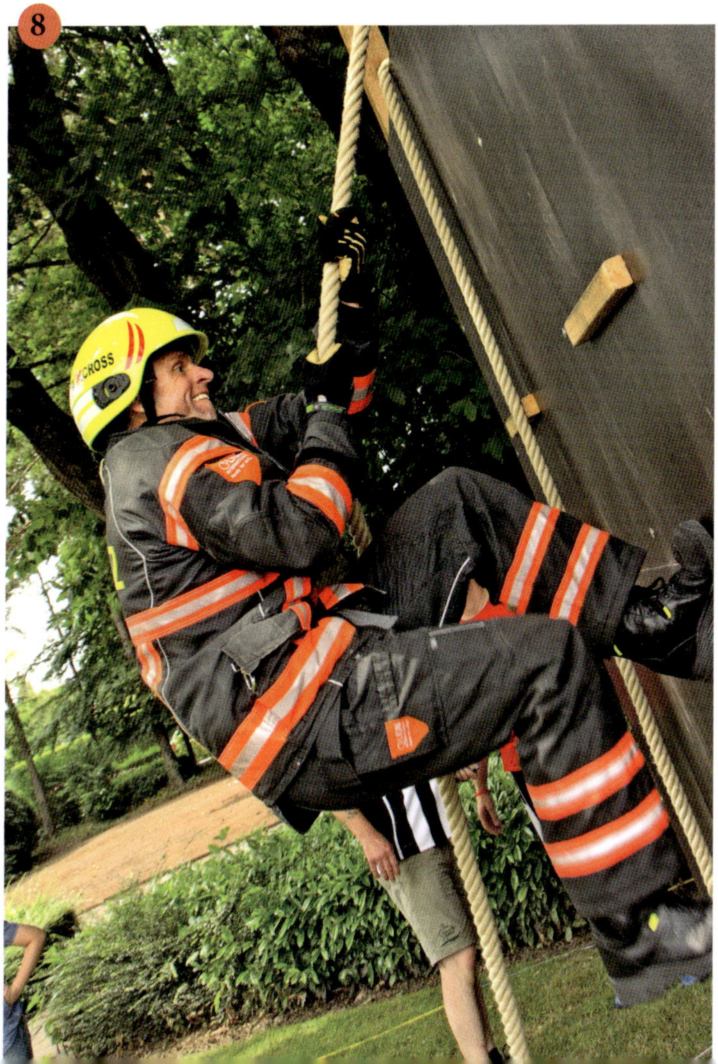

Letzte Hürde ist eine drei Meter hohe Eskaladierwand, die mithilfe eines Seils überwunden werden muss – ohne Atemschutzgerät, denn dies wurde bei laufender Zeit bereits nach dem Dummy abgelegt.

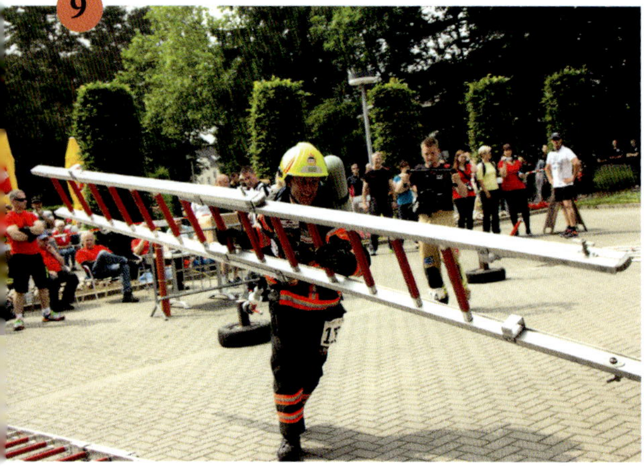

Station 3: Leiter anstellen – Kanister ins 2.OG hoch- und runtertragen – Last am Seil hochziehen

Nach exakten weiteren zehn Minuten kommt der dritte Start. Eine zweiteilige Steckleiter wird aufgenommen und in einem markierten Bereich an die Wand gestellt.

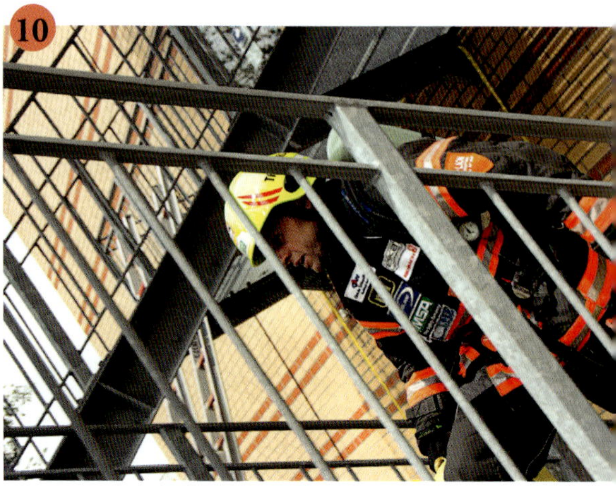

Anschließend müssen zwei 15 Kilo schwere Kanister über drei Etagen eine Außentreppe hinaufgetragen werden.

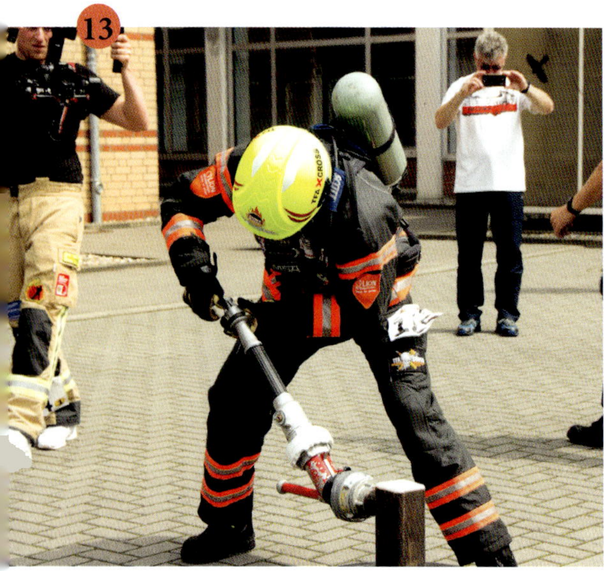

Nachdem diese wieder an der Ausgangsposition abgestellt wurden, muss als letzte Aufgabe der Station noch ein Mundstück auf ein B-Strahlrohr aufgeschraubt werden.

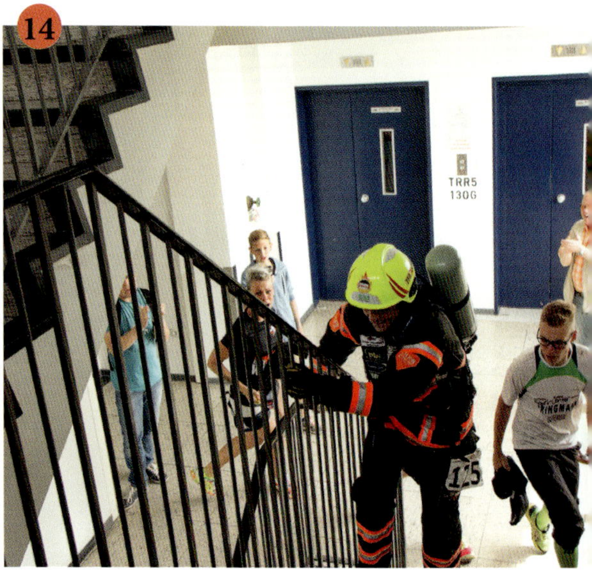

Station 4: Hochhauslauf

Die letzte Aufgabe ist simpel – aber nur, was den Ablauf betrifft. Nach dem Startsignal gilt es, über das Treppenhaus die 15 Etagen eines Hochhauses zu »durchlaufen« – selbstverständlich auch in voller Einsatzmontur.

11

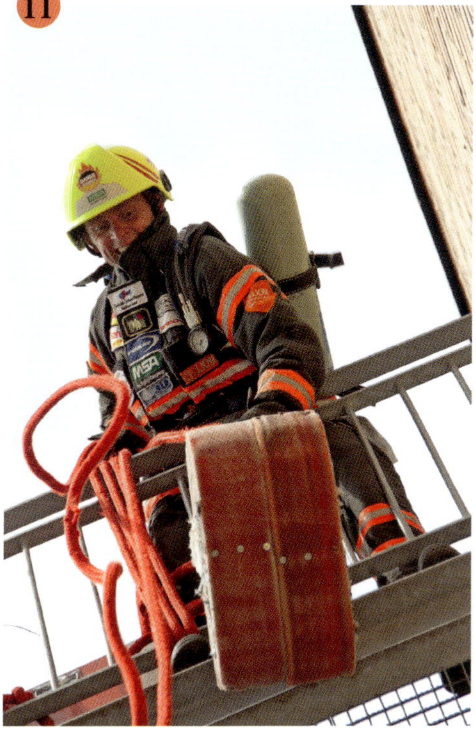

12

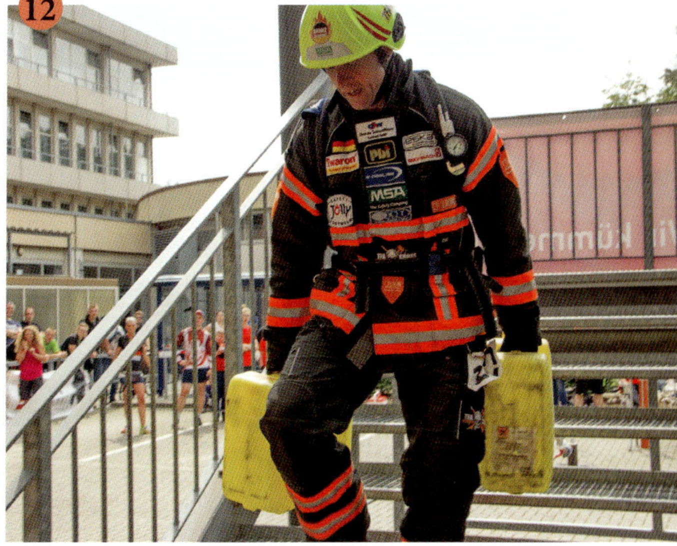

Nun geht es wieder mit den Kanistern runter.

Dann müssen zwei B-Schlauchrollen, die an einem Seil befestigt sind, mittels Seil hochgezogen werden.

15

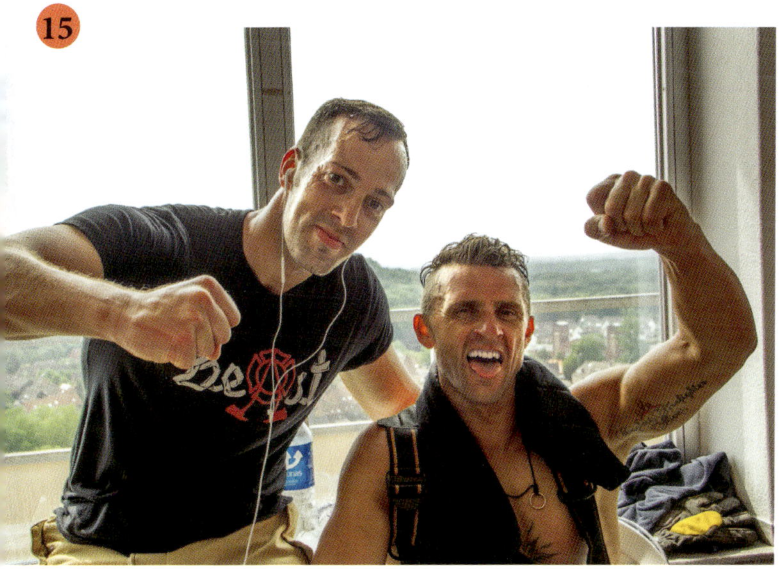

Das Gefühl, wenn man diese ganze Tortur hinter sich hat, ist unbeschreiblich ... ihr müsst es einmal selbst erlebt haben ...

Sieger des Wettkampfes ist der Teilnehmer mit der schnellsten Gesamtzeit, zusammengerechnet aus den vier einzelnen Stationen. Die Schnellsten haben eine Gesamtzeit im Sechs-Minuten-Bereich. Der TFA-Wettkampf wird auch als Staffel ausgetragen, bestehend aus vier Teilnehmern. Hier übernimmt jeder Teilnehmer eine Station. Weitere Infos könnt ihr der Homepage des Veranstalters Claudia Consoir-Taube unter www.tfa-germany.de entnehmen.

Die FCC – Firefighter Combat Challenge

Die Firefighter Combat Challenge ist ein Wettkampf aus den USA, der in Deutschland seit 2007 von der Berliner Feuerwehr veranstaltet wird. In den ersten Jahren fand er in Deutschland ausschließlich in Berlin statt. Schnell wurde er sehr beliebt unter den Feuerwehrwettkämpfern, so dass es mittlerweile eine große FCC-Wettkampfgemeinde mit vielen Challenges in ganz Europa gibt.

Bei der Firefighter Combat Challenge wird ein Einsatz simuliert: Vom Anfang, wenn der Schlauch zur Einsatzstelle getragen wird, bis zum Schluss, der

1

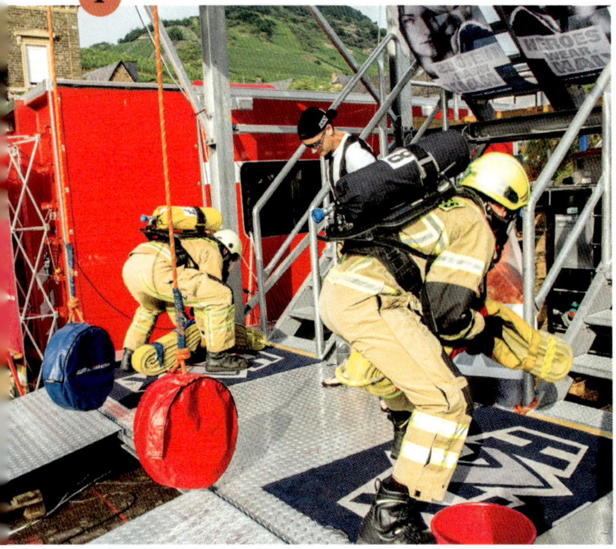

Wettkampfablauf:

Als erstes muss ein circa 19 Kilo schweres Schlauchpaket einen zwölf Meter hohen Turm hochgetragen ...

2

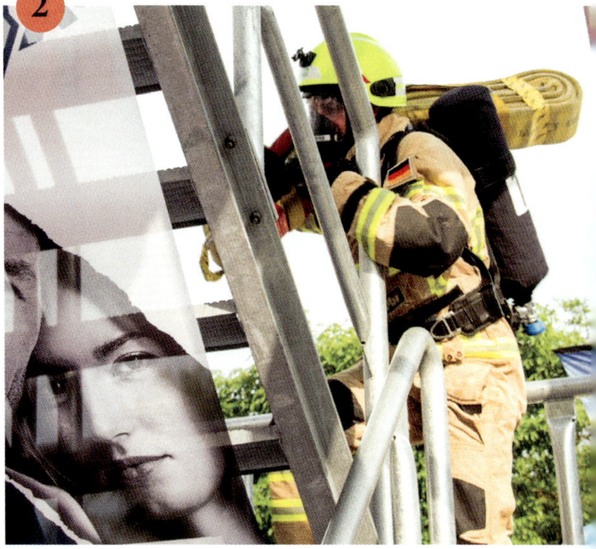

... und in eine dafür vorgesehene Box abgelegt werden.

Menschenrettung. Dabei ist die gesamte feuerwehrtechnische Einsatzkleidung mit angeschlossenem Pressluftatmer zu tragen. Das sind mehr als 25 Kilo, die nur die Ausrüstung wiegt! Der gesamte Wettkampf wird an einem Stück absolviert, ohne Pause. Nicht umsonst wird der Wettkampf »The Toughest Two Minutes in Sports« genannt. Die Schnellsten absolvieren den Wettkampf inzwischen in unter 80 Sekunden – und darin liegt der große Unterschied zum TFA. Es ist mehr ein Sprint, bei dem man ein hohes Maß an Explosivität und Perfektion in der Ausführung mitbringen muss. Die »Bahn« ist doppelt aufgebaut, so dass immer zwei Fighter gegeneinander Laufen.

3

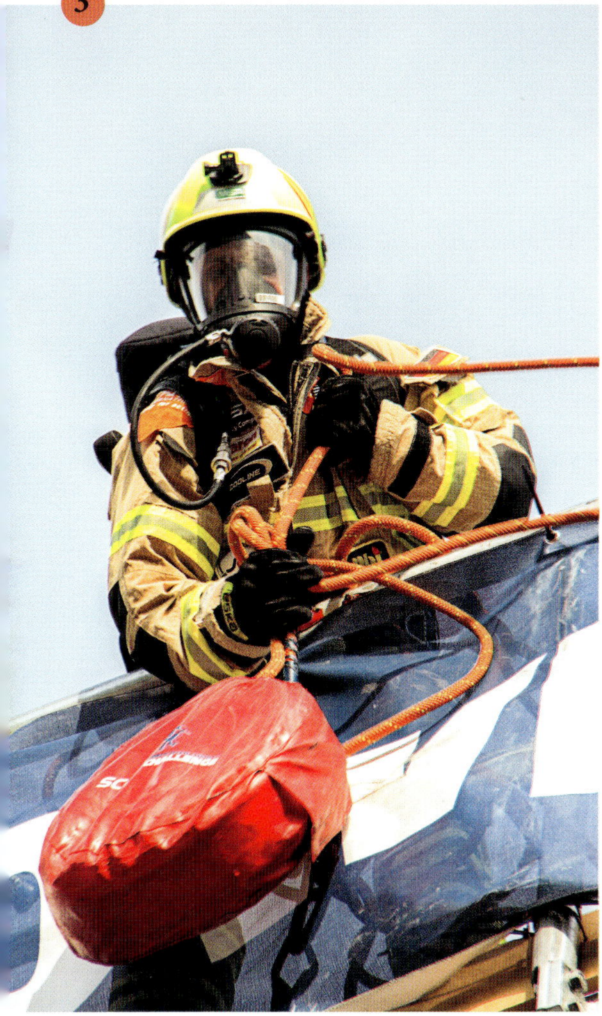

Dann muss ein weiterer 19 Kilo schwerer, an einer Feuerwehrleine eingebundener Schlauch hochgezogen und ebenfalls in dieser Box abgelegt werden.

4

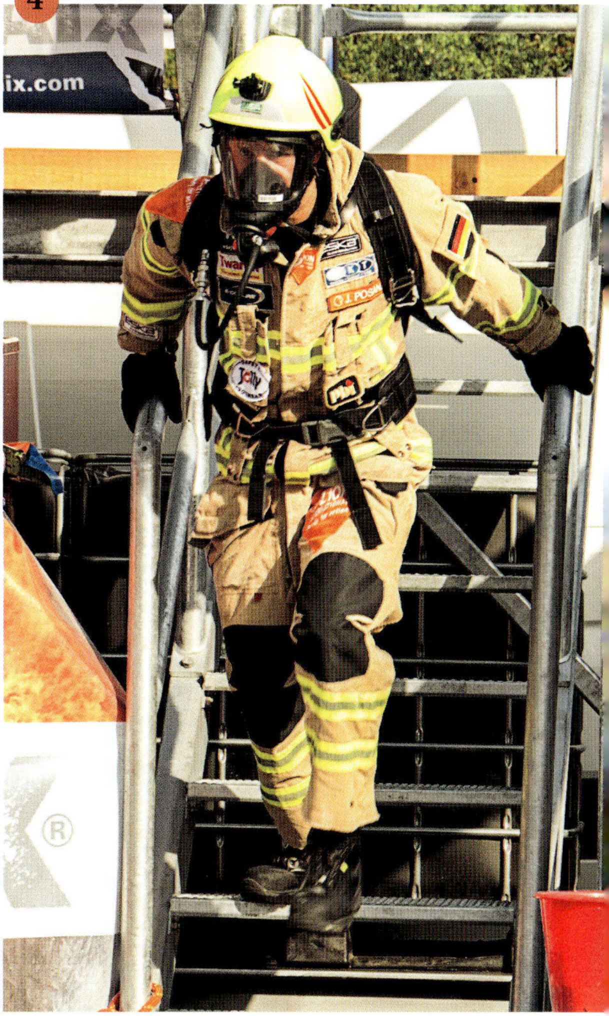

Anschließend geht es die Treppen wieder nach unten.

5

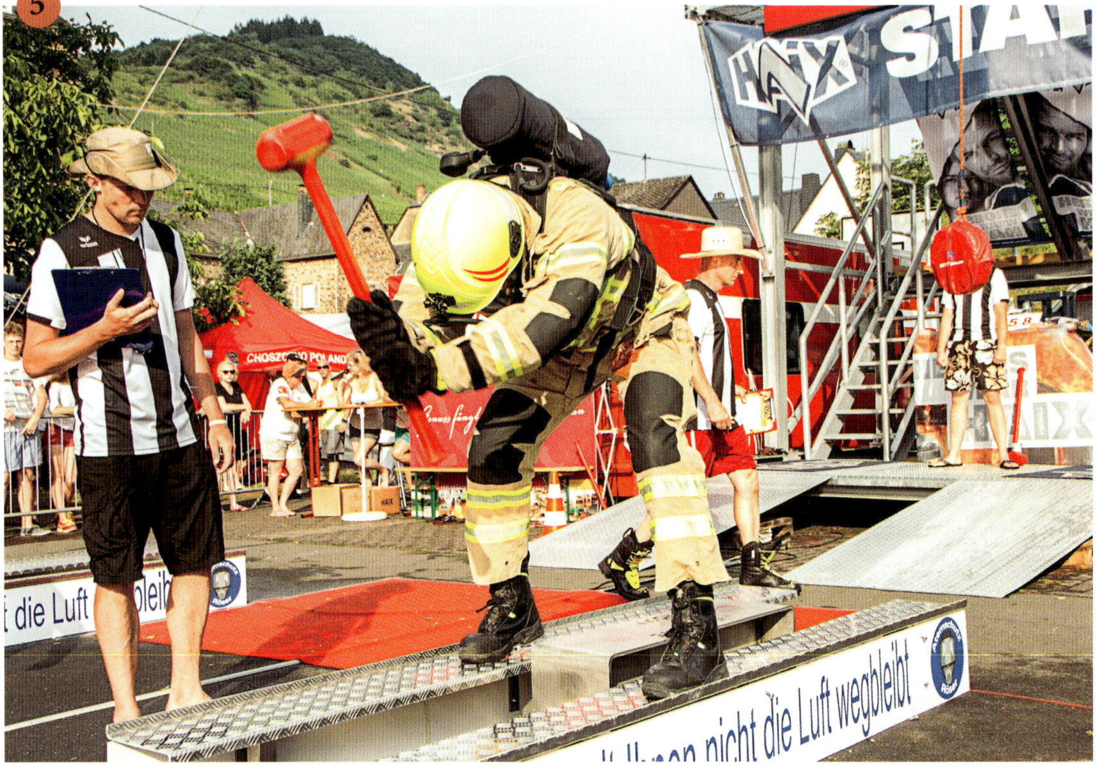

Dort muss mit einem Vorschlaghammer ein 72,5 Kilo schweres Gewicht über die Distanz von 1,50 Metern mit kurzen, gezielten Schlägen verschoben werden. Auch hier handelt es sich um die Schlagmaschine »Keiser Force«.

7

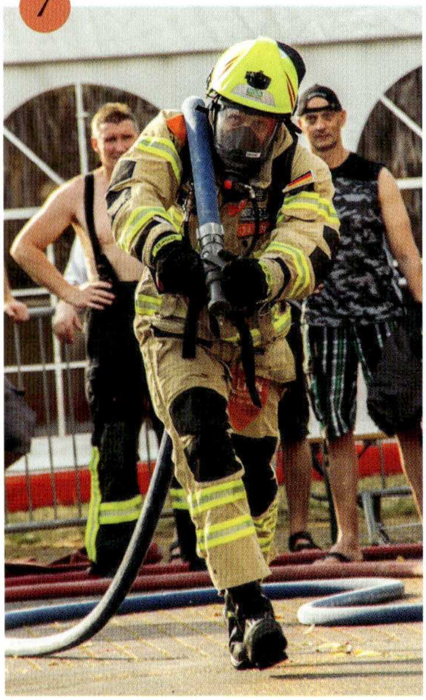

Am Ende dieser Strecke wird ein mit Wasser gefüllter Schnellangriff 23 Meter ausgezogen, ...

8

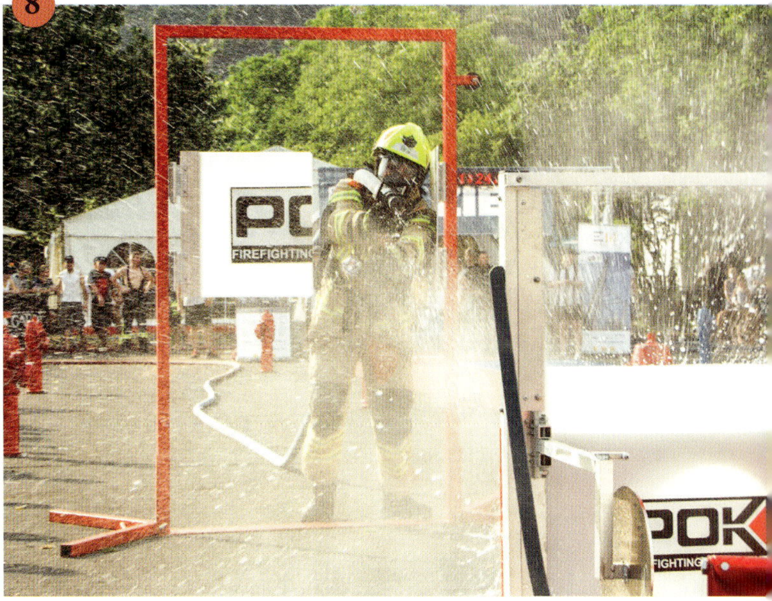

.. um damit ein Ziel mit dem Wasserstrahl zu treffen.

6

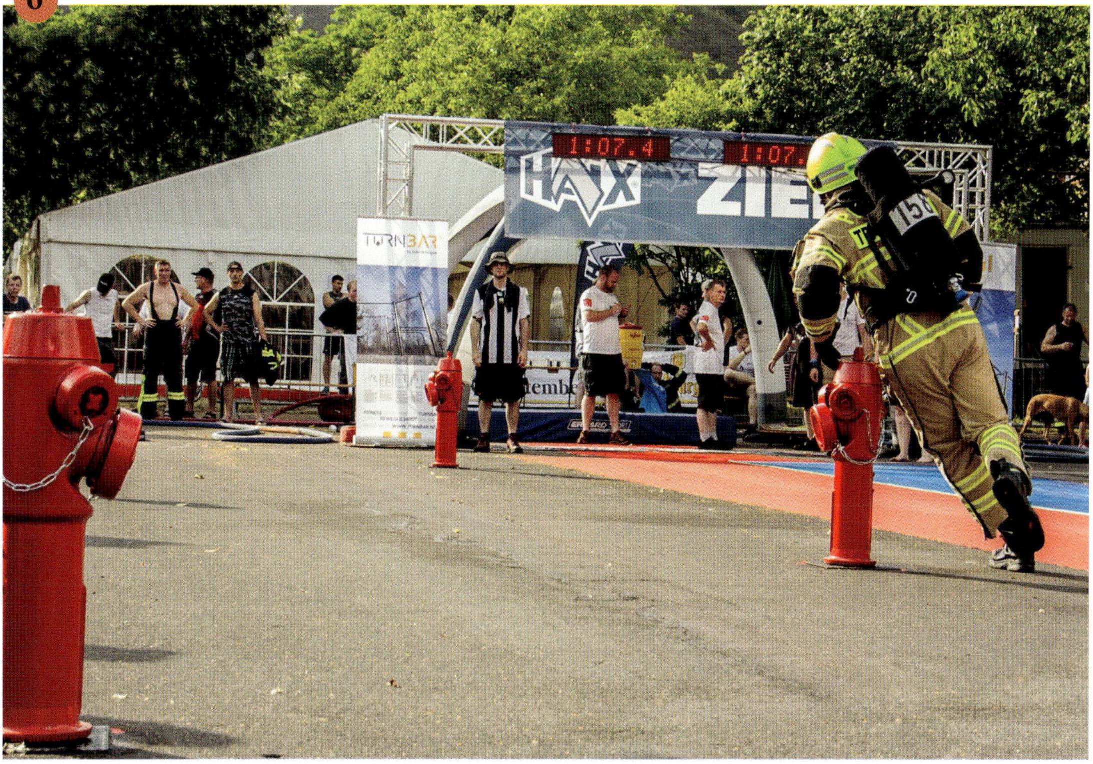

Anschließend muss eine 42,5 Meter lange Slalomstrecke gelaufen werden.

9

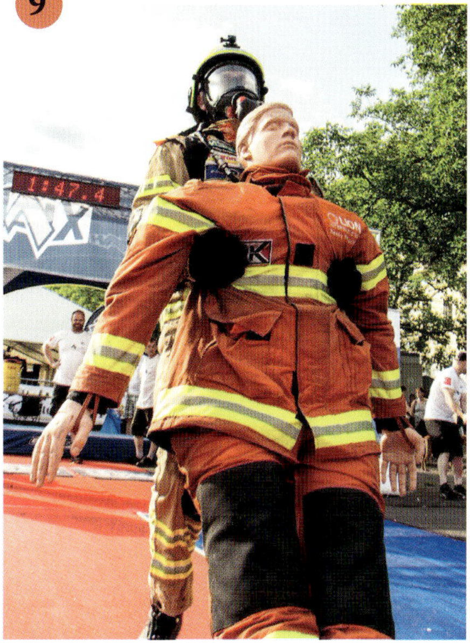

Auch bei diesem Wettkampf gibt es Staffelwertungen. Diese genießen einen hohen Beliebtheitsgrad unter den Teilnehmern, da hier nach einer Qualifikationsrunde im KO-System bis zum Finale gefightet wird. Weitere gibt es auf der Homepage des Veranstalters Mike Weikam unter der Adresse www.fcc-germany.de.

Wenn das Ziel getroffen wurde, wird der Schlauch abgelegt und es muss ein 80 Kilo schwerer Dummy über eine Strecke von 30 Metern bis über die Ziellinie transportiert werden.

1

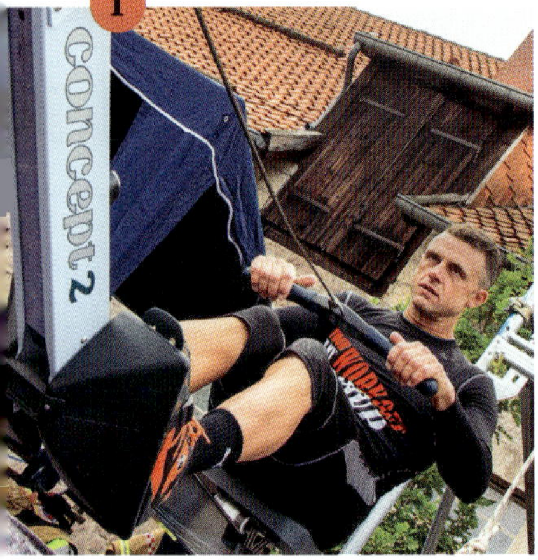

2

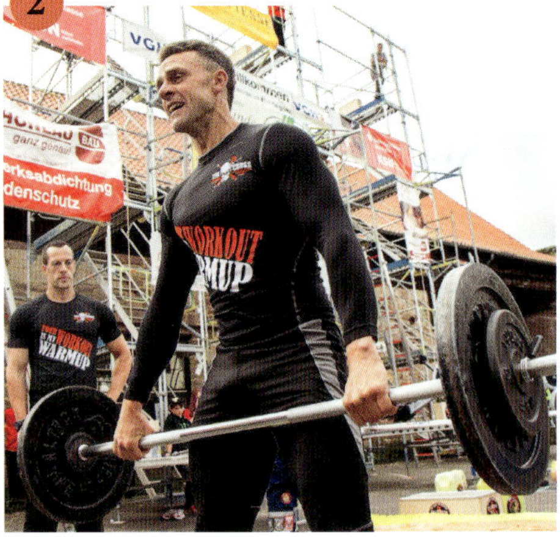

3

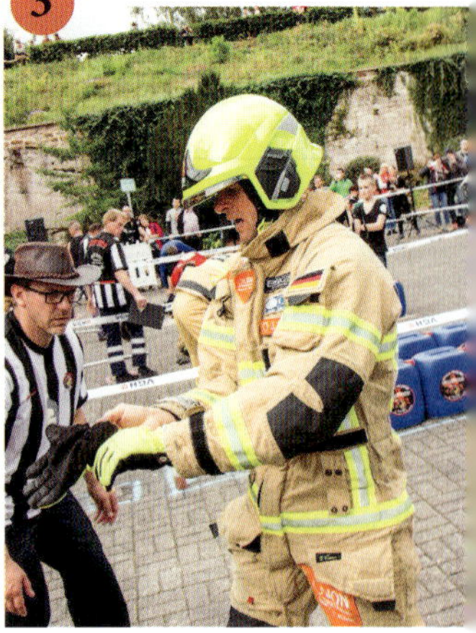

Wettkampfablauf:

Nach dem Startsignal müssen die Teilnehmer auf einem Indoor-Rudergerät 500 Meter absolvieren, anschließend 30 Steps mit einem zehn Kilo schweren Kanister in jeder Hand. Am Ende des Sportteils muss mit einer 60-Kilo-Langhantel die Übung »Kreuzheben« zehnmal durchgeführt werden.

Jetzt wird die komplette Einsatzkleidung angelegt: Hose, Stiefel, Helm und die Handschuhe.

Die EurOPAS Challenge

Ein Wettkampf mit seiner ganz eigenen Herausforderung und einzigartig in der Welt. Ursprünglich über viele Jahre in London als »Londons Fittest Firefighter« veranstaltet, hat mein damaliger Kollege und jetziger verdienter Pensionär Thomas Ziaja den Wettkampf 2008 nach Deutschland in die niedersächsische Kleinstadt Hardegsen geholt (in London wird der Wettkampf übrigens schon seit langer Zeit nicht mehr durchgeführt).

Der von dem Feuerwehrmann abzuarbeitende Parcours wird in vierfacher Ausfertigung aufgebaut, so dass vier Firefighter gleichzeitig nebeneinander an den Start gehen. Auch das ist, neben diversen Inhalten, ein Alleinstellungsmerkmal in der Wettkampf-Szene.

Gestartet wird in Sportkleidung. Die Einsatzkleidung wird vom Teilnehmer vor dem Start in einem gegenzeichneten Bereich bereit gelegt, denn vor den eigentlichen Feuerwehraufgaben müssen zuvor noch sportliche Aufgaben absolviert werden.

7

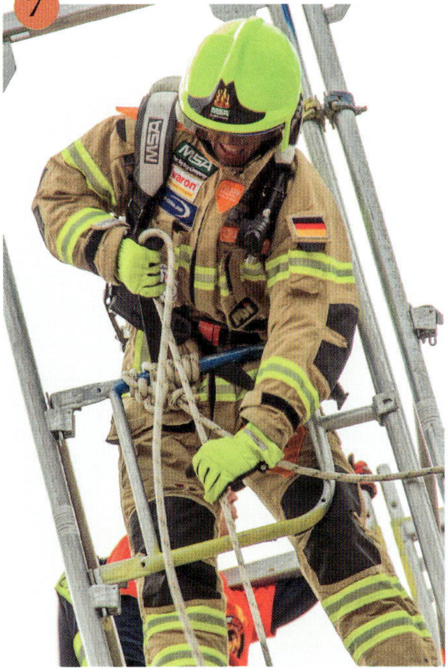

Dann geht es drei Etagen eines Gerüstturms hoch. Ein Seil mit einem eingebundenen B-Schlauch wird hochgezogen.

4

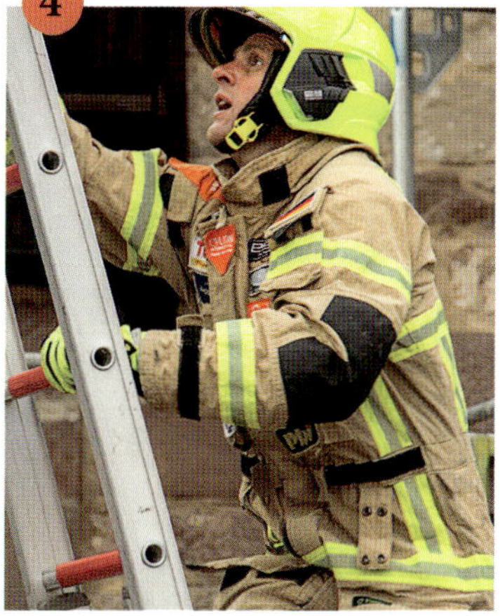

Dann geht es eine Leiter hoch, …

5

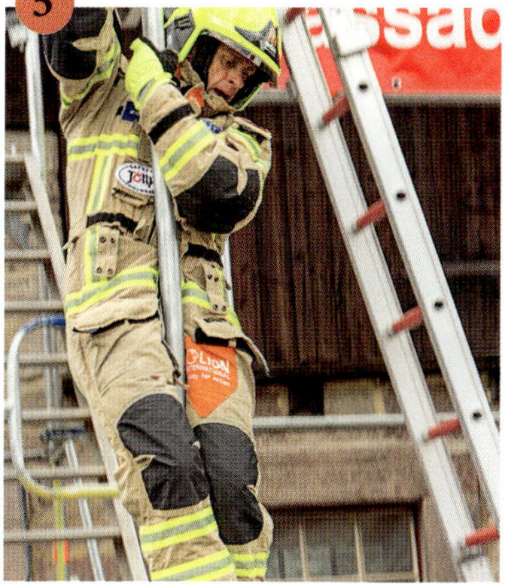

… an der Rutschstange wieder hinunter, im Laufschritt über einen Platz (Distanz etwa 25 Meter), anschließend wird das Atemschutzgerät angelegt.

6

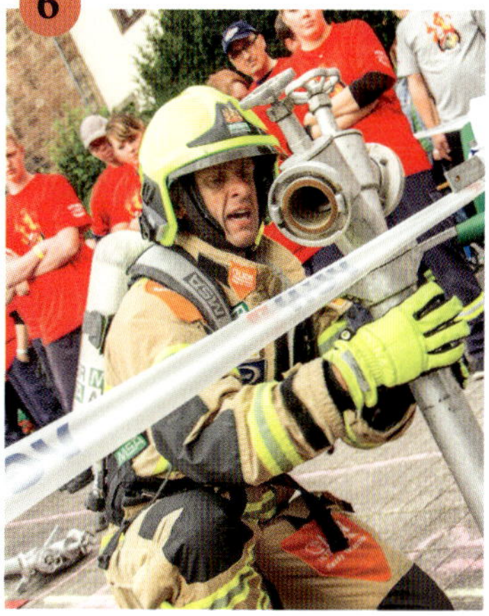

Nun geht der Wettkampf in den feuerwehrtechnischen Teil über. Es muss ein Standrohr gesetzt werden, zwei B-Schläuche werden miteinander verbunden. Das eine Ende des Schlauchs wird angekuppelt, das andere zurück über den Platz ausgezogen und mit einem Strahlrohr verbunden.

8

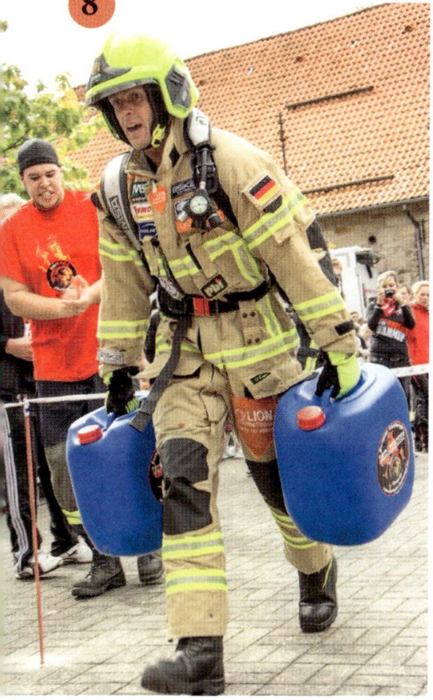

Den Turm wieder hinunter zu 2 x 25 Kilo-Kanistern, die 48 Meter weit getragen werden.

9

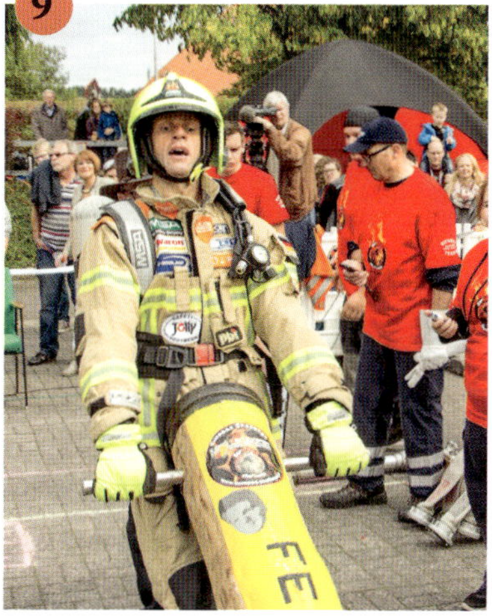

Am Ende muss ein 88 Kilo schwerer Dummy (Baumstamm mit seitlichen Griffen) über eine Distanz von 25 Metern im Rückwärtslauf ins Ziel getragen werden.

Wie ihr seht, sind bei EurOPAS Challenge viele Übungen zu absolvieren. Hier gilt es, sich die Kräfte gut einzuteilen. Die Schnellsten schaffen den Kurs in unter sechs Minuten. Auf mich scheint dieser Wettkampf perfekt zugeschnitten, denn hier konnte ich bisher mit neun Gesamtsiegen die meisten meiner Nummer-Eins-Platzierungen einfahren … Weitere Infos auf der Homepage des Veranstalters Thomas Ziaja unter der Adresse www.europas-challenge.de.

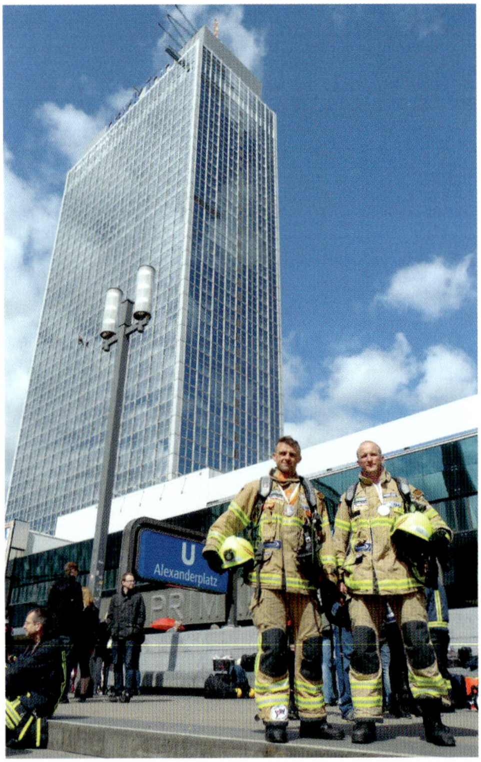

Berlin Firefighter Stairrun

Wir kommen zu der am stärksten wachsenden Wettkampfrichtung: den Treppenläufen! Der erste »am Markt« war der seit 2006 ausgetragene Treppenlauf der Berliner Feuerwehr. Schnell etablierte sich das Hochhausgebäude des Park Inn-Hotels am Potsdamer Platz als dauerhafte Austragungsstätte.

Seit 2011 läuft der Wettkampf unter dem Namen »Berlin Firefighter Stairrun«. Bereits seit vielen Jahren ist dieser Event mit seinen rund 800 Startern die teilnehmerstärkste Feuerwehr-Wettkampfveranstaltung in Europa – und so beliebt, dass die Startplätze nach Anmeldestart meist bereits nach zwei Minuten ausgebucht sind.

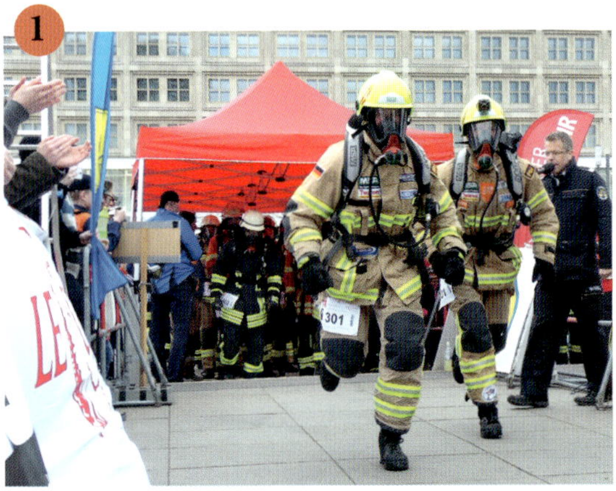

Wettkampfablauf:

Gestartet wird in einem Zwei-Mann-Trupp, in kompletter Einsatzkleidung mit angeschlossenem Atemschutzgerät. Nach dem Startsignal hat das Team einen Anlauf von 250 Meter zu bewältigen.

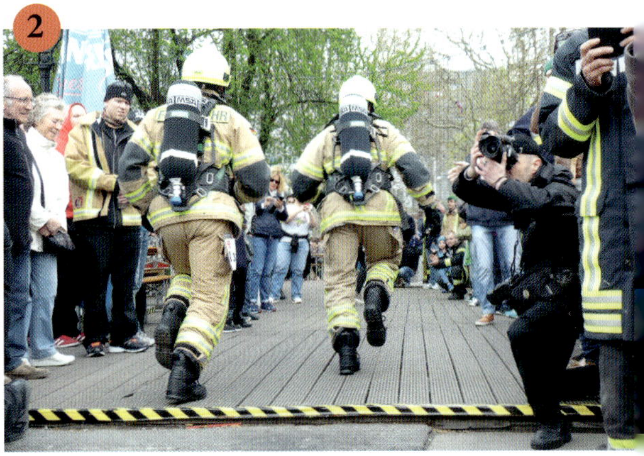

Die Strecke verläuft über den Potsdamer Platz bis zum Haupteingang des Hotels.

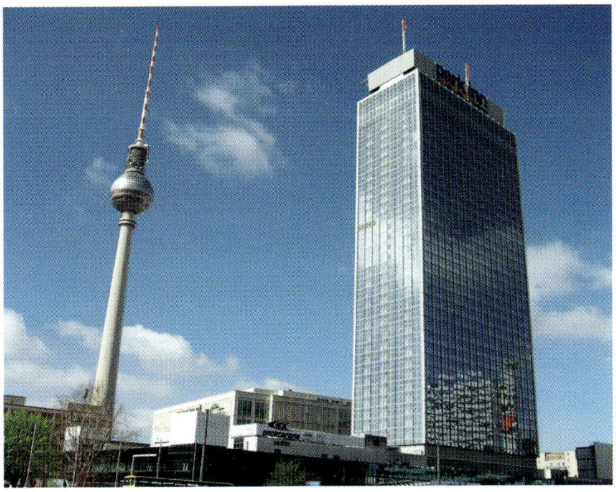

Ziel ist die 39. Etage des Park Inn-Hotels, rund 110 Meter über den Dächern von Berlin. Wer hier oben auf der Aussichtsplattform steht, hat es geschafft!

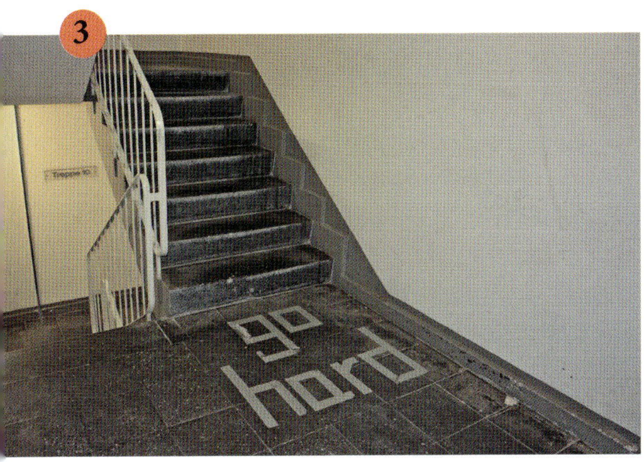

Dann geht es in den Treppenraum.

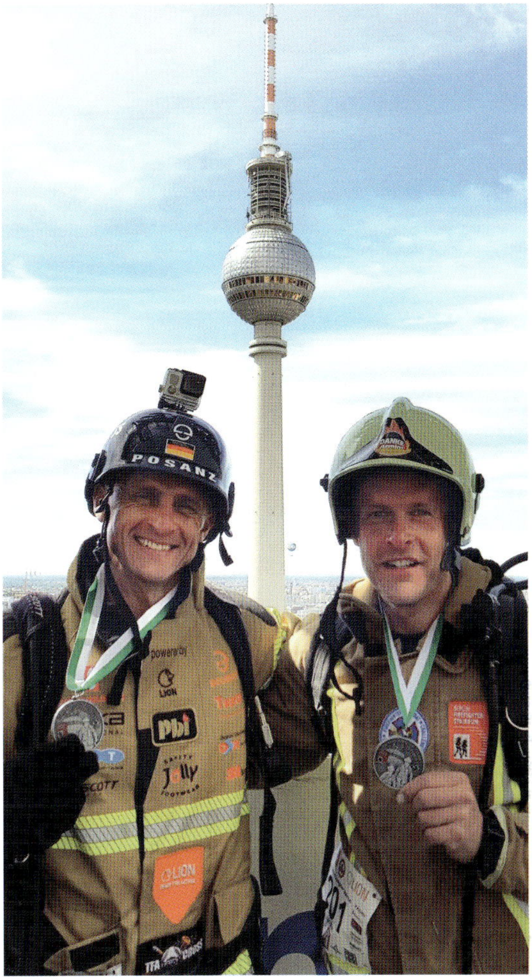

Einzige Bedingung: Die Zwei-Mann-Teams müssen während des Wettkampfes zusammenbleiben, dürfen sich aber auch gegenseitig unterstützen. Für diesen Treppenlauf braucht man keine spezielle Technik, extreme Kraft oder wahnsinnige Geschwindigkeiten! Man benötigt nur einen guten Partner, eine Portion Mut und den absoluten Willen, bis zum Ende durchzulaufen!

Wahrscheinlich ist dies der Grund für den starken Zulauf beim Berlin Firefighter Stairrun. Die simple organisatorische Durchführung, gepaart mit dem großen Interesse, lässt die Treppenlauf-Veranstaltungen derzeit förmlich aus dem Boden schießen. Allein in Deutschland gibt es bereits rund zehn Wettkämpfe dieser Art. Weitere Infos gibt es auf der Homepage des Veranstalters Martin Teucher unter der Adresse www.berlin-firefighter-stairrun.de.

WORLD
FIREFIGHTERS GAMES
WESTERN AUSTRALIA (Inc.)

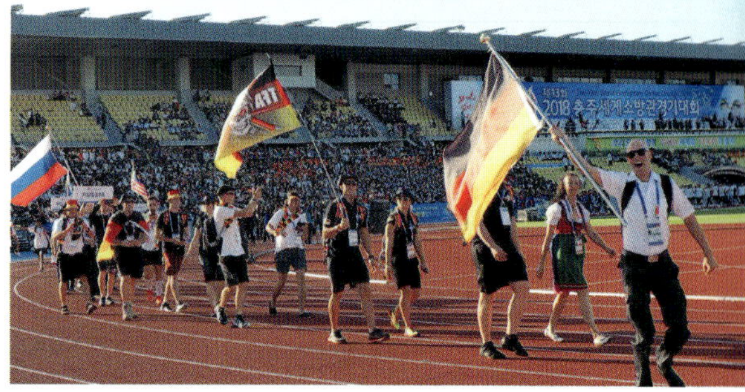

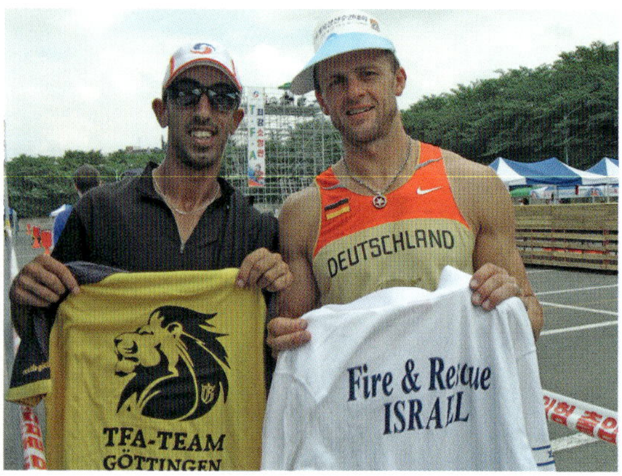

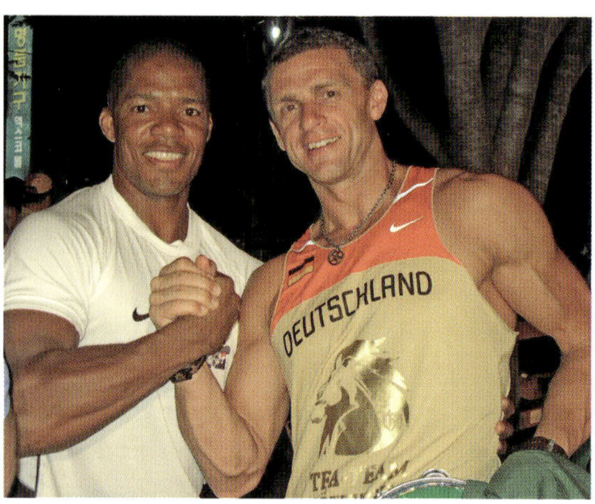

Die WORLD Firefighters Games

Abschließend komme ich noch zum ältesten, größten und buntesten Event für uns Feuerwehrleute überhaupt: die World Firefighters Games, die Mutter aller Feuerwehr-Wettkämpfe. Hier wird Friendship nicht nur betont, sondern zelebriert! Ihr müsst es einfach mal erlebt haben ….

Ins Leben gerufen haben es – natürlich – Feuerwehrleute aus dem sportverrückten Neuseeland, darunter der bereits lange pensionierte John Hartley, der aber immer noch Head der Organisation ist. John und seine Ehefrau Laura sind immer noch mit viel Herzblut dabei und lassen es sich nicht nehmen, bei den Spielen persönlich dabei zu sein.

Die WORLD Firefighters Games sind gewissermaßen die Olympischen Spiele für Feuerwehrleute. Zum Teil werden je nach Ausrichter und Land bis zu 70 – teils verrückte – Sportarten angeboten. Von Angeln, Tauziehen, Kochen, Darten und Billard, über Volleyball, Fußball, Rudern und Surfen bis hin zu Leichtathletik, Boxen, Ringen, Hufeisenwerfen, Trail-Truck-Fahren ist wirklich alles vertreten. Es geht hier nicht um die beste sportliche Leistung, obwohl natürlich auch bei »unseren« Olympischen Spielen knallhart um Medaillen gefightet wird. Teil der WORLD Firefighters Games ist übrigens auch

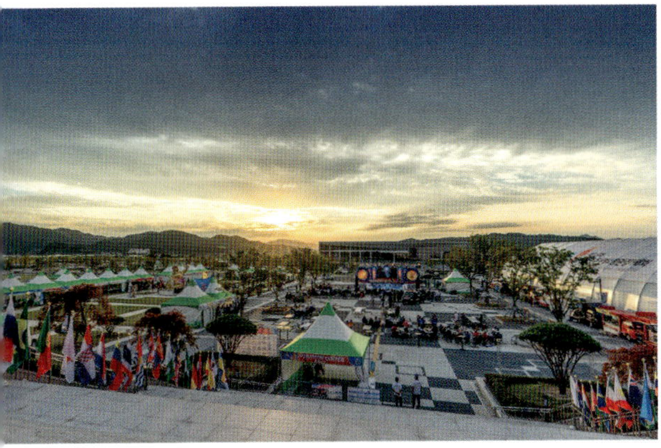

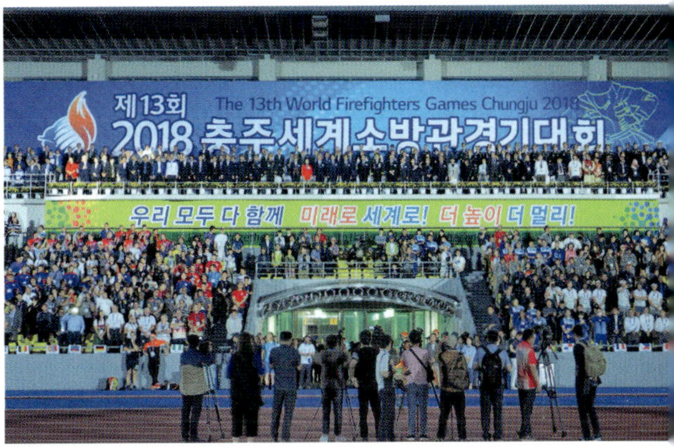
제13회
The 13th World Firefighters Games Chungju 2018
2018 충주세계소방관경기대회
우리 모두 다 함께 미래로 세계로! 더 높이 더 멀리!

Von der Eröffnungsfeier über ein Opening Dinner bis hin zu den abendlichen Veranstaltungen und Treffen vieler Firefighter im extra eingerichteten Games Village gibt es so vieles, was die WORLD Firefighters Games für jeden Teilnehmer unvergesslich macht.

der Wettkampf Toughest Firefighter Alive, den ich euch eingangs vorgestellt habe. Er ist hier bei den »Welt-Spielen« der einzige Wettkampf, der in Einsatzkleidung durchgeführt wird. Hauptbotschaft und Ziel der Games ist es aber, eine Plattform für die Feuerwehrleute aus aller Welt zu bieten, bei der man sich treffen, austauschen, neue Freundschaften schließen und einfach Spaß miteinander haben kann. Dazu trägt auch das hervorragende Rahmenprogramm der Ausrichter bei. In den manchmal bis zu zehn Tagen andauernden Spielen wird einiges geboten. Die erste Veranstaltung wurde 1990 in Auckland/Neuseeland mit großem Erfolg durchgeführt. Alle zwei Jahre wird diese Großveranstaltung, an der mittlerweile rund 5000 Feuerwehrleute aus über 60 Nationen teilnehmen, aufs Neue durchgeführt. Eine Qualifikation hierfür ist nicht notwendig; jeder Feuerwehrmann bzw. Feuerwehrfrau und sogar mitgereiste Familienmitglieder dürfen am Großteil der angebotenen Sportarten teilnehmen, getreu des Mottos »We are Family!«

Ich habe bereits an fünf World Firefighters Games teilgenommen, und es ist jedes Mal toll, die spezielle Atmosphäre bei diesem Event aufsaugen zu dürfen. Ich kann euch nur empfehlen: Seid auch mal dabei! Weitere Infos gibt es auf der Homepage

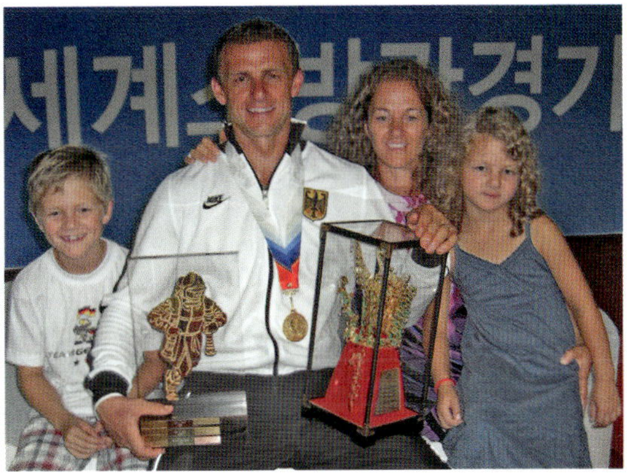

des Veranstalters John Hartley unter der Adresse www.worldfirefightersgames.com

Wie ihr seht, komme ich aus dem Schwärmen gar nicht mehr heraus! Es war für mich echt schwer, jeden Wettkampf nur so kurz und knapp anzureißen – hinter jedem steckt noch so viel mehr. Ich kann euch nur raten: Traut euch und stellt euch einer dieser Herausforderungen. Es könnte eurem Leben eine neue Richtung geben …!

WE ARE FAMILY

Zum Schluss …

FIT FOR FIRE

Liebe Leser und Kollegen,

herzlichen Glückwunsch, ihr habt es geschafft und seid jetzt – wenn ihr meine Übungen und Trainingstipps umsetzt – FIT FOR FIRE! Für mich war es eine wirklich spannende und gleichzeitig riesige Herausforderung, dieses Buch zu schreiben. Ich persönlich wäre alleine wohl nie auf die Idee gekommen, mein TFAXCROSS WORKOUT in Form eines Buches vorzustellen. Aber wie der Zufall halt manchmal so spielt, war es letztendlich eine E-Mail des Verlags, die bei mir im Spam-Ordner gelandet war und schon kurz vor dem Löschen stand … Gott sei Dank habe ich nicht auf die Delete-Taste gedrückt, und was aus der ursprünglichen Idee geworden ist, haltet ihr nun in den Händen. Ich bin unheimlich stolz auf dieses Buch, das ich ohne das große Engagement vieler Menschen alleine wahrscheinlich nie auf die Beine gestellt hätte – ihnen gilt mein ausdrücklicher Dank! Wie bei meinem Training hat sich auch hier die Macht und die Dynamik einer Gruppe gezeigt: Gemeinsam sind wir stark!

Ich hatte von Anfang an nicht den Anspruch, ein spezifisches Fachbuch mit hochwissenschaftlichen Trainingsmethoden zu schreiben. Ich bin kein lizenzierter Trainer und auch kein ausgebildeter Gesundheitsberater, lediglich langjähriger Sportübungsleiter bei der Berufsfeuerwehr Göttingen. Was ich jedoch habe, ist Erfahrung aus fast zwei Jahrzehnten in meinem Beruf und im praxisnahen Ganzkörpertraining. Das sind meiner Meinung nach gute Argumente, euch ein paar effektive Trainingsmethoden an die Hand zu geben (Franz Beckenbauer war schließlich auch nur »Teamchef«, als er Deutschland 1990 zum Weltmeistertitel geführt hat …).

Meine Welt-und Europameistertitel beim »Toughest Firefighter Alive« sowie meine zahlreichen weiteren internationalen Erfolge im Laufe meiner bislang 18-jährigen Wettkampf-Karriere beweisen, dass ich mit meinem Konzept nicht so ganz falsch liegen kann.

Ich möchte euch dieses Buch als Rat- und Ideengeber an die Hand geben. Lasst euch davon anregen und inspirieren – ganz im Sinne meines Mottos KEEP IT SIMPLE! Es ist ein Weg – mein Weg! – der absolut funktioniert, um sich FIT FOR FIRE zu machen und dabei eine körperliche Konstitution zu erlangen, die weit über eine gewisse Grundfitness hinausgeht. Ihr werdet davon nicht nur in eurem Job profitieren; eure gesamte Lebensqualität verbessert sich, wenn ihr regelmäßig Sport treibt. Nehmt dieses Buch zum Anlass, eurem Leben eine Wende zu geben und geht das Training an!

Zum Schluss noch die letzte Weisheit, die wir unter uns Feuerwehrleuten haben: Wenn du möchtest, dass etwas die Runde macht und es wirklich jeder erfährt, musst du bei uns nur vorweg sagen: »Psst, ich erzähl' dir jetzt mal ganz im Vertrauen etwas, behalte es bloß für dich …« Also: Alle Anregungen und Tipps in diesem Buch bleiben unser Geheimnis und sind streng vertraulich – behaltet sie bloß für euch! ;-)

In diesem Sinne: Werdet FIT FOR FIRE – und kommt von euren Einsätzen immer wieder gesund und unverletzt nach Hause!

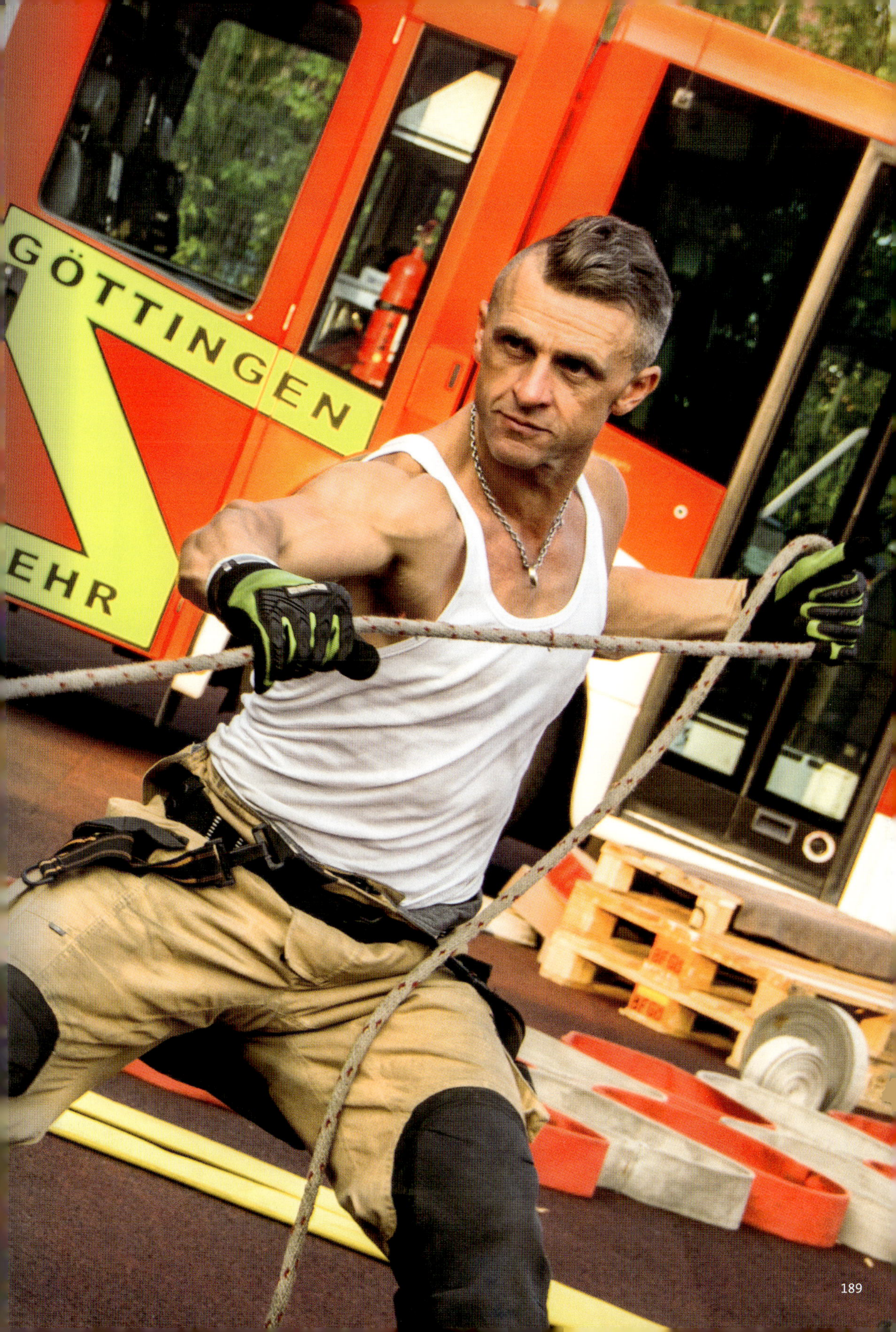
GÖTTINGEN
EHR